国家卫生和计划生育委员会"十三五"规划教材

全国高等学校教材

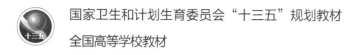

供**预防医学**类专业用

公共卫生与预防医学导论

An Introduction to Public Health and Preventive Medicine

U0284659

主 编 李立明

副主编 叶冬青 毛宗福

编 者（以姓氏笔画为序）

马 军	北京大学	段蕾蕾	中国疾病预防控制中心
毛宗福	武汉大学	钱 序	复旦大学
叶冬青	安徽医科大学	凌文华	中山大学
邬堂春	华中科技大学	郭 岩	北京大学
李立明	北京大学	唐金陵	香港中文大学
杨维中	中华预防医学会	常 春	北京大学
余宏杰	中国疾病预防控制中心	童 建	苏州大学
金永堂	浙江大学	樊立华	哈尔滨医科大学

编写秘书

王 波 北京协和医学院

潘海峰 安徽医科大学

人民卫生出版社

图书在版编目（CIP）数据

公共卫生与预防医学导论/李立明主编.—北京：人民卫生出版社,2017

全国高等学校预防医学专业第八轮规划教材

ISBN 978-7-117-24583-8

Ⅰ.①公…　Ⅱ.①李…　Ⅲ.①公共卫生-高等学校-教材②预防医学-高等学校-教材　Ⅳ.①R1

中国版本图书馆 CIP 数据核字（2017）第 130395 号

| 人卫智网 | www.ipmph.com | 医学教育、学术、考试、健康，购书智慧智能综合服务平台 |
| 人卫官网 | www.pmph.com | 人卫官方资讯发布平台 |

公共卫生与预防医学导论

主　　编：李立明

出版发行：人民卫生出版社（中继线 010-59780011）

地　　址：北京市朝阳区潘家园南里 19 号

邮　　编：100021

E - mail：pmph @ pmph.com

购书热线：010-59787592　010-59787584　010-65264830

印　　刷：三河市博文印刷有限公司

经　　销：新华书店

开　　本：850×1168　1/16　印张：14　插页：1

字　　数：329 千字

版　　次：2017 年 8 月第 1 版　2023 年 8 月第 1 版第 8 次印刷

标准书号：ISBN 978-7-117-24583-8/R·24584

定　　价：42.00 元

打击盗版举报电话：010-59787491　E-mail：WQ @ pmph.com

（凡属印装质量问题请与本社市场营销中心联系退换）

全国高等学校预防医学专业第八轮规划教材修订说明

我国的公共卫生与预防医学教育是现代医学教育的一个组成部分，并在教学实践中逐步形成了中国公共卫生与预防医学教育的特点。现代公共卫生与预防医学教育强调"干中学"（learning by doing）这一主动学习、终身学习的教育理念，因此公共卫生和预防医学教材的建设与发展也必须始终坚持和围绕这一理念。

1978年，在原卫生部的指导下，人民卫生出版社启动了我国本科预防医学专业第一轮规划教材，组织了全国高等院校的知名专家和教师共同编写，于1981年全部出版。首轮教材共有7个品种，包括《卫生统计学》《流行病学》《分析化学》《劳动卫生与职业病学》《环境卫生学》《营养与食品卫生学》《儿童少年卫生学》，奠定了我国本科预防医学专业教育的规范化模式。

此后，随着预防医学专业的发展和人才培养需求的变化，进行了多轮教材的修订与出版工作，并于1990年成立了全国高等学校预防医学专业第一届教材评审委员会，至今已经是第四届。为了满足各院校教学的实际需求，规划教材的品种也随之进一步丰富。第二轮规划教材增加《卫生毒理学基础》《卫生微生物学》，第四轮增加《社会医学》，第五轮增加《卫生事业管理学》《卫生经济学》《卫生法规与监督学》《健康教育学》《卫生信息管理学》和《社会医疗保险学》，第六轮、第七轮延续了16种理论教材的框架。由此，经过30余年的不断完善和补充，基本形成了一套完整、科学的教材体系。

为了深入贯彻教育部《国家中长期教育改革和发展规划纲要（2010-2020年）》和国家卫生和计划生育委员会《国家医药卫生中长期人才发展规划（2011-2020年）》，通过对全国高等院校第七轮规划教材近四年来教学实际情况的调研和反馈，经研究决定，于2015年启动预防医学专业第八轮规划教材的修订，并作为国家卫生和计划生育委员会"十三五"规划教材的重点规划品种。本套教材在第四届教材评审委员会的指导下，增加《公共卫生与预防医学导论》，有助于学生了解学科历史，熟悉学科课程设置，明确专业研究方向，为专业课程的学习奠定基础。

预防医学专业第八轮规划教材的修订和编写特点如下：

1. 坚持教材顶层设计　教材的修订工作是在教育部、国家卫生和计划生育委员会的领导和支持下，由全国高等学校预防医学专业教材评审委员会审定，专家、教授把关，全国各医学院校知名专家、教授编写，人民卫生出版社高质量出版的精品教材。

2. 坚持教材编写原则　教材编写修订工作始终坚持按照教育部培养目标、国家卫生和计划生育委员会行业要求和社会用人需求，在全国进行科学调研的基础上，借鉴国内外医学培养模式和教材建设经验，充分研究论证本专业人才素质要求、学科体系构成、课程体系设置和教材体系规划后，制定科学、统一的编写原则。

3. 坚持教材编写要求　教材编写遵循教育模式的改革、教学方式的优化和教材体系的建设，坚持科学整合课程、淡化学科意识、实现整体优化、注重系统科学。本轮教材修订之初，在全国高等院校进行了广泛而深入的调研，总结和汲取了前七轮教材的编写经验和成果，对院校反馈意见和建议比较集中的教材进行了较大程度的修改和完善。在教材编写过程中，始终强调本科教材"三基""五性""三特定"的编写要求，进一步调整结构、优化图表、精炼文字，以确保教材编写质量，打造精品教材。

4. 坚持教材创新发展　本轮教材从启动编写伊始，采用了"融合教材"的编写模式，即将纸质教材内容与数字教材内容及智育内容、富媒体资源、智慧平台、智能服务相结合的，以纸质为基本载体，与互联网平台有机融合的立体教材和新兴服务，形成针对本专业和学科的终身教育解决方案。教师和学生都可以通过使用移动设备扫描"二维码"的方式，在平台上获得为每本教材量身创作的富媒体资源，包括教学课件、章末思考题解答思路、丰富的教学案例以及多种类型的富媒体资源，实现学生自主学习、终身学习、移动学习的教育目标。

5. 坚持教材立体建设　从第五轮教材修订开始，尝试编写和出版了服务于教学与考核的配套教材，之后每轮教材修订时根据需要不断扩充和完善。本轮教材共有 10 种理论教材配有《学习指导与习题集》、《实习指导》或《实验指导》类配套教材，供教师授课、学生学习和复习参考。

第八轮预防医学专业规划教材系列共 17 种，将于 2017 年 8 月全部出版发行，融合教材的全部数字资源也将同步上线，供秋季教学使用；其他配套教材将于 2018 年秋季陆续出版完成。

希望全国广大院校在使用过程中能够多提宝贵意见，反馈使用信息，以逐步修改和完善教材内容，提高教材质量，为第九轮教材的修订工作建言献策。

全国高等学校预防医学专业第八轮规划教材目录

1. 公共卫生与预防医学导论
   主编：李立明　副主编：叶冬青　毛宗福

2. 卫生统计学　第8版
   主编：李晓松　副主编：陈峰　郝元涛　刘美娜

3. 流行病学　第8版
   主审：李立明　主编：詹思延　副主编：叶冬青　谭红专

4. 卫生化学　第8版
   主编：康维钧　副主编：和彦苓　毋福海　李娟　黄沛力

5. 职业卫生与职业医学　第8版
   主审：孙贵范　主编：邬堂春　副主编：牛侨　周志俊　朱启星　陈杰

6. 环境卫生学　第8版
   主编：杨克敌　副主编：郑玉建　郭新彪　张志勇

7. 营养与食品卫生学　第8版
   主编：孙长颢　副主编：凌文华　黄国伟　刘烈刚　李颖

8. 儿童少年卫生学　第8版
   主编：陶芳标　副主编：武丽杰　马军　张欣

9. 毒理学基础　第7版
   主审：王心如　主编：孙志伟　副主编：陈雯　周建伟　张文昌

10. 卫生微生物学　第6版

　　主编：曲章义　副主编：邱景富　王金桃　申元英

11. 社会医学　第5版

　　主编：李鲁　副主编：吴群红　郭清　邹宇华

12. 卫生事业管理学　第4版

　　主编：梁万年　副主编：胡志　王亚东

13. 卫生经济学　第4版

　　主编：陈文　副主编：刘国祥　江启成　李士雪

14. 卫生法律制度与监督学　第4版

　　主编：樊立华　副主编：刘金宝　张冬梅

15. 健康教育学　第3版

　　主编：傅华　副主编：施榕　张竞超　王丽敏

16. 卫生信息管理学　第4版

　　主编：罗爱静　副主编：王伟　胡西厚　马路

17. 医疗保险学　第4版

　　主编：卢祖洵　副主编：高广颖　郑建中

全国高等学校预防医学专业第四届教材评审委员会名单

名誉主任委员： 陈学敏　华中科技大学

主 任 委 员： 李立明　北京大学

副 主 任 委 员： 孙贵范　中国医科大学

　　　　　　　　王心如　南京医科大学

委员： 姜庆五　复旦大学　　　　　　　　　胡永华　北京大学

　　　　凌文华　中山大学　　　　　　　　　孙振球　中南大学

　　　　梁万年　国家卫生和计划生育委员会　马　骁　四川大学

　　　　金泰廙　复旦大学　　　　　　　　　郑玉建　新疆医科大学

　　　　武丽杰　哈尔滨医科大学　　　　　　郭爱民　首都医科大学

　　　　季成叶　北京大学　　　　　　　　　吕姿之　北京大学

　　　　牛　侨　山西医科大学　　　　　　　邬堂春　华中科技大学

　　　　陈　坤　浙江大学　　　　　　　　　颜　虹　西安交通大学

　　　　吴逸明　郑州大学　　　　　　　　　孙长颢　哈尔滨医科大学

　　　　浦跃朴　东南大学　　　　　　　　　孟庆跃　山东大学

　　　　谭红专　中南大学　　　　　　　　　陶芳标　安徽医科大学

　　　　曹　佳　第三军医大学　　　　　　　庄志雄　深圳市疾病预防控制中心

　　　　刘开泰　中国疾病预防控制中心　　　汪　华　江苏省卫生和计划生育委员会

　　　　潘先海　海南省疾病预防控制中心

秘书： 詹思延　北京大学

主编简介

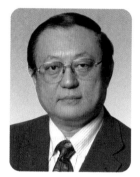

李立明

现任北京大学公共卫生学院教授、博士生导师，教育部国家督学。享受国务院政府特殊津贴。 历任北京大学校长助理（2000—）、医学部副主任，中国预防医学科学院院长（2000—2002），中国疾病预防控制中心首任主任（2002—2004），中国医学科学院/北京协和医学院党委书记（2007—2016）、常务副院校长（2005—2016）。 是中共十六大代表，全国政协十届、十一届、十二届委员，教科文卫体专业委员会委员。 国务院学科评议组公共卫生与预防医学组负责人。 教育部第三届全国医学专业学位研究生教育指导委员会副主任委员。 全国医学本科教育指导委员会公共卫生与预防医学专业教学指导委员会主任委员。 教育部临床医学专业认证工作委员会副主任委员。 中华预防医学会副会长、流行病学分会主任委员。 中华医学会医学教育分会候任主任委员。 担任《中华流行病学杂志》和《中国公共卫生管理》杂志主编，《中国预防医学杂志》和《中国慢性病预防与控制》杂志副主编。

曾主编国家规划教材《流行病学》（第 4~6 版）、《老年保健流行病学》（第 1、2 版）、《临床流行病学》（8 年制第 1 版），大型参考书《中国公共卫生的改革与思考》《中国公共卫生理论与实践》和《流行病学》（第 3 版）等著作。 提供政协提案、大会发言和政策建议 20 余项，涉及医学教育、公共卫生、疾病预防控制、医改、乡村医生队伍建设、慢病防治、健康城市建设、控烟和医养结合养老等。 自 1986 年以来，在国内外期刊杂志上发表论文 380 余篇。 1997 年美国 EISENHOWER 总统奖获得者，2006 年美国约翰霍普金斯大学杰出校友奖得主，2010 年当选英国皇家医学院公共卫生学院荣誉院士（HonFFPH），2017 年当选欧亚科学院院士。 现任亚太公共卫生科学理事会选举委员会主任委员，世界卫生组织慢性病防治专家委员会委员，西太区慢病顾问等。

副主编简介

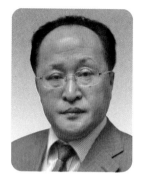

叶冬青

教授，博士生导师，现任安徽医科大学公共卫生学院流行病与卫生统计学系主任、《中华疾病控制杂志》主编、英国皇家内科医学院公共卫生学院院士、中华预防医学会常务理事、中华预防医学会流行病学分会常委、安徽省预防医学会流行病学分会主任委员、《中华流行病学杂志》编委。

长期从事流行病学及相关课程教学，入选"万人计划"第一批教学名师、享受国务院政府特殊津贴、首批国家精品资源共享课程负责人。研究方向为慢性病流行病学，在国内率先开展皮肤病流行病学研究，出版专著《皮肤病流行病学》。获中华医学科技奖一等奖、国家科技进步奖二等奖、中华预防医学会科学技术奖二等奖、吴阶平-保罗·杨森医学药学奖，2009年获评卫生部有突出贡献中青年专家。

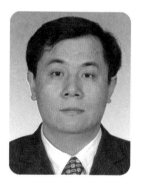

毛宗福

教授，博士生导师。武汉大学全球健康研究中心主任，兼湖北省政协教科文卫体委员会副主任，中国药学会药物流行病学专业委员会副主任委员，中国卫生信息学会医疗健康大数据药物器械专业委员会副主任委员，《药物流行病学杂志》副主编，《中华健康管理学杂志》等10余种期刊编委，国家卫生和计划生育委员会"十二五"规划教材《管理流行病学》主编，专著《医学科研设计基本方法》主编。主要从事"社会医学""卫生事业管理"等课程教学。

前 言

爱丁堡宣言强调医学教育的目的是培养促进全体人民健康的医生。 现代社会中，人们对健康的需求已从临床治疗扩大到社区预防、从生理健康扩大到心理健康、从院内服务扩大到社会动员。

公共卫生与预防医学是为了应对疾病防治应运而生的，是随着人类健康概念和医学模式变化而不断发展的，以大众生态健康模式为指导，以三级预防措施为原则，通过社会有组织的行动，利用多学科的知识和方法，达到改善和促进人群健康的目的。

对于刚刚踏入医学高等院校的新生来说，对所学专业认识较浅，对专业的发展方向，应该具备的知识体系和自身素质都知之甚少。 因此，有必要设置相应的课程，介绍公共卫生与预防医学的历史、现状和发展趋势，了解预防医学的研究方向和课程体系设置。 近年来在本科教育中，各专业相应的导论课程越来越受到学校的重视。"公共卫生与预防医学导论"有助于预防医学专业学生了解学科历史，熟悉学科课程设置，明确专业研究方向，树立牢固的专业思想。 同时，通过学习这门课程，可以了解我国疾病预防工作的基本方针，熟悉与疾病和健康相关的卫生政策和措施，让学生掌握本学科的基本理论、基本知识和基本实践技能，提高学生分析问题、解决问题和自学的能力，并注意科学思维方法与科学态度的培养，为专业课程的学习奠定基础。

本版教材共设置 11 章，内容涵盖公共卫生与预防医学起源与发展、医学模式与医学目的、健康一生、全球健康、环境与健康、疾病预防与控制、公共卫生应急管理、卫生体系、卫生立法与监督、健康教育与健康促进。 与专业课程教材不同，本教材以案例为主线，摒弃枯燥的专业理论知识，不求大求全，旨在让学生对预防医学的研究方向和内容有个初步了解，认识到这个专业的重要性。 除传统的纸质教材外，本版教材将配套出版数字资源融合教材，包含案例、思考题及解题思路，还有一些视频，且可以进行不断更新完善，学生通过扫码登录即可在线学习。 融合教材通过文字、图片、视频等元素，形象、直观、生动地将重要知识点传授给学生，对于预防医学这个实践性很强的专业而言具有十分重要的意义。

本书在编写过程中得到了武汉大学健康学院和新乡医学院公共卫生学院的大力支持。 尤其是 2016 年 7 月 2 日教材编写会期间，正值武汉百年不遇的暴雨，武汉大学健康学院竭尽全力承办会议。 由于强降雨致大量航班取消、列车晚点，但所有编委仍克服重重困难参会。 其中一名编委因航班取消，改乘高铁；又因高铁停运，改乘普通列车，无座，被困火车上逾 20 小时，风雨兼程，在会议结束前一刻赶到会场。 在此，一并表示衷心的感谢，致以崇高的敬意！

由于是第 1 版《公共卫生与预防医学导论》教材，我们深感编写任务的艰巨和责任的重大。除了传统教材所需的文字和图片等基础内容之外，还要加入丰富的多媒体内容，工作量远远超过传统纸质教材。 而且编写时间紧、任务重、无现成教材参考，这些都对编者们提出了极高的要求。 本教材所有编委均为公共卫生与预防医学各领域的资深专家，各位编者在该教材编写中均付出了巨大努力！ 然而，由于是首版《公共卫生与预防医学导论》融合教材，书中错误和疏漏之处恐在所难免，敬请使用本教材的师生和同道批评指正！

李立明

2017 年 1 月

目 录

第一章

绪论

达尔文进化论让我们知道人类是由猿人进化而来。新旧石器时代向农业革命时期迈进,原始人类从茹毛饮血的游牧生活转变为农耕种植的定居生活,工具的制造和使用、躯体及智力的发展、群体组织和交往活动等,使得人类社会出现村落、城市和国家,随后人类经历古希腊、古罗马、中世纪、文艺复兴、启蒙运动、工业革命乃至近现代,直至今天。然而一路走来,政治、经济、权利、领土、灾害和文化等不断更替变化,伴随

视频二维码
公共卫生与预防医学导论

着的是战争、疾病和死亡的胁迫。面对人类发展过程中这些无法避免的副反应,医学应运而生并不断发展。而医学中一个重要组成部分——公共卫生与预防医学,从人群角度控制疾病和促进健康,在人类长期与疾病作斗争的过程中发挥着重要作用。"秉心识本源,於事少凝滞",我们知其根本和来龙去脉,将有助于把握规律性、增强创新性,做起事情来就会得心应手,不至于枯竭停滞。

第一节　医学概述

医学从动物的本能救护行为进化而来,是最古老、最基本的科学,是人类集体经验和智慧的结晶,与社会、经济、文化和科技的发展水平密切相关。我国古代医家曾言"医乃仁术""医者意也,医者易也,医者艺也"等,诠释着医学的内涵和责任。在西方,医学(medicine)源于拉丁语"medeor"一词,意为"治疗术",法国医学家罗歇(Roche)在1926年的《医学导论》中讲述,医学既是一门科学,也是一门技艺。随着人类社会的发展,医学不断被赋予新的含义,但其目的可总结成研究疾病,维护和恢复健康。

一、医学发展的四个阶段

1. 原始医学　原始医学是指自人类起源到有文字记载并掌握金属冶炼技术的城市文明出现的这一阶段。原始社会经历人类史上最为漫长的阶段,劳动在其中发挥举足轻重的作用,石器成为第一个物质文明,语言成为第一个精神文明,取火用火则为第一项技术文明。在趋于复杂的社会背景下,人类同环境长期作战,疾病层出,便有了医学的起源。

原始人类遗骸化石表明,骨折、关节僵直和骨质增生等骨病是当时最常见疾病,其次是口腔疾病、孕产疾病和性病等。疾病产生绝大多数归因于所处茹毛饮血、饥不择食的恶劣生活环境。然而,人类逐渐利用火来防寒取暖和制作熟食,巢居穴居来避免野兽侵害,"男女杂游,不媒不聘"的婚姻制过渡到父系氏族的专偶家庭制等。原始人类懂得趋利避害,主动去保护自己。可喜的是,"尝百

草之滋味,水泉之甘苦,令民之所避就。当此之时,一日而遇七十毒。"在人类艰辛大胆地尝试改变食谱时不断发现植物对人体的作用。随着时间推移,知识沉淀,原始人类逐渐熟悉植物的形态和性能、副作用、毒性和治病疗效,从而便有了医药的起源。除此之外,颅骨钻孔术和舞蹈增强体质等勇敢的尝试与创新沿用至今,为医药学的开端。

2. 古代经验医学　古代经验医学是医学方法论的初期发展阶段,是整体时代。整体时代的医学,根据朴素唯物主义的自然观,从整体上把握人体及其与环境的关系,采用整体观察的方法考察人体及其疾病。这种科学认识的整体方法论,坚持人体和疾病的物质性及运动性,强调对人体生命和疾病进行客观实际的整体观察,把观察到的客观现象综合概括为理性认识。古代经验医学通过对人体生命现象和疾病现象的大量观察和综合概括,建立起第一个科学的人体观和疾病观,从而战胜了当时占统治地位的"鬼神致病"邪说,使医学从巫术中解放出来,上升为初步的科学。这一时期的代表成果,是古希腊著名医学家希波克拉底(Hippocrates)的"四体液学说"和古罗马医生盖伦(Galen)医学体系的形成。

3. 近代实验医学　西欧进入"中世纪",科学和医学几乎停滞,称为医学的黑暗时期。文艺复兴后,西方医学才向前发展,继之后的 400 年,人们称之为近代医学时期。荷兰微生物学家安东尼·列文虎克(Antony van Leeuwenhoek),发明了世界上第一台放大近 200 倍的显微镜,打开微生物世界的大门,为实验医学提供基础。1661 年,马尔切罗·马尔皮基(Marcello Malpighi)通过显微镜观察到毛细血管,填补了威廉·哈维(William Harvey)提出的"血液循环"理论,促进了近代生理学的诞生。社会进入工业革命时期,微生物学领域著名的路易·巴斯德(Louis Pasteur),通过实验发现食物腐败和发酵是微生物在起作用,推翻食物腐败"内生说",创立"巴氏消毒法";采用人工减毒方法研制出炭疽疫苗和减毒狂犬病疫苗等,有力地支持了"传染病细菌说"的合理性,为德国科学家罗伯特·科赫(Robert Koch)直接证明炭疽杆菌和炭疽研究奠定基础,更为后来免疫学、微生物学和抗生素等领域的发展奠定了基础。物理领域,拉瓦锡(Lavoisier)的呼吸气体组成以及意大利的加瓦尼发现电刺激可以引起肌肉收缩和神经兴奋等,奠定了医学生理基础。此外,法国皮埃尔·让·乔治·卡巴尼斯(Pierre Jean Georges Cabanis)认为人的意识、半意识状态和无意识本能,都是大脑活动的产物,从脑中产生思想,心理事件是整个有机体的机能;脊髓处于最低水平,它执行反射活动,较高水平执行半意识或半综合的活动,最高水平是思维的意识,对神经生理学作出重要贡献。这段时期,物理学发展迅速,解剖学发展完善,但疾病诊断发展缓慢,并未出现今天器械类的诊断措施,仅出现还不太成熟的叩诊法。

4. 现代医学　近代医学经历了 16 世纪至 17 世纪的奠基,18 世纪的系统分类,19 世纪的大发展,到 20 世纪发展为现代医学。现代医学并不局限于自然科学的范畴,而是向社会学、伦理学、美学、心理学、生态环境学等领域渗透,不断涌现出社会医学、医学心理学、医学伦理学、医学美学等交叉学科。现代医学的特点是:一方面向微观发展,如细胞生物学、分子生物学;另一方面向宏观发展,把人作为一个整体研究,特别是将人与自然环境和社会环境的相互作用作为整体来研究。因此,医学不仅仅是研究人的生理机能和病理变化,也是研究疾病预防与控制的自然科学,还是关系到人的生存和发展的社会科学,是自然科学和社会科学相结合的科学。

二、现代医学的分类

现代医学按其研究的对象和任务不同,可分为基础医学、临床医学、康复医学和预防医学四部分,各学科之间既有分工又有联系且相互渗透,都是医学科学中不可或缺的部分。

1. 基础医学　基础医学是一门基础学科,研究生命与疾病本质及治疗原理,奠定了现代医学的基础,标志着医学从经验医学转入实验医学。而今天的基础医学也在不断自我完善和学科整合,涵盖了人体解剖学、分子生物学、组织胚胎学、医学微生物学、生理学、药理学、生物化学、医学免疫学、机体病理学和人体寄生虫学这 10 门学科,各学科具有各自不同的医学任务,观察和研究侧重点也不同。

2. 临床医学　"临床"即"亲临病床"之意,临床医学是研究疾病的病因、诊断、治疗和预后,提高临床治疗水平,促进人体健康的科学。它根据病人的临床表现,从整体出发结合研究疾病的病因、发病机制和病理过程,进而确定诊断,通过预防和治疗以最大限度减弱疾病程度、减轻病人痛苦、恢复病人健康、保护劳动力。临床医学是直接面对疾病、病人,对病人直接实施治疗的科学。临床医学的目的和对象具有人文取向性,因此临床医学不可避免地包含着哲学的精神思维、文学的心灵情感、经济学的利益权衡、法学的权利维护和伦理学的道德培养等人文社会科学内容。

3. 康复医学　20 世纪中期,康复医学以新概念和新学科而诞生,是一门综合、协调地应用各种有效措施,减轻、代偿伤病残者的身心功能障碍,使残存功能得到最大限度改善和发挥,增强自立能力,以最佳状态回归家庭、参与社会的医学学科。康复医学的对象是暂时性和永久性功能障碍者和老年人群;其目的不在于疾病痊愈,而是身心功能在残疾 3 个不同水平上的恢复(包括感知、语言、精神、运动、工作、生活和社会活动能力等的恢复);其内容主要包括康复医学基础、康复医学功能鉴定、康复医学治疗学和常见伤病的康复治疗。现代康复医学涉及医学、物理、卫生、教育、工程、心理、社会等多方面,是一个多专业、跨学科的重要医学分支,具有与其他医学体系不同的学科特征。

4. 预防医学　预防医学在人类与疾病作斗争过程中诞生和发展起来,以人群为研究对象,应用社会医学、生物医学和环境医学理论,宏观与微观相结合的方法,研究疾病发生发展与分布规律以及影响健康的各种因素,制订预防对策和措施,达到预防疾病、促进健康和提高生命质量目的的科学。

第二节　公共卫生

世界上本没有公共卫生,公共卫生因人类生存需要而诞生,是人类用卫生手段对抗疾病的实践经验总结,因此公共卫生必然随着时代的变迁和新问题的产生,改变着自己的面貌。

一、公共卫生的形成

人类对健康的认识是一个渐变的过程。从直立行走、群居生活和刀耕火种等适应环境到改变环境开始,战争和疾病一直伴随着人类的发展。人类在与疾病作抗争的过程中,开始认识疾病,寻找预防和健康之策。

农业革命早期,人类受巫术和巫医迷信思想的影响,形成了朴素的疾病预防思想。出身于希腊科斯岛医学世家的古希腊名医希波克拉底(Hippocrates),提出革命性的"四体液学说"理论,强调用整体观点认识疾病,挣脱巫术医学和僧侣医学的禁锢。撰写的《论空气、水和所在》(on Airs,Waters, and Places),是人类迄今为止最早关于自然环境与健康、疾病关系的论述,首次提出"流行"的概念,从整体观念及人与环境的平衡来认识健康与疾病,提出预防的重要性。为了改善环境,古罗马时期建立供水排水系统,将城内污水排入台伯河,使得个人环境卫生水平得到提高,形成公共卫生的雏形。中世纪时期,世界瘟疫大流行,人口数量急剧下降;社会结构、社会文化和社会进程发生变化;促使欧洲封建制度的解体,使人类认识到预防瘟疫发生的重要性,导致现代公共卫生萌芽显现。约翰·格兰特(John Graunt)在经验性观察、合理性假设和利用数学计算分析死亡率,用统计分析方法研究健康问题。威廉·佩第(William Petty)的《政治算术》问世,为现代公共卫生的建立提供基础。德国医生、公共卫生专家约翰·彼得·弗兰克(Johann Peter Frank),认为医生能治病,但很难预防和控制人群中传染病的暴发,而只有国家具备控制传染病的能力,提出"医政"的概念,强调政府在公共卫生中的重要作用,即今天的公共卫生。数值计算法和概率论思想的提出形成了流行病学的科学基础。工业革命带来了严重的环境污染和霍乱流行等。埃德温·查德威克(Edwin Chadwick)对英国劳工的卫生状况进行调查,认为各种疾病是由腐烂的动植物、潮湿与肮脏引起、加重或传播的,认为卫生问题可以通过排水、清洁和通风等方法来解决。这一时期涌现出许多杰出的公共卫生专家,如约翰·斯诺(John Snow)证明伦敦霍乱暴发原因不是瘴气,而是不洁的水源;威廉·法尔(William Farr)从不支持经水传播的假说到为支持斯诺假说提供强有力的数据证明,为控制伦敦霍乱流行作出杰出贡献。这就是历史上第一次公共卫生运动。

二、定义

公共卫生的最高宗旨是实现社会的利益,确保人民健康生活。公共卫生关注的是整体的人群健康,预防疾病;关注行为、生物学、社会和环境的相互作用,实行有效的干预措施;收集流行病学数据,进行人群监测,实行定量评估,及时反馈信息,明确健康决定因素;重视与社区合作,确定公共卫生实施行动的先后顺序。最终,公共卫生通过有组织、多学科的共同努力,进行维护与促进健康的活动,促进人类健康。

现代公共卫生出现在人类文明发展史上的时间很短,至今不到 200 年。然而,通过文献检索我们可以发现关于公共卫生的多种定义,其中大多数定义比较宽泛。人们普遍推崇广义的公共卫生定义,其中有三个具有代表性的定义。

1. 温斯洛的定义　美国公共卫生领袖人物、耶鲁大学公共卫生教授温斯洛(Charles-Edward A. Winslow)早在 1920 年就给出了什么是公共卫生以及公共卫生该怎么做:"公共卫生是通过有组织的社区努力来预防疾病、延长寿命、促进健康和提高效益的科学与艺术。这些努力包括:改善环境卫生,控制传染病,教育人们注意个人卫生,组织医护人员提供疾病早期诊断和预防性治疗的服务,以及建立社会机制来保证每个人都能达到足以维护健康的生活标准。以这样的形式来组织这些效益的目的,是使每个公民都能实现其与生俱有的健康和长寿的权利。"

2. 美国医学研究所的定义   1988年,美国医学研究所(Institute of Medicine,IOM)在其里程碑式的美国公共卫生研究报告《公共卫生的未来》中明确、精炼地提出了公共卫生的定义:"公共卫生就是我们作为一个社会为保障人人健康的各种条件所采取的集体行动。"

3. 中国公共卫生的定义   2003年我国公共卫生的定义:"公共卫生就是组织社会共同努力,改善环境卫生条件,预防控制传染病和其他疾病流行,培养良好卫生习惯和文明生活方式,提供医疗服务,达到预防疾病,促进人民身体健康的目的。"

三、特点

1. 公共事业相关的属性   公共卫生属于国家的公共事业,同时具备公有、公用和公益的性质。①公有,公共卫生采用公共生产和公共供应方式提供服务,不可能像教育那样既可以国家办又可以民办。②公用,公共卫生产品为全民服务。在正常情况下,一些人对公共卫生产品的使用不应该影响其他人对此产品的同时使用。同时,一个人对公共卫生产品的消费并不减少其他人对这种产品的消费机会,也就是存在"非排他性"或"非竞争性"。③公益,公共卫生的公益性特点表现在公共卫生只以公众获取群体健康为目的,通过加强公共卫生体系建设,增加公共卫生产品的供给,改善公共卫生服务质量,由此为整个社会公众带来更多的健康和福利。

2. 对科学的依赖性   对科学的依赖性使公共卫生有别于一般的社会活动。公共卫生对科学的依赖性表现在解决公共卫生问题时需要应用不同学科的知识。公共卫生专业人员以流行病学作为其科学核心,并连接预防医学、基础医学、临床医学和社会科学等诸多学科进行协同作战,应对公共卫生面临的各种挑战。

3. 对公众参与的需求性   公共卫生具有极强的社会性,公共卫生问题可以发生于社会的各个角落,一旦发生又为全社会所关注。公共卫生不仅为公众服务,也需要公众参与。公共卫生就是组织社会,共同努力,预防疾病,促进健康;无时不在,无处不有,人人参与,人人享有。可以说,缺少了公众的参与,就无法实现公共卫生的宗旨。公众不仅要关心与自己有关的公共卫生问题,还要关心整个社会的公共卫生问题,要积极参与预防和应对身边与健康有关的问题,而这个参与的过程往往会使参与者受益。这也是公共卫生有别于其他公共事业的一点。

四、职能范畴

1. 预防和控制疾病与伤残   预防和控制疾病与伤残是公共卫生最传统、也是最受重视的基本功能与任务。公共卫生最重要和最紧迫的任务,就是对威胁健康的疾病和伤残作出反应,保护群体的健康,维护社会的稳定。人类早期因群居而产生的环境卫生问题以及由此而出现的传染病问题严重威胁到人类的生存。因此,早期公共卫生的出现就是为了应对传染病对人类健康和生存的威胁。随着人类文明的进展,工业化、城市化和全球化的进程,伤害和残疾已经构成了对人类健康的严重威胁,新发传染病、生物恐怖事件等突发公共卫生事件不断出现。在人类现代化的进程中,能否有效地预防和控制疾病与伤残等对群体健康的直接威胁,事关群体能否健康地生存和发展,因此至关重要,是公共卫生的第一要务。

2. 改善与健康相关的自然和社会环境　改善与健康相关的自然和社会环境是公共卫生的基本任务之一,是对政府的公共卫生价值取向,以及政策制定和协调能力的考验,既需要长远规划,又需要主动出击,通过不断采取科学的治本措施,改善与健康相关的自然与社会环境,实现在群体水平上提高公众的健康,从更深的层次和更广义的角度促进人类健康的可持续发展。

3. 提供医疗保健与必要的医疗服务　提供医疗保健与必要的医疗服务,包括"常规的预防保健服务""对特殊人群和弱势群体提供的预防保健服务"和"必要的医疗服务"三方面。

(1)常规的预防保健服务:常规的预防保健服务覆盖所有公众,如开展传染病防治、计划免疫、食品安全、营养卫生、环境卫生、少儿卫生、职业卫生、计划生育、生殖健康、食盐加碘等。

(2)对特殊人群和弱势群体提供的预防保健服务:此类服务面对的是有特殊公共卫生需求的特殊人群和弱势群体。例如,针对静脉吸毒人群的美沙酮替代疗法;对人类免疫缺陷病毒(HIV)感染者实施"四免一关怀"政策等。如果忽视了这类群体的健康需求,就不可能建成人人健康的社会。

(3)必要的医疗服务:必要的医疗服务包括,由政府使用纳税收入,用于维护公众基本健康的医疗服务体系,比如针对常见病、多发病的医疗服务,但是这并不能包罗万象。

4. 培养公众健康素养　健康素养又称为健康教养。中华人民共和国原卫生部于2008年发布的《健康66条——中国公民健康素养读本》,其中"健康素养是指人的这样一种能力:它使一个人能够获取和理解基本的健康信息和服务,并运用这些信息和服务作出正确的判断与决定,以维持并促进自己的健康。现代的健康概念,不仅仅局限于无疾病或不衰弱,而是指身体、心理与社会适应的完好状态。"

培养国民健康素养需要全社会转变观念,将健康视为个人全面发展的基础;同时还要注重细节,从我做起,养成人人讲健康的社会风气,培养公众阅读、书写、理解和应用健康科学知识的能力,培育保障人人健康的文化。

综上所述,公共卫生的四项基本职能是围绕保障和促进公众健康这个公共卫生的根本宗旨有机结合在一起,相辅相成,缺一不可。

第三节　公共卫生与预防医学的关系

医学学科主要是由基础医学、临床医学、公共卫生与预防医学等一级学科组成,每个一级学科具有自己的研究对象和工作任务。基础医学是用微观方法研究人体组织结构、生理、生化机制,为疾病诊治和健康促进提供基础资料;临床医学是面对病人进行病因诊断、治疗、个人预防和康复的学科,受益对象仅仅是个人;公共卫生与预防医学的研究对象主要是群体,其研究内容概括了自然环境和社会环境对人群健康危害的各方面,利用三级预防措施使全人群受益。

如针对糖尿病的研究,基础医学主要研究糖尿病发病机制,临床医学重点关注其诊断、治疗,公共卫生与预防医学则研究糖尿病病因、疾病分布、早期诊断指标、健康教育、病人自我管理及人群行为干预等。

公共卫生与预防医学学科采用医学、社会学、管理学等学科知识和技能,通过社区组织动员,最大限度地利用各种社会资源,改善人类自然环境和社会环境,实现健康维护、健康改善、卫生服务等公共卫生职能。公共卫生与预防医学并非同一概念,尽管两者的目标均是保证人群健康,两者的工作对象均为群体,在工作内容上有难以分割的部分,但两者的思维角度、研究方法和工作职能存在一定差异。预防医学是研究社会人群健康和疾病发生、发展、转归的本质与规律,探讨内、外环境以及社会活动对人类健康和疾病的影响,制订预防、控制、消灭疾病发生和流行的对策,着眼于优化和改善人类生存环境,创造和维护有利于人类身心健康的居住、劳动和生活条件,保护劳动力,促进人类健康,提高人类生命价值的科学和技术。这个概念自 20 世纪 50 年代从前苏联引进我国以来,众多学者将其与公共卫生完全视同一体。公共卫生也指公众卫生,它涵盖疾病预防、健康促进、提高生命质量等所有和公众健康有关的内容。它从以病人为中心的临床医学,发展到以群体为中心的社区医学,具有以人为本、以全体人群为对象、以社区为基础、以政策为手段、以健康促进为先导的特点,已演变为一种社会管理职能,严格来说它已不属于医学范畴。而预防医学则是医学的一个分支,无论预防医学的外延多么广阔,社会性多么强,其本质仍是医学。公共卫生侧重于宏观调控,其工作职能除了疾病控制、环境污染对人体健康影响的控制等与预防医学相重合的部分外,主要是以卫生政策、卫生规划、卫生管理、卫生监督、卫生法规、卫生经济、卫生统计、卫生工程等宏观调控方法为主。而预防医学则侧重微观调控和监测,其内容侧重于探究群体疾病病因,防止疾病流行,研究预防疾病的对策,提出具体的保健措施,它既包括群体预防也包括个体预防,外延虽然很大却都属于医学范畴。

第四节 公共卫生伦理

伦理学又称道德哲学,根据人类经验确定一些规范或标准来判断某一行动是否应该做,如何做,对人类道德生活进行系统思考和研究的一门科学。公共卫生伦理学和传统的医学伦理学都是现代生命伦理学的重要分支,两者既有相似之处,又存在公共卫生特有的规范之处。本质区别在于:①传统医学伦理重视患者个人利益,而公共卫生则是关注人群权利;②传统医学伦理强调疾病的诊断治疗,而公共卫生伦理强调预防疾病。

公共卫生实践中的伦理原则是公共卫生机构和工作人员行动的规范,涉及疾病预防控制以及卫生监督等政策、措施和办法制定以及实施的全过程。公共卫生实践中的伦理原则包括:

1. 使目标人群受益　公共卫生实践的出发点就是要促进和维护公众的健康,公共卫生实践应使目标人群避免疾病以及危险因素的威胁,从而使发病率/患病率下降、健康水平和生活质量得到相应提高,即应保证目标人群受益。

2. 不伤害目标人群　几乎所有的临床实践都会对患者产生一定伤害,只是其可能导致的伤害和疾病本身可能引起的伤害相比要轻微,即临床实践要遵循"两害相权取其轻"的原则,其坚持不伤害人的原则是相对的。和临床实践有所不同,不伤害目标人群在公共卫生实践中更具有绝对性,其效果侧重使目标人群受益。

3. 成本-效益最优化　任何公共卫生实践在目标人群受益的同时都需要付出一定成本,因此公共卫生实践必须考虑成本-效益原则,力求以最低成本获取最大的收益。在多种可供选择的干预措施中选择成本-效益最优的方案,其中不单指经济效益,而且还要考虑社会效益。

4. 受益和负担公平分配　在公共卫生实践中,谁应该成为成本负担的主体一直是公共卫生伦理争议的问题,按照谁受益谁负担的原则,公共卫生成本的负担主体应包括受益的目标人群和政府。但由于公共卫生服务效果的滞后性以及效果体现于群体的特征,政府往往成为绝大多数公共卫生服务的负担主体,只有特殊情况下个人才会承担一部分成本。

5. 尊重原则　由于公共卫生实践需要公众参与,因此应本着尊重知情权的原则保持信息的透明和畅通,特定情况下需要尽可能取得目标人群的知情同意,以确保实践效果。

6. 保护隐私和秘密　公共卫生实践应尊重服务对象的隐私权,并对其保密。只有必要情况下,如当隐私内容对他人生命构成威胁时,才能有选择性地将相关内容对受威胁的对象公开。

7. 互助原则　不同个人、不同社区、不同地区乃至不同国家之间,应当互帮互助,相互支持,以社群论为基础,体现社会、集体以及个人的利益保持一致。

8. 相称性原则　这是公共卫生基本理论问题提出来用于解决原则之间冲突,要求公共卫生机构实施任何影响个人权利的措施必须达到预设的目的(合适);不存在达到这一目的的更宽松的措施(必要);能合理期望受到影响的人员接受所采取的措施(合理)。

这些公共卫生基本伦理学原则构成公共卫生初始的义务,是评价公共卫生行动,并制定伦理原则、法律和法规的依据。

第五节　学习公共卫生与预防医学导论的意义

随着科学技术发展和社会进步,人们对医疗卫生服务的需求已经不再是有病就医,而是健康长寿。世界卫生组织将健康定义为"身体上、精神上和社会适应上的完好状态"。随着健康观念的转变,医学科学的目标已经从减轻病人的痛苦与恢复健康,扩展到维护健康,进而发展到促进健康。医学模式已经从生物医学模式向生物-心理-社会医学模式转变。公共卫生与预防医学是随着人类健康概念和医学模式发展而产生的医学一级学科,该学科以生物-心理-社会医学模式为指导,以疾病三级预防措施为原则,利用各个学科知识、方法,达到改善和促进人群健康的目的。

人类社会发展进步的目的是:健康、长寿、快乐。如果人群公共卫生状况差,各种疾病流行失控,健康水平低,人均寿命短,那么,这个社会中的经济和科技无论如何发达都是没有意义的。公共卫生问题不能解决,直接危害人们的生存,即使经济发展取得一些发展,也会被消耗殆尽。目前我国公共卫生主要问题包括:①疾病负担沉重,面临传染病和慢性非传染病的双重压力;②健康改善速度下降;③健康不公平问题仍然存在,城乡居民对卫生服务利用率较低;

④社会变化引起新的公共卫生问题,公共卫生体系完善程度和效率有待提高。因此,公共卫生问题不可小觑。

复杂的健康问题,诸如提高卫生保健可及性、控制传染病、减少环境危害、减少暴力、减少酗酒吸毒、减少伤害等挑战了我们预防人员的专业知识。公共卫生以提高人民健康水平、造福人类为工作宗旨。公共卫生专业人员来自不同的教育背景,且各有专攻。例如教师、研究人员、管理人员、环保人士、人口统计学家、社会工作者、实验科技人员等奋斗在公共健康保护第一线。公共卫生专业人员为当地、国家和国际社区服务,面临着许多挑战,是捍卫今天与未来公众健康的引领者。因此,公共卫生未来的接班人——预防医学专业学生学习好公共卫生与预防医学是责无旁贷的。

对于刚刚踏入医科大学校门的新生来说,对所学专业认识不深,对专业的发展方向,应该具备的知识体系和自身素质都知之甚少,因而开展相应的课程介绍预防医学的历史、现状、将来的发展趋势,了解预防医学的研究方向,课程体系的设置,就显得尤为重要。近年来,在本科生教育中,各专业相应的导论教学越来越受到学校的重视。学习公共卫生与预防医学导论,可以了解我国疾病预防工作的基本方针,逐渐熟悉与疾病和健康相关的卫生策论和措施,让学生掌握本学科的基本理论、基本知识和基本实践技能。提高学生分析问题、解决问题和自我获取知识的能力,并注意科学思维方法与科学态度的培养,为专业课程的学习打下一定的基础。

公共卫生与预防医学导论可以为预防医学专业学生了解学科历史,熟悉学科课程设置,明确专业研究方向,树立牢固的专业思想提供一个较好的机会。通过对公共卫生和预防医学导论的学习,学生应能明确这门课程的意义与目的。学习预防医学导论的目的主要有以下几点:①完整地认识现代医学的目标,透彻理解环境-人群-健康的生态学模式,能按照“三级预防”的原则做好医疗卫生保健服务工作;②树立预防为主的思想,培养良好的医德;认识和掌握预防医学的观念、知识和技能,培养预防医学的思维方式,并通过社会实践强化预防医学的观念;③学以致用,把预防服务落实到日常工作和学习中,为进一步接受继续教育打下基础。

爱丁堡宣言中要求医学教育的目的是培养促进全体人民健康的医生。现代社会中,人们对健康的需求已从治疗扩大到预防、从生理扩大到心理、从医院扩大到社会,公共卫生与预防医学人员作为公众健康的引领者,任重而道远。

(叶冬青)

思考题

1. 什么是公共卫生?

2. 公共卫生与预防医学有何区别与联系?

3. 公共卫生伦理与传统医学伦理的区别是什么?

4. 公共卫生伦理需要符合哪些原则?

5. 作为未来的预防医学工作者,你觉得自己应该做好哪些准备?

第二章

公共卫生和预防医学的起源与发展

第一节　导言

　　公共卫生是有关健康的重要学科之一,是一门以提高公众健康为目的,从群体视角出发认识健康、疾病及医疗卫生服务相关问题,并采用群体手段应对有关问题的科学和艺术。

　　促进健康,预防疾病,延长寿命,是公共卫生与临床医学的共同使命,是医学的终极目的。但是公共卫生不同于临床及其相关学科,公共卫生采取的策略和手段是针对群体和社会的,而临床的策略和手段是针对个体的;公共卫生采用的手段很多是生物医学性的,但是更多、更有效的公共卫生措施是非医学性的,如社会、文化、立法、经济和管理等手段。

　　现代公共卫生包括卫生和公众健康两个概念,而预防医学仅仅是预防疾病的学问,二者不同:公共卫生是预防的方法之一,预防又是公共卫生的目的之一。在目前的学科构建上,公共卫生包含并远远大于预防医学的概念。

　　本书将侧重近代公共卫生(包括预防医学)发展的状况,但历史是连续的,很多事情往往比我们掌握的证据更久远。所有伟大的文明都具有人类生存需要的核心智慧,包括公共卫生,但本书则侧重描述西方文明中公共卫生的故事和发展脉络。

　　世界上本没有公共卫生,公共卫生因人类病苦而诞生,为所有人健康而立命,在社会危难时壮大,这是公共卫生最简明的历史。公共卫生骨子里含着利他主义精神,从来都不是单纯的医学问题。

　　几千年来,传染病是人类的主要杀手,直到20世纪初,人类一直缺乏有效治疗传染病的方法,通过卫生措施预防传染病是人类有效应对传染病的唯一法宝。20世纪初,现代医学发端,疾病谱改变,人类应对疾病的策略和手段转型,临床医学崛起,卫生开始衰弱。然而矛盾的是,人们并没有对新的强大的以个体治疗为核心的现代医学模式感到满意。相反到了21世纪,医学迎来的是质疑、不满和批评。在医学困惑和受到质疑的时候,以群体、公益和预防为核心概念的公共卫生正在迎来一个新的发展契机。

第二节　什么是公共卫生

一、公共卫生的含义

　　在中国文化里,"卫生"一词由来已久。顾名思义,卫生就是卫护生命。由此推论,公共卫生的字面意思应该是卫护公众的生命和健康,这可能是对公共卫生最广义的解读。如果这样解读,人类所做的一切都直接或间接与卫生有关。

卫护生命是人类的基本生存能力,人类积累的最重要的智慧和实践已经植入了我们的自然和文化基因,融入了我们的衣食住行,潜隐在做人做事的道理之中。我们饿思食,渴思饮,趋吉避凶,遇河惧溺水,临崖恐跌落,建屋于坚固之地,君子不立危墙之下。这可能是最广义的公共卫生的概念。

本书只谈狭义的卫生。现代公共卫生作为一个学科,包括两个核心概念:卫生与公众健康,相对应的英文分别是"hygiene"和"public health"。卫生与公众健康同时存在很久,且不是同一个概念。例如,1848 年英国公众健康立法案(Public Health Act),推出的是公众健康的概念。相比,英国在公共卫生领域最早、最有影响的学院是 1899 年成立的伦敦卫生与热带病学院(London School of Hygiene and Tropical Medicine)(图 2-1),没有公众健康的字眼,而且沿用至今。

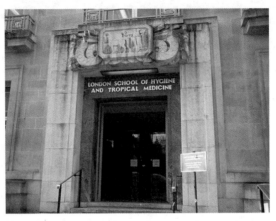

图 2-1
伦敦卫生与热带病学院

再如,美国于 1872 年成立的有关协会叫美国公众健康协会(American Public Health Association),而 1916 年成立的有关学院叫约翰·霍普金斯卫生与公众健康学院(School of Hygiene and Public Health)。该学院 2001 年去掉了 hygiene,改名为公众健康学院。霍普金斯 School of Hygiene and Public Health 应译成"卫生与公众健康学院",因为在一个名字里重复使用卫生的概念明显不是命名者的本意。该学院的名字本身也说明:卫生与公众健康不是一个概念。另外,1915 年耶鲁大学成立的公众健康系(Department of Public Health)以及 1922 年哈佛大学成立的公众健康学院(School of Public Health),用的都不是卫生(hygiene)。

二、公共卫生的名称

然而,无论是在欧洲还是在北美,在医学院里与公共卫生专业有关的系有很多种叫法。早期,在欧洲比较流行社会医学(social medicine)的叫法,而在美国则更习惯叫社区医学(community medicine)。这和欧洲与美国的文化和社会背景有关。欧洲国家多存在皇族,社会阶层分明,国家权力大,善于使用社会的力量。相比之下,美国则更强调独立和平等,且不喜欢社会主义的字眼。

总的来说,与公共卫生相关的学科的命名多由以下 3 组概念搭配组成:医学与健康,国家、社会和社区,以及流行病学和预防。例如,预防医学(preventive medicine)、公众健康医学(public health medicine)、社区健康(community health)、社会卫生(social hygiene)、社会与社区医学(social and community medicine)、国家医学(state medicine)等。而且经常与家庭医学(family medicine)、初级保健(primary care)或全科医学(general practice)一起组成一个科室。

这些用法不是平行独立的、完全不同的概念,而是不同时期采用或流行的、范畴不断扩大或含义偏重不同的、相互包含或相互关联的概念。直到 20 世纪末,世界各国才开始普遍使用公共健康(public health)的说法,但 public health 在中文里却译成了公共卫生。

公共卫生的名称在短时期内存在多种不同的说法,说明现代公共卫生还是一个比较新型的学科,起源于不同的领域,涉及不同的学科,众说纷纭,学科的本质特征尚没有得到充分凝练和统一。

从英文书籍(主要是非医学书籍)的记载来看(见文末彩图 2-2),在过去 200 年中,卫生(hygiene 和 sanitation)与公众健康(public health)同时存在,而且自 19 世纪末出现频率急速提高,但是在大部分时间里"卫生"出现的频率高于"公众健康",直到最近"公众健康"才开始超过"卫生"。

从英、美学术界有关公共卫生用词的区别以及英文书籍记载的趋势变化来看,公共卫生作为一个学科的含义和范畴发生了变化。这个变化反映了社会变革、经济和科技的进步、疾病谱的转换,以及 20 世纪美国对整个人类文明影响的上升。

第三节　卫生的起源与发展

一、卫生的含义

中文的"卫生"包括英文 hygiene 和 sanitation 两个概念。英文里 hygiene 指为了预防疾病,保持个人及其生活和工作环境清洁的实践行为,sanitation 则是为了保持环境清洁而使用的设备和系统,尤其是对人粪、尿的清除。Hygiene 更倾向于指个人生活和工作卫生习惯,而 sanitation 主要指对垃圾和废物处理的工程系统。

从现代专业意义上讲,hygiene 系指人类为了保护健康而采取的一切卫生实践行为,而 sanitation 则特指那些防止与废物危害接触的 hygiene 性措施。Hygiene 包含了 sanitation 的概念,代表了卫生的整体理论和实践范畴,而 sanitation 只是实现 hygiene 的一种手段,尤其指排污工程系统。

卫生(hygiene)的实践行为可分为个人性措施和群体性措施。个人卫生措施须通过普及教育融入文化、习俗和常识中方能生效,如饭前便后要洗手已经成为习俗,属于科普宣教范畴;而集体措施则多通过专业传承,如城市排污、供水和大气污染控制,属于专业工作范畴。因此群体性卫生措施是本书讨论的重点。

二、卫生起源于传染病的预防

在医学早期漫长的发展过程中,人类面对的疾病主要是传染性和感染性疾病(包括寄生虫病,以下统一简称传染病)。但是,300 年前,人类还没有显微镜,看不到细胞、细菌和病毒;100 多年前人类也不知何为蛋白质，没有免疫学，也没有抗生素和疫苗。医学没有仪器，没有影像，没有化验，没有现代意义的基础医学，也没有有效的治疗传染病的方法。在现代医学诞生以前，人类只能通过五官的直接体验，只能从外界和宏观的角度寻找传染病的原因，寻找预防传染病的方法。

由于多数传染性疾病从暴露到发病时间短，病情发展快，症状体征明显，病死率高，病因和发病之间关联度强，因此人们可以通过简单、快速的观察建立因果关系，进而采取预防措施。古代病因的"瘴气说"是人类认识传染病病因的集中体现。广义地讲，"瘴气说"把病因指向了人体的外部宏观环境，潮湿、肮脏是一切病因的主要特征，肮脏的环境、潮湿发臭的空气、异味浑浊的水、发霉腐烂的食物等都可以致病。卫生的最初含义就是对应潮湿、肮脏的一个概念：干、净。

因此，卫生的直接目的就是养成一种干、净的习惯，创造一个干、净有序的生活和居住环境，而后者首先涉及空气、水、食物和住所。在工业革命以前，污染环境的主要来源是人、动物、植物产生的有机物垃圾，尤其是人粪尿；卫生主要是防止、消除或规避这些垃圾对水源、食物和居住环境的污染。在成千上万年的实践中，人类积累了大量的经验，找到了很多有效的方法，并把这些经验和方法的集合叫做卫生。

由于人类对传播迅猛、杀伤力高的传染病的恐惧和重视，由于传染病的病因多是众所厌恶的肮脏的东西，由于卫生措施往往同时可使很多人在短时间受益，卫生措施具有很高的公益性，常成为社会关注的问题。因此，在强调个人卫生的同时，卫生往往是政府组织的社会行为，具有群体性或公共性的特征。

三、卫生的历史演变

历史上卫生实践曾经历过多次重大变革，每次变革都与人类重大的社会、经济、劳作和生活方式变革有关。一万年以前，人类仍是狩猎和采集者，普遍过着游牧性的生活。应该说，这个时期人类对食物、水、气候、环境等与疾病的关系已具备了朴素的认识，积累了一定的经验，例如对饮水水源的选择以及对毒虫猛兽和恶劣天气的躲避，尽管有时这些习惯未必直接、明确地与预防疾病有关。

大约公元前8000年，农业开始出现，带来了充足的粮食，人口密度大大增加，多数人不再需要从事狩猎、游牧性生活，可以长期、固定地居住在一个地区，群族部落开始出现。新的食物的出现，人口开始聚集居住，畜牧业的发展使人类更经常、更密切地接触动物，新的卫生问题出现，新的卫生思想和实践也开始出现。例如，引水和排水工程，对房屋基地的选择，对传染病病人的隔离，对尸体的埋葬，清洗身体（洗手和洗澡）和食物，对食物的加热处理等。经过几千年的实践，农业社会早期的公共卫生及个人卫生认识和实践已通过融入人类的文化和习俗得到了传承，尽管很多今天看来是不完全正确的或是不必要的。由于文字记载能力的进步，后来卫生的理论和实践的发展得益于公元前古希腊-罗马时代对其前人类智慧的总结和传承。公元前300年，古希腊医圣希波克拉底留下的著作《论空气、水和所在》可能是关于人类在此前对空气、水和环境与健康关系认识的最权威的总结、记载和诠释。例如，该书建议将居住地建立在远离沼泽的高地上，说明当时人们已将沼泽地视为一个笼统的不利健康和生命的地方，并有意加以规避。

在希腊-罗马时代，人们已经认识到良好的个人生活习惯对保持健康的重要性。希波克拉底学派就强调要保持身体清洁、注意营养和勤于锻炼,才能预防疾病的发生。古罗马时期,得益于完善的供、排水系统的建立,罗马城内大兴公共澡堂(见文末彩图 2-3),有身份的公民每天都得以享用各类洗浴服务。由于通常只有贵族阶级才拥有这些资源,因而这样的生活方式被称为"贵族的卫生"。

几千年来,人类的主要疾病是传染病,因为没有有效的治疗方法,应对传染病主要是依靠预防,卫生措施在防御传染病中发挥了主导作用。

18 世纪后叶开始的工业革命是继农业革命后又一次巨大的社会变革。工业产生的废物对水、食物、空气和环境的污染是显而易见的,很多污染所造成的疾病是快速的、严重的、大规模的,对人类健康构成了新的巨大威胁。人类同样使用了卫生的思路来应对工业污染对健康的影响:控制工业废物对水、食物、大气和环境的污染。同时,控制工业污染也具有社会性和公益性的特征。在理念和策略上,控制工业污染,保护人类健康与控制有机垃圾的卫生一脉相承。至此,卫生的概念进一步扩大。对各种工业和生活废物的处理,提供洁净的饮用水,保障食品卫生和安全,卫护清洁的空气,筑建坚固、通风、防潮、光照充沛的住所,卫护整洁有序的居住环境等,都纳入了卫生的工作范畴。

四、卫生的学科特征

从以上分析可见,卫生是人类以保护自身健康为目的的,清除生活垃圾和工业废物以保护水、食物、空气和环境的清洁安全所发展起来的一门学问,具有以下几个重要特征:

(1)它是针对传染病或是针对工业污染展开的。

(2)它的目的主要是预防疾病(尽管是笼统的、非直接的),不是治疗。

(3)很多有效的卫生措施是群体或公共性的。

(4)观察和干预的是人体外部因素,如水、食物、空气和环境。

(5)不涉及个体病人的诊断和治疗活动。

第四节　公众健康的起源与发展

一、公众健康的含义

英文 public health 的字面意思是公众健康。public health 也可以译作"政府提供的一般人都可以享用的医疗服务",似乎与 hygiene 和 sanitation 无直接关联,是一个完全不同的概念。从专业的角度讲,公众健康就是国家或社会为了提高公众健康而采取的社会性或群体性方略和措施。从现代公共卫生意义上讲,卫生是手段或间接目的,而公众健康则是目的,也是最终目的。

公众健康源于对一个地区或国家整个人群健康的关注,进而使一个地区或国家以社会或群体的方式采取措施预防和控制疾病,以提高整个人群的健康水平。对整个人群健康的关注,实质上主要是对社会中下层人群健康的关注,因为在任何社会里,最富有、最有权势的上层人群总是能够得到最好的医疗卫生资源,也包括清洁的饮用水、安全的食品、整洁的居住环境和远离污染的居住区,更包括得病时需要的医护资源。

二、公众健康的起因

在西方国家,对社会中下层人群生活和健康的关注,有其深远的政治、经济、科学和文化根源。用群体的手段解决人类的健康问题,在古罗马时期就有迹可寻。古罗马是一个军事帝国,用国家的手段保障国民健康是军事的需要,也是一个军事帝国可以有效组织的工作。但是有关证据遥远、零落。

15 世纪,欧洲开始了一场浩浩荡荡的文艺复兴运动,其本质是正在兴起的资产阶层以复兴希腊罗马古典文化的名义发起的弘扬资产阶级思想和文化的运动。人文主义是这场运动的思想体系,主张对人的个性的关怀,强调维护人性尊严,主张自由平等和自我价值的体现。其根本原因是生产力的发展:新兴的资产阶级不满教会对精神世界的控制。18 世纪至 19 世纪的启蒙运动是已经壮大的资产阶级在意识形态里对宗教和君权进行更猛烈的攻击,是资本主义对封建主义的终结性一战(见文末彩图 2-4)。文艺复兴和启蒙运动是后来工业革命以及国家关注穷人健康的文化根源。

18 世纪,现代科学技术兴起,工业革命开始,生产力不断提高,资本主义崛起。资本主义的实质就是自由市场经济或者自由企业者经济,私人拥有资本和财产,生产活动由资本拥有者决定,而非由国家或其他力量(如宗教)所控制,经济行为以通过雇佣劳动追求利润为目的。早期,随着资本主义的发展,贫富差距拉大,劳动者生活贫困,健康状况低下,死亡率急剧升高,社会化生产和私有制存在的固有矛盾开始激化,社会不稳定因素增加。资本主义一方面主张人人自由平等,一方面又造成社会资源分配的严重不均。为了缓解社会矛盾和维护社会安定,"关注"贫穷阶层的基本生活就成了必要和"时尚",是维护人人平等的价值观的需要,其根本是经济和政治的需要,也是早期资本主义国家战争和殖民扩张的需要。

三、英国公众健康立法

以英国为例。1601 年英国甚至通过设立《济贫法》,"强制"地济助贫民。《济贫法》可以看作是国家作为"国家保护人"对人类进入工业革命时代初期对人类社会安全需求的第一个回应,从这个意义上讲,《济贫法》也可以看成现代社会保障制度和福利国家的早期尝试。1883 年,德国开始建立现代意义的社会保障制度,第二次世界大战以后很多西方国家进入所谓"福利社会"。政府有组织地为公众健康提供保障是福利社会的一个重要部分。重要的是,在西方资本主义国家用温和的方法解决社会矛盾的同时,也引发了一场现代意义的卫生革命。有意思的是,阴差阳错,身为律师的埃德温·查德威克(Edwin Chadwick)在修订《济贫法》的主场上并不得意,却意外地成为人类历史上重要的卫生革命的人物。

在英国,工业革命后,新兴的工厂大量吸收农村剩余劳动力,使得人口快速城市化。但当时英国城市建设滞后,不能满足急速攀升的居住需求。工人聚居之处沦为贫民窟,疾病丛生,死亡率远高于同时期的农村地区。19 世纪初,霍乱开始在世界大流行,海外殖民地众多、航海贸易发达的英国未能幸免。1831 年,霍乱从英格兰北部港口登陆,迅速蔓延至伦敦等各大城市。患者之多、死亡率之高,引起了严重的社会恐慌。病例虽然遍布各阶层,但以城市贫民为主,这使得城市人口快速集中化带来的社会问题凸显出来。雪上加霜的是,1846 年爱尔兰发生大饥荒,上万灾民涌入英格兰,居住和疾病问题进一步加剧,许多地区发生犯罪和骚乱。而此时的欧洲大陆,许多国家正处于一连串的暴力革命中,上述形势引起了英国士绅阶级对于暴力革命的极大担忧。

1832 年,埃德温·查德威克受国会委托,调查《济贫法》的执行情况。由于他参与了《济贫法》执行情况的调查与《新济贫法》的制定工作,对贫穷阶层的生活和健康状况十分了解。他认为,贫穷和疾病有关,而且贫穷和疾病会造成社会骚乱和不稳定。因此,查德威克提出,疾病不仅是医学问题,更是社会问题,并进一步提出控制济贫支出、稳定社会秩序的关键在于预防疾病以提高民众健康。1842 年,他自筹经费出版了《英国劳工卫生状况调查报告》(The Sanitary Condition of the Labouring Population of Great Britain)。查德威克在报告中指出,改善民众健康的主要手段应该是改善城市供水和排污系统,以及建立中央政府直接督导下的城市医官制度。

由于查德威克报告的敦促以及 1848 年英国霍乱再次大流行的重创,1848 年英国议会通过了人类历史上第一个公众健康法(*PUBLIC HEALTH ACT*,1848)(图 2-5)。该法案应该说是 1843 年《新济贫法》的延伸和扩展,明确规定由中央政府设立专门机构对穷人的健康和社会福利承担责任,提高社区应对环境和供水卫生问题的能力。值得注意的是,查德威克的报告用的是"卫生状况"(sanitary condition),《公众健康法》用的是 public health,二者显然不是一个概念,但道出了二者的关系:在当时提高健康的主要手段就是改善卫生状况,预防疾病的发生。

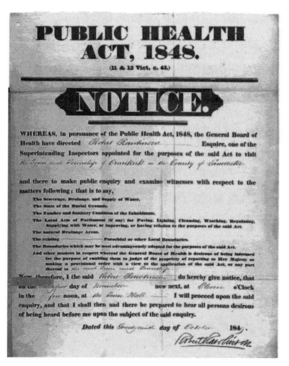

图 2-5
1848 年英国公众健康法案

第五节　卫生与公众健康的合流

一、卫生与公众健康的关系和异同

《1848 年公众健康法案》(*PUBLIC HEALTH ACT*,1848)是人类历史上第一次从现代意义对保障公民健康进行的立法,其实质是对公共卫生的立法,从此卫生学和公众健康学合流,标志着现代公共卫生时期的到来。

20 世纪以前是传染病盛行的时代,没有有效的治疗手段,可以做的主要是预防,预防的主要手段是卫生,因此卫生(hygiene)是 20 世纪以前医学实践活动的中心。在那个年代,为了提高公众健康(public health)水平,也只有通过改善全民的卫生(hygiene)状况才能实现;关注公众健康就主要体现在对公众卫生状况的关注。因此,在供水、排污、食品安全、检验检疫、清除垃圾、治理污染等方面,国家和社会承担了主要责任。卫生学和公众健康学由此走到了一起,显示出两个重要的特征:

(1)都以预防疾病和促进健康为目的。

(2)都采取群体或社会的方法应对问题。

但是,公众健康学不同于卫生学。卫生从方法入手,主要针对的是传染病和工业污染,是预防性的。相比,公众健康学则从目的入手,主要是为了提高公众健康。既然关注的是目的,因此公众健康学的思想和方法既适用于传染病,也适用于慢性病(只是当时很少有慢性病),可以通过预防,也可以通过治疗(只是当时没有有效的治疗)。公众健康学的思路打开了现代公共卫生发展的另一片天地。如果说,卫生体现的是小公共卫生的概念,而公众健康则打开了大公共卫生的门。

的确,用社会手段控制疾病、提高民众健康,是极其有效的方法,不应仅限于传染病的预防。20 世纪,很多西方发达国家进入福利社会,提高和保护每个公民的经济和社会福利被纳入政府的主要职能。在机会平等和财富分配公正的旗帜下,把保障占人口大多数的社会中下层的健康和基本生活条件视作国家和社会的责任。在这方面,英国又一次走在了世界的前列。

二、20 世纪的公共卫生大事件

1948 年,也就是《1848 年公众健康法案》颁布 100 年以后,英国建立了国家健康服务体系(National Health Service),利用税收和国家保险的筹资方法,为全民保障完全免费的基本医疗卫生服务。从关注和保障民众健康的意义上讲,英国国家健康服务体系的建立是人类有史以来所采取的最大规模的、最全面的、最公平的、最具有代表意义的国家卫生福利政策,为很多国家树立了典范。如果说公众健康作为一门学问是对公众健康的关注,那么英国国家健康服务体系的建立是公众健康学历史上另一个重要的里程碑。伦敦经济学院前院长、经济学家威廉·贝弗里奇(William Beveridge)(图 2-6)是英国国家健康服务体系的重要推手,而这个体系的建立更多的是出于社会、政治、经济和伦理的考量。

美国 1938 年通过的《联邦食品、药品和化妆品法案》也值得公共卫生界的分析和重视。与英国《1848 年公众健康法案》一样，从群体角度出发，立法是保护公众健康的一个十分有效的手段。20 世纪初，人类开始尝试使用磺胺治疗感染性疾病。1937 年，美国 107 人在服用以二甘醇作溶剂的磺胺酏剂后死亡，造成了著名的磺胺酏剂致死事件，该事件直接催生了美国对食品、药品和化妆品安全的立法。虽然美国食品药品监督管理局（Food and Drug Administration，FDA）成立于 1906 年，但是 1938 年以前美国的食品药品法并未要求对新药进行安全性论证。磺胺酏剂致死事件后，1938 年美国通过了《联邦食品、药品和化妆品法案》，规定所有新药上市前必须通过安全性的审核。

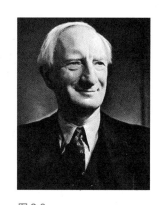

图 2-6

威廉·贝弗里奇，英国国家健康服务体的重要推手

1962 年，进一步要求药品不仅要有安全性，还要证明有效才可销售。美国通过立法对药物的疗效和安全性进行把关，成为守护公众健康的另一道重要盾牌。

1948 年，以全世界人民获得尽可能高水平的健康为使命的世界卫生组织成立。1977 年，在第 30 届世界卫生大会上，该组织提出"2000 年实现人人享有健康"的世纪目标，呼吁世界各国将此作为卫生事业发展的目标，并在 1978 年的《阿拉木图宣言》里提出初级卫生保健是实现这个目标的关键策略。《阿拉木图宣言》还认为，健康是每一个人的基本权利，不因种族、宗教、政治信仰、经济和社会环境而不同。从全球的角度关注和促进全人类的健康，也构成了 20 世纪末兴起的全球健康（global health）的基本理念和使命，使公众健康学走上了更大的舞台。

三、现代公共卫生的内涵和外延

至此，现代公共卫生的核心思想、理论框架和实践策略已经基本形成。简言之，现代公共卫生就是传统的卫生学与公众健康学的合流。

20 世纪以来，世界公共卫生的发展趋势主要受美国的影响。1920 年，耶鲁大学公共卫生系创始人查尔斯·温斯洛（Charles-Edward Amory Winslow）（图 2-7）对公共卫生所做的定义综合了卫生和公众健康两方面：公共卫生（public health）是通过有组织的社会努力来预防疾病、延长寿命、促进健康和提高效益的科学和艺术；其手段包括：改善环境卫生，控制传染病，宣扬个人卫生教育，保证疾病的及时诊断和治疗，以及建立保障每个人可以维持健康的生活标准的社会机制。温斯洛的定义代表了当时美国学术界对公共卫生的认识，标志着美国引领世界公共卫生发展的开始，至今仍有广泛影响。

温斯洛的定义包括四部分。①公共卫生是一门科学。②公共卫生的目的，是为了预防疾病、延长寿命、促进健康。③公共卫生的手段，既包括卫生和预防，也包括组织临床活动和保障公民生活的社会机制。④公共卫生实践活动是有组织的社会或集体行为。温斯洛的定义超越了既往传统的废物和垃圾处理以及传染病预防为核心的卫生的概念，适时地淡化了卫生技术和工程在整个公共卫生活动中的重要性，揭示了公共卫生中"社会为提高全民健康而组织的一切群体性活动"这个核心概念，使得公共卫生的理念和方法完全可以也应该应用到卫生政策、医疗管理、药物定价、临床指南等一切与医疗卫生活动有关的群体性行为。

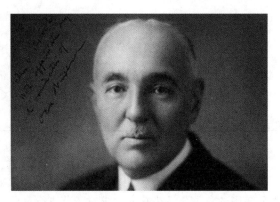

图 2-7
耶鲁大学公共卫生系创始人查尔斯·温斯洛教授

今天看来,温斯洛的定义还存在几个明显的问题。①定义中罗列的公共卫生的目的和措施只有举例的作用,不能作为公共卫生的目的的全部。②预防不是公共卫生特有的,如临床上普遍使用的对危险因素(如高血压)的药物控制也属于预防。③定义只强调了目的和手段,没有提及公共卫生的认识论和理论体系。

50 年后,流行病学家、前英国首席医官 Donald Acheson 爵士于 1974 年对公共卫生做了更加高度概括性的定义:公共卫生就是通过有组织的社会行为预防疾病、延长寿命、促进健康的科学和艺术。1998 年,美国国家医学科学院(即前医学研究院,Institute of Medicine)对公共卫生的定义与此十分接近:公共卫生就是社会为了保证国民能够获得健康生活的条件和环境而进行的一切群体性活动。John Last 于 1999 年的定义最为简明:公共卫生是社会为保护和促进民众健康而采取的行动。这些简明、高度概括的定义使得公共卫生的本质开始显现出来。

由人类组成的群体是公共卫生区别于临床和基础的关键。临床关注的是个体病人,基础关注的是分子、细胞、组织、器官和动物,只有公共卫生关注的是人组成的群体。

新的定义的重要性在于,它首次明确地将"社会为卫护公众健康而采取的一切群体性行动"纳入公共卫生的视野,这大大增加公共卫生的手段和作用范围。这些手段包括传统卫生的工作范围(如供水排污和卫生宣教),也包括对新的健康危险因素(如不良生活方式)的干预,更重要的是将过去没有明确专业归属的医疗卫生体系、政策和组织服务纳入了公共卫生的视野。例如,政策和法规的制定、筹资与保障、需求评估与资源分配、卫生监督、质量控制、卫生应急、医院管理等。严格意义上讲,对医疗服务和临床实践的组织也属于针对群体的行为。例如,各级医院大小、数量和所处位置的规划,各个临床专业工作人员的比例的确定,初级保健和医院服务职责的划分和协调,以及临床指南的制定,甚至药物、诊断方法、治疗器械的定价、保险政策和报销比例的规定本质上也是针对群体的活动。如果没有社会和全局的视野和策略,很难想象一个国家或地区能充分做好这些事情。

四、现代公共卫生的特征和问题

20 世纪 70 年代后,公共卫生的发展仍然是西方发达国家主导的,有几个明显的特征。①传统的卫生理念已深入人心,卫生技术和设施已高度发达,成为社会建设的基础;②在西方发达国家,传染病和工业污染已基本得到控制;③慢性非传染病开始流行,现代临床医学和基础医学崛起,医疗费用飞速增加;④人们既希望得到良好的覆盖全民的医疗卫生服务,又希望控制不断增长的医疗卫生费用。在这样的背景下,如何利用政府、社会和集体的策略和手段,不断提高整个医疗卫生服务的质量和效益,已成为政府济助社会中下阶层、促进公众健康使命的重要议题。历史又一次把视线投到了具有群体视野和策略的公共卫生。

然而,目前的公共卫生似乎还没有准备好去迎接这个新的巨大的责任和挑战。从上述新的定义就可以看出,目前公共卫生的认识和发展存在一个明显的重要的缺陷:着眼点主要在公共卫生的目的和手段,对公共卫生的理论体系认识不足。如果说公共卫生是科学和艺术的结合,现有公共卫生的定义里注重的只是实践艺术。公共卫生的科学部分在哪里? 例如,为什么要关注全民的健康? 什么是公共卫生的社会、经济和人文基础? 什么是公共卫生的研究方法? 什么是公共卫生的决策理论? 对公共卫生的理论体系认识不足,暴露了公共卫生发展的薄弱环节所在。

对公共卫生理论体系的认识不足有其历史原因。因为公共卫生的面世并非直接源自医学科学内部,而且公共卫生从来都不是单纯的医学问题,受社会发展和政治需要的驱动,经常是用来调节社会矛盾的手段。虽然公共卫生有着久远的历史,但多不在大医学(更不用说狭义的公共卫生)的责任和管辖范围之内,例如城市排污供水、垃圾处理、环境污染控制、食品安全、社会保障等。在我国,公共卫生在组织上分散在医疗卫生、环境保护、社会保障、住房城乡建设、爱国卫生运动委员会、红十字会、急救等很多政府部门。

即使在医疗卫生领域,目前与公共卫生直接对接的是公共卫生学院和疾病预防控制中心,前者侧重教育和学术,后者侧重执行和实践,他们构成了公共卫生专业理论和实践传承的核心部门。然而,大公共卫生的实践远远超出了这两个部门的工作范围,这使得公共卫生的理论与实践发展严重分割,以及理论体系的发展薄弱、缓慢、混乱,制约着公共卫生的发展。

例如,在资源有限的情况下,应该针对哪些健康决定因素采取行动,这个有关宏观卫生决策的问题,涉及政治、经济、法律、伦理等很多人文学科,这些学科是否应该纳入公共卫生教育,是一个值得讨论的问题。在这方面,哈佛大学公共卫生学院目前的学科布局也许反映了卫生政策、经济和管理在公共卫生中的重要性。2015 年,该学院共设有 9 个系,分别是生物统计学、环境卫生、流行病学、遗传和复杂疾病、全球健康与人口、卫生政策与管理、免疫学与传染病、营养学、社会与行为科学。在大约 250 位全职教授(含助理教授和副教授)中,作为公共卫生传统基础学科的流行病学和生物统计学占 1/3,新兴的全球健康与人口、卫生政策与管理以及社会与行为科学占 1/3,其他传统公共卫生的 4 个专业占 1/3。

第六节　预防医学的起源与发展

一、预防曾是应对传染病的唯一法宝

预防医学(preventive medicine)是一门有关如何预防疾病发生的学问。在过去几千年历史里,传

染病是人类死亡的主要疾病,是人类毁灭性的灾难。1346 年在欧洲的鼠疫大流行(又叫黑死病),共造成约 7500 万人死亡,占当时欧洲总人口的 30%。大规模杀伤性的鼠疫流行一直持续到 18 世纪末。1918 年开始的西班牙型流行性感冒大流行,两年期间在全世界共感染约 5 亿人,造成 5000 万~ 1 亿人的死亡,死亡人数占当时世界人口的 3%~6%。这两次传染病大流行足以显示了传染病对人类伤害的严重程度。

然而,在 20 世纪上叶有效治疗传染病的抗生素诞生之前,人类应对传染病的策略只能是预防,在疾病发生之前采取措施防止它们的发生。当时,预防是人类应对传染病的主要方法,是医学实践活动的重要内容,而预防的主要方法是卫生。预防和卫生是同一医学活动的不同侧面,卫生是手段,预防是目的,预防的目的通过卫生手段得以实现。可见,预防医学的概念由来已久,是与卫生共生的一个概念,一开始在概念上并没有明确的区分。

二、预防与流行病学和卫生的关系

预防的前提是对病因的确定,预防医学的诞生得益于流行病学的发展,或者说预防医学的发展需要流行病学的先行发展。顾名思义,流行病学就是关于流行病的学问,早期的流行病学起源于对传染病流行及其原因的探索。在没有显微镜和现代医学检测方法以前,从人体外部寻找传染病的发生、传播、流行的因素,是人类认识疾病病因的开始,也是人类能够针对病因采取措施预防和控制疾病的开端。可以说,没有流行病学思想的诞生,就没有卫生实践的兴起,就没有预防医学的开端。有了流行病学才有了预防医学。

然而,早期不卫生的概念是笼统、模糊的,干净的概念也是如此。因此,对环境卫生的整治多带着盲目性,一个传染病的流行到底是由于不干净的空气、水、食物,还是环境中的其他因素引起的是说不清的。因此,对环境因素的治理也是胡子眉毛一把抓。对环境卫生的整体治理的确可以预防多种疾病,但是由于治理的盲目性,势必造成大量不必要的浪费。19 世纪中,英国流行病学先驱约翰·斯诺医生(图 2-8)的工作大大提高了卫生措施的精准性,使预防措施更加具体明确,并可以针对性地评估预防措施的效果。

1853 年霍乱再次袭击伦敦,造成大流行。当时医学已经意识到霍乱可能与不卫生的环境有关,但并不知道是什么环境因素,虽然潮湿、污浊的"瘴气说"是主流学说。通过初步考察,斯诺怀疑可能与饮用水有关,并通过现场调查进行了验证。他比较了伦敦市苏荷区不同水井周围居民的霍乱死亡人数,发现宽街水井附近的居民死亡人数远远高于其他水井区,提出了饮水可能与霍乱暴发有关的假设。基于这个推测,斯诺进而拿走了宽街水井取水的把手,使人们不能在那里继续取水,从而控制了宽街霍乱的继续扩散,进一步提供了饮水可能传播霍乱的证据。

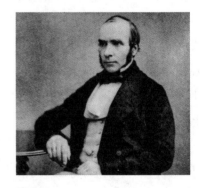

图 2-8
英国流行病学家约翰·斯诺医生

如果说 1853 年斯诺对伦敦霍乱暴发原因的调查是现代流行病学方法的开端,那么预防医学成为一个真正意义的学科应在此之后。1873 年,有美国学者正式提出预防医学的概念,虽然这可能不是最早的倡议。这个时期的预防还是以笼统模糊的干净、卫生作为主要手段。

三、精准和个体预防的兴起和局限性

1884 年,即斯诺对伦敦霍乱暴发原因调查 30 年之后,德国人罗伯特·科赫发明了细菌分离、纯化技术,分离出了霍乱弧菌,并证明了霍乱弧菌是霍乱的病原体。此后医学微生物学的发展,是人类可以进一步认识病因、提高预防医学措施精准性的基础,使得预防措施更具有针对性,更容易统一、标化和推广。20 世纪初,细菌分离和纯化技术进一步得到发展。一方面可以更快捷、更准确地确认病原微生物的来源(如水和食物),从而采取更加针对性的控制措施(如对饮用水的消毒),另一方面可以更加准确地诊断、隔离和治疗病人。病人是传染病流行继续扩大的重要传染源,发现和隔离病人是传统公共卫生预防的重要职责,而治疗则是临床医学的任务。有效治疗出现之后,传染病病人的临床治疗也成为预防的手段之一。

今天,微生物学、免疫学、分子生物学的发展,使得个体病人的诊断和传染源的确定更加快速和准确,使得传染病的预防和治疗更加个体化。然而,传统的模糊的卫生的方略并没有过时。2003 年,严重急性呼吸综合征(俗称传染性非典型肺炎,以下简称“非典”)疫情突发,致使全世界惊慌失措,没有疫苗,也没有任何有效的治疗药物,最终依靠隔离病人、保护接触者、环境消毒等措施,消灭了“非典”。相反,我们知道艾滋病的主要传播途径,也可以准确地诊断和治疗,但是我们并没有因此控制艾滋病,控制艾滋病还需要从切断传播途径这个传统的预防方法做起。

另外,现代医学的进步使得预防也可以通过针对疾病危险因素的临床个体化措施得以实现。比如,高血压是心血管病事件的主要病因之一,通过抗高血压药物治疗预防心血管病是常见的手段。从此,预防已不再是只与卫生有关的一个概念,很多现代临床治疗都是预防性的。虽然预防的初衷是防止疾病的发生,但其概念也延伸到发病后如何预防或延缓更严重后果的发生,这是预防医学介入临床医学活动的切入点,也使得预防和治疗的界限开始变得模糊,使得作为往日公共卫生的主要职能的预防被纳入了狭义医学范围之下,限制了预防医学的发展。

第七节　公共卫生与临床的命运交替

一、以诊治为重心的现代医学崛起

20 世纪以前,卫生是人类对抗传染病的主要武器,预防是医学活动的中心,不是诊断和治疗。早期的医院主要是收容和隔离传染病和精神病病人的场所,不是诊断和治疗的场所,不是医生和医疗活动的中心,医疗活动是由很少走进医院的个体私人医生承担的,而且医院多是由宗教组织为穷人设办的慈善或“社会福利”机构,不是政府组织的健康服务机构,更不是通过治病来营利的托拉斯。

20 世纪,现代生物医学崛起,慢性病取代传染病,癌症和心血管病成为人类的主要杀手。面对

慢性病,针对传染病的卫生手段无能为力,危险因素多是人们喜爱的东西,预防短期内也看不到效果,再加上个体诊断和治疗技术的突飞猛进,以及资本对医疗活动的介入,人类开始把注意力转向临床,治疗成为现代医学活动的中心。

现代临床医学的进步得益于现代科技和基础生物医学的发展,二者同时崛起是 20 世纪医学发展最重要的特征之一。今天我们医学实践中使用的绝大多数测量技术和治疗方法都是 20 世纪的科技成就。如果说公共卫生是向人体外部和宏观世界的探索,基础生物医学则是向人体内部和微观世界的探索,是向着与关注人体外部世界的公共卫生相反、互补方向的探索。公共卫生与临床医学的命运也因此开始交替。

基础生物医学的发展得益于 16 世纪的科学革命。16 世纪中叶,布鲁塞尔医生安德烈·维萨里对人体构造的研究,17 世纪初英国医生威廉·哈维对血液循环的研究,是人类向人体内部结构探索的开端。向更微观世界的探索更得益于 17 世纪中叶显微镜的发明。有了显微镜,人们就可以超越肉眼的观察能力,向着微观世界探索。1673 年,荷兰人安东·列文虎克第一次用显微镜观察到了细菌;1867 年,德国人罗伯特·科赫直接证明了细菌可以致病;1892 年俄国生物学家德米特里·伊凡诺夫斯基关于烟草花叶病的研究证明了病毒存在的可能性;1931 年德国工程师发明了电子显微镜,使得人类第一次可以看到病毒的存在。19 世纪,生理学、生物化学、免疫学等其他生物医学基础学科相继发端。

科赫对炭疽病和炭疽杆菌关系的研究具有重要的历史意义,它证明了疾病细菌学说的合理性,标志着人类开始向微观世界和人体内部寻找病因和解决方案(表 2-1)。1928 年英国人弗莱明发现了可以治疗细菌性感染的盘尼西林(即青霉素),1933 年德国人格哈德·多马克证明了磺胺可以治疗由葡萄球菌引起的败血症。1950 年,人类第一次可以规模性地生产和应用疫苗(脊髓灰质炎病毒疫苗),揭开了人类大范围使用疫苗控制传染病的序幕。可有效治疗传染病的抗生素的出现是现代临床医学崛起的重要因素之一。

表 2-1 医学和公共卫生的相关历史事件和人物

时间	事件、人物及其历史意义
公元前	
约 9000 年	人类开始驯化动、植物,农业发端,人类新的疾病开始出现
约 4000 年	出现最初的城市中心(美索不达米亚),人类早期聚集居住的证据
约 3000 年	发明文字,文字记载和传播人类文明的开始
430 年	雅典瘟疫暴发,持续至公元前 427 年,是记载最早的瘟疫
420 年	"医学之父"希波克拉底活动时期,他是总结其前医学智慧的集大成者
约 400 年	狄奥塞斯著《动物解剖学》
公元后	
315 年	葛洪描述类似天花、恙虫病和狂犬病等传染性疾病
350 年	东罗马帝国建立最初的医院
541 年	第一次持续了约 2 个世纪的鼠疫大流行开始

续表

时间	事件、人物及其历史意义
900 年	阿拉伯医生累赛斯认为天花和麻疹不是一种疾病
约 1000 年	中国人开始"接种"人痘以预防天花
1080 年	第一所医学校萨拉勒医学院建立
1123 年	欧洲现存最古老的医院圣·巴塞洛缪医院建立
约 1250 年	萨拉勒医学院开设解剖课
1346 年	第二次持续了约 5 个世纪的欧洲鼠疫大流行开始,史称黑死病
1377 年	意大利港口城市率先采取港口检疫措施
约 1400 年	欧洲文艺复兴开始;意大利米兰设立卫生局,成为最早卫生机构的雏形
1424 年	最早有记录的接生婆规则在布鲁塞尔出现
1540 年	理发师和外科医生协会在伦敦合并,显示当时外科的性质和社会地位
1543 年	维萨里著《人体的构造》;哥白尼著《天体运行论》,科学革命兴起
1546 年	伏拉卡斯托罗著《论传染病》
1580 年	第一次有确切记载的欧洲流感大流行暴发
1601 年	英国颁布第一个《济贫法》
1610 年	第一例记录完整的剖宫产在德国实施
1628 年	威廉·哈维发表《心血运动论》
约 1650 年	欧洲启蒙运动开始
1673 年	显微镜下观察到霉菌、虱子等,人类认识微生物的开端
1692 年	中国康熙宫廷进行世界上第一个临床试验
1701 年	普拉利尼在君士坦丁堡施行人痘接种预防天花
1714 年	华伦海制成水银温度计
1717 年	兰奇西提出蚊子可传播疟疾,首次说明传播媒介的存在
1736 年	阿米亚德在法国第一次成功切除阑尾
1761 年	奥恩布鲁格发明叩诊技术来诊断胸部疾病
约 1765 年	工业革命于英国兴起
1775 年	波特提出环境因素能导致癌症
1796 年	詹纳发明牛痘天花疫苗
1816 年	雷奈克发明听诊器
1828 年	维勒合成尿素,现代化学发端
1831 年	霍乱首次登陆英国
1836 年	英国颁布《出生和死亡登记法案》
1842 年	查德威克出版《英国劳工卫生状况调查报告》;乙醚首次用作麻醉剂
1846 年	莫顿施行首例乙醚全麻术
1848 年	英国通过《公众健康法案》;塞麦尔威斯在维也纳提倡消毒防腐方法
1854 年	斯诺调查伦敦霍乱暴发,首次证明水可以传播疾病
1858 年	英国通过《医学法》

续表

时间	事件、人物及其历史意义
1861 年	巴斯德提出细菌致病学说,现代微生物发端
1866 年	奥尔伯特发明体温计
1876 年	科赫发现炭疽杆菌,首次直接证明细菌可以致病
1885 年	巴斯德发明狂犬病疫苗
1893 年	威廉斯进行第一例开心外科手术
1895 年	伦琴发现 X 射线,使之后的医学影像学成为可能
1896 年	里韦罗奇发明汞柱式血压计
20—21 世纪	
1902 年	贝利斯和斯塔林发现激素分泌机制
1903 年	爱因托芬发明心电图记录仪
1906 年	克赖尔进行首次直接输血
1908 年	首次合成磺胺
1910 年	治疗梅毒的药物 606 诞生,现代化学治疗的开端;希尔发明胃镜
1911 年	英国颁布《国家保险法案》,并制定第一个国家医疗保险计划
1913 年	英国医学研究委员会成立;阿贝尔发明人工肾
1918 年	西班牙流感世界大流行开始;阿司匹林开始在世界各地普及使用
1921 年	卡介苗首次应用于人体
1925 年	发现血压与心血管疾病关联的报告发表
1928 年	弗莱明发现青霉素;圣乔其分离出维生素 C
1932 年	磺胺药物出现,第一个可以用来治疗传染性和感染性疾病的药物
1938 年	美国通过了《联邦食品、药品和化妆品法案》
1940 年	弗洛里和钱恩将青霉素应用于临床
1942 年	比弗瑞基报告发表,为英国国家卫生服务体系的建立铺平了道路
1943 年	瓦克斯曼发现链霉素
1947 年	第一个随机对照临床试验开始,以评价链霉素治疗肺结核的效果
1948 年	世界卫生组织、英国国家健康服务体系与美国国立卫生研究院成立
1950 年	吸烟与癌症关联的病例对照研究发表;治疗精神病的药物氯丙嗪诞生
1951 年	口服避孕药炔诺酮合成成功
1952 年	沙克发明脊髓灰质炎灭活疫苗(IVP)
1953 年	沃森和克里克确定 DNA 分子的双螺旋结构
1954 年	沙克开展大规模注射脊髓灰质炎灭活疫苗人群试验;首例肾脏移植成功
1955 年	萨宾发明口服脊髓灰质炎减毒活疫苗
1957 年	噻嗪类利尿药开始应用于治疗高血压
1958 年	首次用超声诊断腹部肿块
1972 年	计算机断层成像(CT)用于医疗诊断
1976 年	远藤章首次发现降脂药美伐他汀

续表

时间	事件、人物及其历史意义
1978 年	世界卫生组织《阿拉木图宣言》发表
1979 年	世界卫生组织宣布人类消灭天花
1980 年	磁共振成像(MRI)开始应用于临床检验
1983 年	确定人类免疫缺陷病毒(HIV)为导致艾滋病的病原体
1985 年	正电子发射断层显像术(PET)实现多重图像分解
1986 年	提出人类基因组计划
1989 年	螺旋 CT 投入临床应用
2000 年	人类基因组草图完成
2002 年	首例严重急性呼吸道综合征病例出现

19 世纪末,人类发现 X 线,为医学影像技术的发端。20 世纪中后叶,CT、正电子摄影(PET)、磁共振成像(MRI)、内镜、激光、超声波诊断仪等诊断技术出现,对窥测人体活体内部提供了前所未有的方法和手段。1953 年,詹姆斯·沃森和弗兰西斯·克里克发现人类基因的核酸分子结构,1993 年美国生物化学家凯利·穆利斯发明聚合酶链锁反应(PCR),使基因测序成为可能,分子生物学诞生。

影像学和实验室测量技术的发展引发了医学检查和诊断能力的革命(表 2-1)。与此同时,现代制药以及麻醉和外科手术技术也取得了史无前例的进步。第二次世界大战以后,在现代科技的支撑下,临床医学开始崛起,公共卫生开始走下坡路,与癌症和心血管病有关的临床学科成了医学实践活动的中心。从英文书籍(主要是非专业书籍)记载中也可以明确地看出这一点(图 2-9)。在 20 世纪两次世界大战期间,相对于临床医学,公共卫生得到了社会前所未有的关注。1950 年以后,社会对临床医学的关注开始上升,对公共卫生的关注开始下降,这个趋势一直维持到今天。由于美国的引领,20 世纪医学发展的另一个不可忽视的特征是,大量资本涌入了医疗卫生相关的行业,包括制药、医疗器械、诊断试剂、医疗保险、甚至医疗服务的提供。资本的趋利性与公共卫生的利他性之间冲突的发生将成为必然,是 20 世纪末医学突出的景象。

二、现代医学的困惑与质疑

在现代医学开始亢奋的时候,1977 年,洛克菲洛基金会前总裁约翰·诺尔斯《做得越好,感觉越糟》一书出版,对美国医疗服务的问题提出了质疑。30 年后,诺尔斯的担心仍然在继续。2000 年,罗伊·波特在《剑桥医学史》里开篇写道:"在西方世界,人们从来没有活得这么久,活得这么健康,医学也从来没有这么成就斐然。然而矛盾的是,医学也从来没有像今天这样招致人们强烈的怀疑和不满。"医学出了问题,不是因为她的无能,而是因为她的昌盛。当卫生退到幕后、临床走到前台的时候,医学前进的步伐太快了,以至于跨出了医学舞台的边沿。

当血压升高、血脂升高、血糖升高、骨质疏松、妇女更年期都被视作疾病开始被治疗的时候,当人们开始广泛使用维生素预防癌症和心血管病的时候,当人们每年都忐忑不安地进行一次健

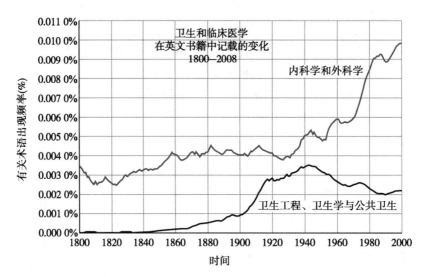

图 2-9

过去 200 年间公共卫生和临床医学相关概念在英文书籍中出现频率的消长趋势

（资料来源：Google Ngram Viewer）

康体检的时候，人们开始质疑医学对人类健康的真正作用，开始批评医学把人类生活医学化，开始暴露制药业、保险业、医疗器械和实验室诊断行业在医学活动中的利益冲突，批评他们用利益绑架了人类的健康、医疗活动和卫生政策。《新英格兰》医学杂志前总编玛茜娅·安吉尔 2004 年《关于制药公司的实情》和吉尔伯特·韦尔奇 2012 年的《过度诊断》是对现代制药和医疗器械行业批评的代表作。

其实，早在 20 世纪 70 年代，人们就已经开始评估医学对人类健康的真正作用。1976 年，英国社会医学家托马斯·基翁《医学的作用》一书出版。该书回顾了英国过去 130 多年里主要传染性疾病死亡率的变化趋势，并与相关的基础和临床领域的重大突破时间点进行比较，试图寻找传染病死亡率长期变化趋势的决定因素。以结核病为例（图 2-10），从 1838 年到 1970 年，英国结核病的死亡率一直呈现下降趋势。19 世纪初，结核病死亡率高达十万分之四千，到了 20 世纪 70 年代已经降低了 90% 以上。在这 130 多年间，有 3 个重要突破，一是 19 世纪末结核菌与结核病关系的发现，二是 20 世纪中链霉素发现，三是之后卡介苗的发明。然而，这三个重要突破似乎对结核病死亡率下降的趋势没有根本影响，而且其他主要传染病也都呈现类似的规律。

基翁认为，人类战胜传染病的主要手段不是别的，是卫生、营养和生活习惯。1975 年，奥地利籍哲学家伊凡·伊里奇在《医学的限度》更直接对现代医学"宣战"：医学已经成为人类健康最大的威胁。他说："健康是人类应对死亡、疼痛和疾病的能力。科技可以帮忙，但是发动一场消灭死亡、疼痛和疾病的神圣战争，现代医学已经走得太过了。这样就把病人变成了消费者和修理的机器，摧毁了人自身健康的能力。"1980 年，伦敦大学学院法律学教授伊恩·肯尼迪在《揭开医学的面纱》一书中直指医学和医学行业所具有的权利：医学太注重科技，医生的大部分决定都是伦理和道德方面的，然而他们却缺乏这方面必要的训练。

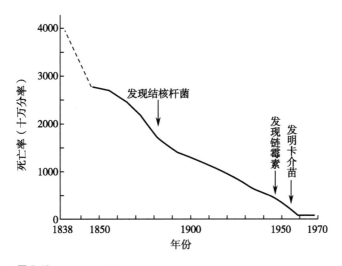

图 2-10

英国 130 年间结核病死亡率与医学有关重大突破的关系

三、重振公共卫生的旗鼓

2007 年,英国医学杂志进行了一项世界范围内的调查,以确定 1840 年英国医学杂志创刊以后哪些发现和发明对人类健康作出了重大贡献,结果排名第 2 的是抗生素,第 4 是疫苗(图 2-11),都是针对传染病的。第三是麻醉,是外科发展的重要事件。第一个治疗性药物出现在第 11 位,是无任何神奇之处的治疗霍乱的口服补液法。名列第 1 的是卫生(sanitation),卫生是人类控制传染病最重要的武器。

1. 卫生(sanitation)	10. 计算机
2. 抗生素	11. 口服补液治疗（治疗霍乱）
3. 麻醉术	12. 免疫学
4. 疫苗	13. 吸烟的危害
5. DNA 结构	14. 氯丙嗪
6. 口服避孕药	15. 组织培养
7. 病因的细菌学说	
8. 循证医学	
9. 医学影像	

图 2-11

英国医学杂志 2007 年的公众调查结果：卫生是 1840 年以来最重要的医学突破

http://www.bmj.com/content/334/7585/111.2

1996 年,在一次世界外科大会上,第一个成功进行人类心脏移植的外科医生克里斯提恩·巴纳曾说,真正对人类健康有贡献的 3 种人是:抽水马桶发明者,压力泵发明者,以及首先使用塑胶布做房屋地基防潮材料的建筑业者。他说:水管匠、铁匠和水泥匠对人类健康所作的贡献比所有外科医生加起来还要多:消灭伤寒症的不是医生,而是水管匠……但是,巴纳没有说清楚的是:这些匠人所做的背后的理论就是卫生。

21 世纪伊始,对现行医学模式的失望和批评使得有必要再次严肃地审视人类的健康决定因素,重新调整医学的工作范围和实践模式。年龄、性别、遗传、生活方式、社区网络、农业、食品、教育、工作环境、医疗、卫生、住房、法律、政策、社会、文化、经济和自然环境等,都与人类的健康有关(图 2-12),医疗保健只是其中一部分。人类必须对医疗保健活动以外的健康决定因素引起充分重视并采取相应措施,这需要赋予公共卫生新的更大的使命。

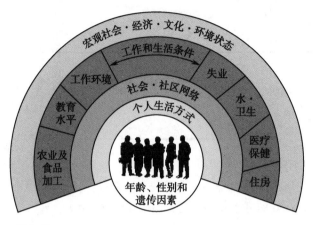

图 2-12

Dahlgren 与 Whitehead 于 1991 年提出的健康决定因素模型

20 世纪是美国引领世界的时代。然而,在保障公众健康的问题上,美国的模式似乎并不可取。1962 年美国医疗卫生服务开支占 GDP 的比例为 4.5%,1975 年为 8.4%,2001 年为 14%,目前约为 18%。美国用了世界最高的 GDP 比例,而美国人的平均期望寿命却一直徘徊在第 35~40 位,更在古巴、智利和绝大多数发达国家之后。这使得人们怀疑很多时候是否花了钱却做了无用功。

在我国,传统的卫生问题依然严重,如工业污染和传染病,慢性病负担持续上升。如何利用有限的资源保障民众的健康,是摆在公共卫生面前的一项严峻的课题。

在 21 世纪医学转折的重大关口,有必要重温英国社会政策学家理查德·蒂特马斯对输血研究的结论,他说:"输血应看做是一种礼品,而不能作为一种交易"。也许这个结论适用于所有医疗卫生服务:医疗卫生服务就像我们的血液一样,它太珍贵、太重要、又太容易腐败,不应该把它作为交易来做。这是一直支撑英国国家健康服务体系的社会理念,也是公共卫生的核心价值观。公共卫生正在迎来新的发展契机。

第八节　总结与展望

人类的文明发展史就是人类尊严得以不断提高的历史。

公共卫生是一门以提高公众健康为目的,从群体视角出发认识健康、疾病及医疗卫生服务相关问题,并采用群体手段应对有关问题的科学和艺术。21 世纪,健康被认为是每一个人的基本权利,维护它是公共卫生的使命。预防医学是如何防止疾病发生的学问。在卫生主导、临床弱小的年代,预防是公共卫生活动的主要目的,也是整个医学活动的中心。在今天诊断和治疗昌盛的时代,再提预防有着深远的意义。

公共卫生源自人类应对传染病所采取的清洁卫生行动,在人类战胜传染病的过程中起到了关键的作用。个人卫生措施融入了文化和习俗,公共卫生措施则成了社会有组织的行为,后来更成为政府保障民众健康的主要手段(图 2-13)。从社会的高度关注民众健康,用群体的方略提高民众健康,为 21 世纪的公共卫生注入了新的理论和实践内容。

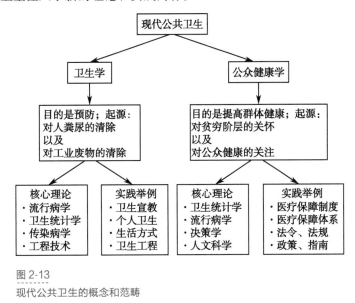

图 2-13
现代公共卫生的概念和范畴

公众健康是社会发展的基础,是国家的职责,这个职责通过政策得以实现,而政策受社会、政治、经济、法律、伦理等因素的影响。公共卫生的发展史体现着人类在社会责任、公正、公平方面的进步。传统的供水排污性的公共卫生措施已经成为人类生活和居住地区的基础建设,由国家组织和提供免费的基本医疗卫生服务是 20 世纪以来国家对公众健康责任的另一个集中体现。

公共卫生的发展历史也告诉我们,世界上本没有公共卫生,公共卫生因人类生存的需要而诞生,是人类用卫生手段对抗疾病的实践经验的总结。公共卫生随着时代的变迁和新的问题的产生,一直在改变着自己的面貌。世界上没有完美、普适、一成不变的公共卫生实践模式,适合一个地区一个时期实际需要的公共卫生才是最好的公共卫生。根据当时当地的实际需要,设计和创造最适合自己独一无二的公共卫生实践模式,才是公共卫生实践的精髓。

20 世纪,当现代科技把临床医学推向巅峰的同时,医学也遭受了广泛的批评和指责。医学有着几千年的历史,现代医学只不过 100 年,正处在一个巨大的历史转折时期。与社会变革一样,迷失和困惑的时代同时也是伟大思想涌现的时代。站到整个人类社会和历史的高度,重新审视人类整体健康的决定因素,重建医疗和卫生服务的秩序,已迫在眉睫。在人类社会如此进步和富足的今天,公共卫生的利他主义精神,公共卫生的宏观的思想和方略,公共卫生的政府主导特征,使它会再次为了人类的健康承担起新的更大的使命。

公共卫生的今天是昨天的延续,与过去有着千丝万缕的联系;公共卫生的今天又是明天的出发点,必然会以各种方式影响着未来的发展。在公共卫生的历史转折点,站着律师、社会学家、经济学家、哲学家、教育学家、统计学家和医生,他们赋予了公共卫生广阔的视野和巨大的活力,并用自己的意志和努力改变了公共卫生的发展轨迹。同时,这些历史也启示我们,如果说历史发展脉络的背后的确有其缘由,或然性也总是这个缘由的一部分。

（唐金陵）

思考题	1. 19世纪以前人类的主要疾病是什么？ 控制这些疾病的主要思想和方略又是什么？ 卫生和预防在漫长的医学长河中起到了什么作用？ 为什么说流行病学是预防医学的基础？ 卫生和预防的关系是什么？
	2. 公共卫生的两个核心概念是什么？ 它们的关系如何？ 为什么说公众健康和卫生不是同一个概念？ 为什么说公众健康打开了大卫生的大门？ 卫生、流行病学和预防医学与公共卫生的关系是什么？
	3. 临床医学和公共卫生的核心区别在哪里？ 它们的共同点又在哪里？ 现代临床医学的优势、特征和困惑在哪里？ 公共卫生如何能够在大医学中（包括临床医学）发挥更大的作用？ 医学以外的学科和力量对公共卫生发展和推进的实例有哪些？

第三章

医学模式与医学目的

医学模式(medical model)是在医学理论发展和医疗实践活动的基础上形成的医学观,是人类在与疾病抗争和认识自身生命规律的过程中得出的对医学本质的概括和对医学总体的认识,体现了人类分析、观察和处理有关疾病和健康问题的观点与方法。医学目的(goals of medicine)是指在特定的历史条件下,人类对医学的发展和医学应实现的目标及其手段的认识和概括。医学模式、医学目的和健康观三者之间密切相关,围绕的核心是疾病防治和健康改善,即什么是疾病,病因是什么,如何预防和治疗疾病,如何组织医疗服务。

第一节 健康概念及其影响因素

健康是人类生存发展的要素,是经济社会发展的基础条件,是全世界民众的共同追求。《阿拉木图宣言》强调,"健康是基本人权,达到尽可能的健康水平,是世界范围内一项最重要的社会性目标"。那么到底何为健康? 以往医学一直以来的关注点是疾病,人们普遍认为"有病就是不健康,无病就是健康"。随着科学的发展,这种消极健康观已经被取代,人类对健康的认识已经发生了深刻的转变。

一、健康的概念

世界卫生组织(World Health Organization,WHO)在1948年成立的宣言中就明确提出了现代"健康"的概念:"健康(health)是指个体身体上、心理上和社会适应上的完好状态,而不仅仅是没有疾病或虚弱。"具体来说,"身体上的完好"是指人体的器官和功能正常,各项生理生化指标处于正常水平;"心理上的完好"是指心理上处于平衡的状态,个体自我控制能力良好,能够正确对待外界影响;"社会适应上的完好"是指个体社会适应性良好,具有良好的家庭和工作适应能力并发挥积极的社会功能。

WHO关于健康的定义是现代关于健康的较为完整的科学概念,是迄今应用最广、认可度最高的健康概念,体现了积极健康观。从这个概念可以看出,现代健康的含义是多元的、广泛的,包括生理、心理和社会适应3方面,同时这3方面密切相关:身体健康是心理健康的物质基础,身体状况的改变可能带来相应的心理问题,生理上的缺陷、疾病往往会使人产生烦恼、焦躁、忧虑、抑郁等不良情绪,导致各种不正常的心理状态;心理健康是身体健康的精神支柱,良好的情绪状态可以使生理功能处于最佳状态,反之则会降低或破坏某种功能而引起疾病;社会适应性归根结底取决于生理与心理的素质和完好状况。因此,身体、心理和社会适应这三者互相联系、紧密依存,构成了健康的三个维度。

与此同时,WHO 关于健康的定义,使得医学更加关注健康而不仅仅是疾病,大大扩展了医学活动的范围,同时也强调了疾病预防的重要性。

二、健康的影响因素

影响健康的主要因素包括四大类,即行为生活方式因素、环境因素、生物学因素和卫生服务体系因素。

1. 行为生活方式因素　个体的不良行为生活方式能够直接或间接对健康造成不利影响。大量流行病学研究表明,人类的行为生活方式与大多数慢性非传染性疾病关系极为密切,改善行为可有效控制这些疾病的发生发展。例如,吸烟、不合理膳食、缺乏体力活动这 3 种危险因素能够导致 4 种主要慢性非传染性疾病(冠心病、恶性肿瘤、2 型糖尿病、肺部疾患)的发生,从而引起 50% 的全球死亡;有效干预这 3 种危险因素可以预防 80% 的心血管疾病、2 型糖尿病和 40% 的肿瘤。常见的不良行为生活方式有吸烟、不合理膳食、缺乏体力活动、酗酒、药物滥用、网络成瘾等。

2. 环境因素　环境因素包括自然环境与社会环境两方面。

(1)自然环境:包括阳光、空气、水、土壤、气候、地理等,是人类赖以生存的物质基础。污染的环境必然对人体健康造成危害,以雾霾为例,严重雾霾污染能够导致人群呼吸系统症状(如咳嗽、咳痰、喘息等)发生率增加,损害儿童肺功能的正常发育;能够导致人群心肌缺血、心肌梗死、心律失常、动脉粥样硬化等心血管系统事件增加,引起心血管疾病死亡率、住院率和急诊率的增高;能够引起机体免疫功能的降低,影响儿童免疫系统的发育;还能损害生殖系统,降低生育能力,引起胎儿畸形等。饮用水或土壤中某些化学元素过量或不足可能引起人体生理功能紊乱,从而导致疾病的发生,如缺碘引起的碘缺乏病、高氟引起的氟骨症等。

(2)社会环境:包括政治制度、经济条件、法律、文化、教育、人口、民族、职业、风俗习惯、社会发展等。正是由于社会环境因素对健康的影响,WHO 提出了"健康的社会决定因素"(social determinants of health)这一概念,即在那些直接导致疾病的因素之外,由人们居住和工作环境中社会分层的基本结构和社会条件不同所产生的影响健康的因素,包括贫穷、社会排斥、居住条件、工作环境及全球化等。许多国家的经验表明,健康的社会决定因素是导致疾病"病因的病因",是许多健康问题的根源。

3. 生物学因素　生物学因素包括病原微生物、遗传、生长发育、衰老、个体生物学特征等。病原微生物不仅是传染病的主要致病因素,也与部分慢性非传染性疾病的发生有关,如血吸虫与膀胱癌、EB 病毒与淋巴瘤、乙肝病毒与肝癌、HPV 与宫颈癌、幽门螺杆菌与胃癌等。除了遗传病之外,许多慢性非传染性疾病的发生亦受到遗传因素的影响,常常是环境因素与遗传因素共同作用的结果。

4. 卫生服务体系　卫生服务是卫生机构和卫生专业人员运用卫生资源和各种手段,有计划、有目的地向个人、群体和社会提供必要服务的活动过程,是防治疾病、维护和促进健康的重要保障。其内容包括对人群进行健康教育、开展预防接种、妇幼保健、定期体检、向公众提供基本的治疗药物等措施。有效、可及、可负担的卫生服务能够保护和促进公众健康;相反,如果卫生服务体系存在缺陷,就无法有效维护公众健康。

第二节　医学模式及其发展

从本质上来说,不同医学模式是不同认识论和方法论在医学领域的体现。医学模式既表达了人们对医学总体特征的认识水平,又是指导医学理论研究和技术实践的基本观点和指导理念。医学模式的核心是医学观,它运用发展的观点研究医学的属性、功能、结构和发展规律,是医学思想的概括,也是医学发展历史的总结。

一、医学模式的演变

作为人类获取健康和与疾病作斗争的经验总结,医学模式并非一成不变、僵化的教条,而是随着医学科学的发展与人类健康需求的不断变化而演变的。医学模式的演变,实质上是从观念、思维方式、健康需求等方面把握医学的时代特征,指导人们全方位地把握医学发展的方向,解决社会面临的各种医疗保健问题。医学模式的演变是客观存在的历史潮流,历史上主要经历了神灵主义医学模式(spiritualism medical model)、自然哲学医学模式(natural philosophical medical model)、机械论医学模式(mechanistic medical model)、生物医学模式(biomedical model)、现代医学模式(modern medical model)等几种医学模式。

1. 神灵主义医学模式　在人类社会早期,由于对自然界和自身认知的局限性,人们不能解释风雨、雷电、山洪、地震等自然现象,也无法解释人体发生的疾病,于是臆测存在一种超越自然的力量主宰疾病的发生与发展,认为人的生命与健康是上帝神灵所赐,疾病和灾祸是天谴神罚。在这样一个理论基础之上,尽管人们当时也是用一些自然界植物和矿物来治疗疾病,主要的手段还是通过求神问卜、符咒祈祷来免除疾病的困扰,巫术和医术交织在一起,产生了神灵主义医学模式(spiritualism medical model)。"炼丹术""跳大神"等都是这种模式的体现。

2. 自然哲学医学模式　随着社会的发展和对自然界认识的逐步深入,人类开始能够客观认识自我、环境以及两者之间的关系,这就促使人们对健康和疾病的看法发生了改变,开始用自然现象的客观存在和发展规律来认识疾病和健康问题,并把哲学思想与医学实践联系起来。在西方,古希腊医生希波克拉底(Hippocrates)提出了"四体液"(黏液、血液、黑胆汁和黄胆汁)学说来解释人体生理和病理的变化,认为疾病的发生与先天因素、环境与营养失调有关。我国古代医学产生了"阴阳五行"病理学说和外因"六淫"(风、寒、暑、湿、燥、火)、内因"七情"(喜、怒、忧、思、悲、恐、惊)等病因学说,将疾病和人类生活的自然环境和社会环境联系起来观察与思考,并据此产生了传统中国医学的理论体系。自然哲学医学模式(nature philosophical medical model)起到了驱逐神灵主义医学、开拓启蒙医学的作用,尤其是古代医学对人与环境之间整体观念的深刻阐述,有力地推动了医学的发展。西方的放血疗法就是这种模式的体现。

3. 机械论医学模式　15世纪以后,欧洲文艺复兴推动了自然科学技术的进步,带来了资本主义工业革命的高潮和实验科学的兴起,机械论有了长足发展,人们对生命现象的解释进入了实验科学和机械运动的领域,如"人体是一种精密的机器""生命活动是机械运动"。在机械唯物主义哲学观的影响下,解剖学、生理学和病理解剖学开始发展,奠定了近代医学的基础。尽管机械论医学模式(mechanistic medical model)对推动现代医学的发展起了不可磨灭的作用,但其忽视了生命过程极其复杂的方面,也忽视了人的生物学特性、心理特征和社会性。

4. 生物医学模式   随着自然科学与生物科学的发展,特别是细菌学病因理论的提出,人们对疾病的认识进入了新的阶段。生理学、生物学、解剖学、组织学、胚胎学、生物化学、免疫学、病理学、遗传学、分子生物学等基础医学和生命科学的诞生与发展,使得人们从生物学的观点来认识生命现象以及疾病的发生发展过程,各种疾病的病因、病理和发展机制被逐步解释。在这样的背景下产生了生物医学模式(biomedical model),这种模式认为每一种疾病都可以在器官、组织、细胞或分子水平上找到可测量的形态学改变,并且存在生物或理化的特定病因。作为一种反映病因、宿主和自然环境变化规律的医学观和方法论,生物医学模式认为,健康需要维持宿主、环境和病原体三者之间的动态平衡,否则就可能发生疾病。

生物医学模式奠定了实验医学的基础,促进了对人体生理活动和疾病的定量研究,推动了麻醉剂、抗生素的发明和消毒灭菌、预防接种等医学技术的发展,使得传染病和寄生虫病大幅度下降,帮助人类取得了第一次卫生革命的胜利。可以说,生物医学模式极大地促进了基础医学、临床医学的发展和公众健康的巨大改善,这是19世纪末和20世纪初医学取得的重大成就。

二、现代医学模式

随着社会经济发展和疾病谱的转变,以冠心病、脑卒中、恶性肿瘤、糖尿病等为代表的慢性非传染性疾病已取代传染病成为人类健康的主要威胁。这类疾病的病因复杂,其发生往往是社会环境因素、行为生活方式和遗传因素等综合作用的结果,已不是单纯的生物病因所能解释;即便是以生物因素为主导的一些传染病,如性传播疾病、结核病等,也明显受到社会环境因素和行为生活方式的影响;许多疾病的生物因素要通过社会与心理因素发挥作用。这些都表明生物医学模式存在着明显的局限性。此外,在WHO的倡导下,人们对"健康"的概念有了更加积极和全面的认识,对心理平衡、身心健康、生活质量和社会适应更加重视。在这样的背景下,现代医学模式(modern medical model)逐渐形成。

1. 现代医学模式的内容   现代医学模式以环境健康医学模式(environment health medical model)和综合健康医学模式(comprehensive health medical model)为代表,并在实践中逐步加以完善而形成生物-心理-社会医学模式。

(1)环境健康医学模式:1974年,布鲁姆提出了环境健康医学模式(图3-1),由遗传、环境、行为生活方式及卫生服务4个因素组成。这种模式认为环境因素,特别是社会环境,是影响健康的最重要的因素。图3-1显示了各种因素对健康的影响,作用的强弱用箭头粗细表示。

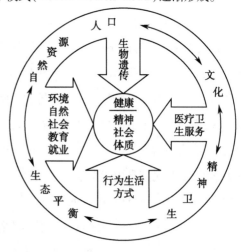

图3-1
环境健康医学模式

（2）综合健康医学模式：20世纪70年代末，为了更加广泛地说明疾病发生的原因，拉隆达和德威尔对环境健康医学模式进行了修改和补充，提出了卫生服务和政策分析相结合的综合健康医学模式，为制定卫生政策提供了理论基础。综合健康医学模式认为，影响人类健康的有4大类因素：行为生活方式因素、环境因素、生物遗传因素和卫生服务因素。每大类因素可以分为3个因素，共计12个因素，见图3-2。各类因素对不同疾病的影响是不同的，如心血管疾病以行为生活方式、生物遗传因素为主，意外死亡以环境因素为主，传染病以卫生服务因素为主。根据综合健康医学模式对全球的主要死因进行归类，2008年世界卫生组织调查显示，50%的死亡是由于行为生活方式因素、30%为环境因素、10%为生物遗传因素、10%为医疗卫生服务因素引起。可见，与社会因素和心理因素紧密相关的行为生活方式已成为引起死亡的主要原因。

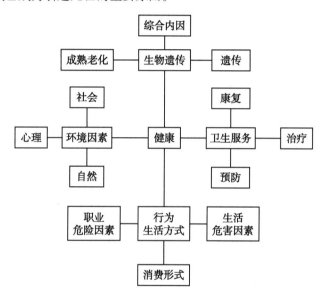

图3-2
综合健康医学模式

（3）生物-心理-社会医学模式：1977年美国学者恩格尔提出，生物医学模式应逐步演变成生物-心理-社会医学模式（bio-psycho-social medical model）。生物-心理-社会医学模式是根据系统论的原则建立起来的，在这个系统框架中，可以把健康或疾病理解为从原子、分子、细胞、组织系统到个体，以及由个体、家庭、社区、社会构成概念化相联系的自然系统。在这个系统中，不再是二元论和还原论的简单线性因果模型，而是互为因果、协同制约的立体化网络模型。健康反映为系统内、系统间高水平的协调。恢复健康不是回到病前状态，而是代表一种与病前不同系统的新的协调。这种模式认为，为了达到合理的治疗和卫生保健目的，人们对健康和疾病的了解，不仅包括疾病的生理（生物医学因素），还包括患者（心理因素）、患者所处的环境（自然和社会环境因素）以及帮助治疗疾病的医疗保健体系（卫生服务因素）。

2. 现代医学模式的内涵　　首先，现代医学模式肯定了生物医学模式的价值。它在强调心理和社会因素的时候，是以肯定生物因素的重要性为前提的。近100年来，正是在生物医学模式的引领下，人类取得了第一次卫生革命的胜利，急、慢性传染病和寄生虫病流行大幅度下降，平均期望寿命显著延长。同时，生物、心理和社会因素之间也存在密切关系。心理活动的生理基础是大脑，躯体活动与心理活动存在相互作用:疾病既损伤生理过程,也可能造成不良心理状态;不良情绪也会引起躯体的负性反应,乃至导致疾病。社会因素不仅指社会环境,还包括个体的社会实践、生活行为、社会角色、文化素养、社会职业和个体间独特的关系,以及个体在社会化过程中内化为个体本质的东西,社会因素对健康的影响,最终是通过个体生理及心理改变实现的。

其次,现代医学模式确立了心理和社会因素在健康与疾病研究中的重要地位。它不是以心理和社会因素取代生物因素,也不否定生物因素的重要作用,而是对单纯研究生物因素的修正和补充。从这个意义上来说,现代医学模式是对生物医学模式的发展与补充。

再次,现代医学模式全面探索影响人类健康与疾病的因素。它是在重视生物因素的前提下,把人的健康与疾病问题置于社会系统和社会关系中去理解,而不是在生物医学模式里仅仅将人作为健康与疾病的载体,忽略心理和社会因素的影响。人的健康与疾病离不开心理和社会因素的影响,而疾病治疗和健康恢复也离不开心理和社会因素的支持。是否把健康问题看作一个社会性的问题,是新旧模式最大的区别。

3. 现代医学模式的影响　现代医学模式兼顾人的自然属性和社会属性,既关注疾病发生发展的生物学变化,也关注相应的心理状态和社会适应性的变化,有助于满足人类防治疾病、保护和促进健康、提高生活质量的目的,对医学实践也产生了深远的影响。

在临床实践方面,现代医学模式要求临床医生摆脱孤立的生物学思维,改变过去"只见疾病,不见病人""只治疾病而不治病人""头痛医头、脚痛医脚"的倾向,在详细了解患者疾病的同时,还应从患者的社会背景和心理状态出发,对患者所患疾病进行全面的分析和诊断,从而制订出有效、综合的治疗方案。通过对病人的心理社会因素作用的观察和分析,及时提供心理保健服务,提高治疗效果。

在公共卫生方面,现代医学模式要求用社会"大卫生"的观念指导疾病预防和健康促进,强化全社会多部门参与。将生物病因为主导的思维模式转变为生物-心理-社会的综合预防策略和措施,在注重生物、物理、化学等因素的同时,更加关注行为生活方式的改变和社会决定因素的改善。

在医学教育方面,现代医学模式要求现代医学人才除了具备医学和自然科学知识以外,还要具备社会科学、人文科学、行为科学的知识,这也为医学教育改革和弥合裂痕提供了依据。此外,还需要积极开展医学社会实践,让医学生接触人群,认识社会,学会社会诊断和提出社会治疗处方,从而培养出一大批"五星级医生",即卫生服务的提供者、诊疗方案的决策者、健康教育的指导者、社区健康的倡导者和卫生事务的协调者。

第三节　医学目的及其再认识

对医学目的的正确认识将有助于:准确地理解医学模式的理论框架和实践活动,正确地引导医学步入健康发展的轨道,合理地界定医学实践活动的领域和范围,公平有效地配置和利用卫生资源,促进医学科学和卫生事业的可持续发展。人们对医学目的的认识,取决于特定历史阶段科学技术的发展水平、医学的发展状况和人们的认识水平。这也是一个循环往复、不断发展的过程,必然会伴随着社会历史的发展和人们认识的深化而不断发展和演变。

一、传统医学目的及内涵

作为一门研究人类生命过程以及同疾病作斗争的科学,医学自产生以来,一直以"治愈疾病、减少死亡、恢复健康、延长寿命"为目的。长期以来,医学发展为实现医学的这种目的提供了可能,也满足了人们的这一愿望与追求。传统医学目的实际上具有以下内涵:①将治愈疾病和防止死亡列为医学的首要目标。②将临床治疗终点定在消除疾病或治愈。③寻求治愈比寻求更好的治疗方式更重要,应为了治愈疾病而不懈努力。④重视先进的诊疗手段,无限制地追求技术进步。⑤任何情况下都应尽一切努力抢救和延长生命。

二、传统医学目的面临的挑战

1. 医疗费用快速上涨带来了"医疗危机"　世界各国或地区都不同程度地面临着"医疗危机",即医疗保健费用增长过快,超过了国民经济发展的速度,给国家带来了沉重负担。这种"医疗危机"严重背离了医学目的,其产生的原因是多方面的:①人口老龄化:在老龄化社会,需要对老年人提供相应的医疗和保健服务,必然引起费用的高涨。②疾病谱的改变:以心脑血管疾病、恶性肿瘤、糖尿病为代表的慢性非传染性疾病成为人群健康的主要威胁,这类疾病具有病程长、流行广、费用贵、致残致死率高的特点。③高技术诊疗手段的滥用:过于追求高精尖技术,导致医疗费用沿着越来越昂贵的方向发展。

2. 患者的生命质量被严重忽视　现代医学往往过度重视治疗和技术,却愈来愈忽视对患者的照料和生命质量的关注。医学为了治愈疾病、发展医疗手段而不懈努力,却忽视了患者的生存质量。对于患者而言,生存质量往往才是更受关注的结局。在癌症治疗方面,就常常出现忽视患者的痛苦继续各种放疗或化疗的情形。传统医学的目的之一是抢救和延长生命,然而当能用机器去维持那些以前不能维持的生命时,在这种情况下,医学的这个目的对患者又有何意义?

3. 有限的医疗卫生资源未能合理使用　具体表现在以下3方面:①大量经费投入到了治疗而不是预防,不仅无法有效改善公众健康,还因为资源配置不当导致大量的医疗卫生资源浪费。②许多医疗费用被用于抢救临终前患者、危重病人、"植物人"和晚期癌症患者,与卫生资源公正原则形成严重冲突。③将大量资源花费在某些疑难病、慢性病的研究和诊治上,不惜高昂代价去治疗不治之症。

4. 医学发展的结果与公众的某些愿望相悖　在传统医学目的的引领下,现代医学继续把完全消灭疾病和阻止死亡视为其首要目标,这是不切实际的。实践证明,人类不能消灭所有的疾病,而且新的疾病不断产生。尽管医学科学和技术发展日新月异,仍有许多疾病无法获得诊断与治愈。例如,多数慢性病和老年退行性疾病是无法治愈的。在这种情况下,人类应该如何正确对待生老病死的生命现象问题?

三、医学目的再认识

正是在这些背景之下,美国科学院院士、哲学家卡拉汉提出,需要重新审视医学的目的。1996

年,卡拉汉领导的纽约哈斯廷斯中心组织召开了 14 个国家参加的医学目的讨论会。会议提出,必须改变目前世界范围内卫生服务的优先选择,将重视治愈和高科技转移到预防保健上来,尤其是将公共卫生和预防疾病作为优先选择的重点领域。会议通过了《医学的目的:确定新的优先选择》宣言,将医学目的分为 4 方面:①预防疾病和损伤,促进和保护健康。②解除由疾病引起的痛苦和疼痛。③治疗和照料疾病,包括照料那些无法治愈者。④避免早死,追求安详死亡。

　　这种新的医学目的可概括为:治疗疾病,延长寿命,降低死亡率;预防疾病,减少发病率;提高生活质量,优化生存环境,增进身心健康。其特征包括:①注重疾病预防和健康促进,将促进和提高全体居民的健康状况作为主要目标,而不仅仅是医治患病人群。②新的健康目标包括生理、心理、社会适应性等全方位的良好状态,而不仅仅是没有疾病。③对疾病的认识更加客观,认为医学本身和医学的目的并非要消灭疾病,而是应减少疾病、预防疾病。④视死亡为人类生活的组成部分,提供安乐和舒适的死亡也是医学的目的之一。⑤更加重视生命质量的提高,注重维护有意义的生命质量,有选择地阻止死亡,而不仅仅单纯追求寿命的延长。

（李立明）

思考题	1. 从积极健康观的角度解释健康的概念与含义。
	2. 举例说明健康的影响因素有哪些?
	3. 什么是医学模式? 医学发展历史上主要医学模式有哪些?
	4. 新的医学目的是什么? 具有哪些特征?

第四章

健康一生

生命全程理论(life course approach)认为,从生命孕育到临终的整个生命全程,可划分为妊娠和婴幼儿期、儿童青少年期、成年期以及老年期若干阶段,针对这些年龄阶段的人群实施针对性保健措施,可达到促进健康一生的目的。根据生命全程理论观点,人体的生理机能,像肌肉力量、心血管功能、呼吸能力等,从生命初期开始增加,在成年早期达到高峰后又自然下降,下降速度与范围很大程度上取决于生命各阶段的外部环境因素。例如,呼气换气能力在25岁左右最强,其后是否下降以及下降程度与日常运动、居住环境、吸烟等密切相关,如果吸烟则会加速呼吸功能下降和衰退。衰老(senility)是复杂的自然现象,表现为个体结构和机能衰退,适应性和抵抗力减退,是渐进变化的过程,一直持续到生命结束,各年龄阶段生物、心理和社会因素对衰老速度和程度均有影响。

根据生命全程理论,从生物学和社会发展方面,按照生命全程路径来预防疾病、延缓衰老、促进健康,实施生命全程保健,完全可以使生命健康、独立和自由发展的时间尽可能长,实现健康一生;而生理、心理和社会功能障碍、能力丧失只发生在生命的最晚期。

第一节 婴幼儿保健

从生命全程理论看,中国俗话"三岁看大"已经找到科学依据。研究表明,生命早期机体组织生长、内部调节状态形成,对后期整个生命过程、健康走向有重要的影响。例如,越来越多的证据表明,宫内生长迟缓(intrauterine growth retardation)与成年后发生冠心病、脑卒中和糖尿病的危险性相关;低出生体重不仅影响婴儿存活率,也是其成年后健康状况的危险因素。"生命早期1000天,健康从这里开始"越来越成为人类共识。生命早期是健康一生的生命基础。因此,国际社会和各国政府十分重视妊娠及婴幼儿保健工作。例如,世界卫生组织、联合国儿童基金会等先后发起的"母亲安全(safe motherhood initiative)""爱婴医院(the baby-friendly hospital initiative)"倡导,我国政府实施的贫困地区婴幼儿免费营养包项目等,对于促进婴幼儿健康起到了良好效果。

一、婴幼儿健康特征

婴幼儿期是婴儿与幼儿的统称,一般指0~3周岁的小龄儿童。其中,出生后至28天为新生儿(newborn);出生后至未满1周岁为婴儿(infant);1周岁至未满3周岁为幼儿(younger child)。婴幼儿期各系统和组织器官不断生长、发育,功能日趋成熟。

（一）婴幼儿生长发育规律
婴幼儿生长发育包括:体格和心理行为发育,以体格生长发育为主,心理行为发育为辅。

1. 体格生长发育　婴幼儿体格生长发育是一个连续动态的变化过程,也是人生中第一个快速生长期。

(1)具有阶段性的连续过程:实际上,整个儿童期,生长发育都在不断进行,但每个时期的生长速度并不相同。例如,婴儿期身高、体重增长最快,1岁后生长速度趋缓(图4-1)。

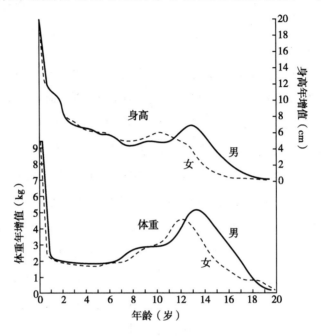

图4-1
儿童体重和身高发育速度曲线

(2)各器官生长发育不平衡:婴儿出生时头部占到了体长的1/4,出生后中枢神经系统保持了胎儿期的生长发育优势,2岁以前头围和脑部沟回发育较快,2岁末头围约达到成年人的90%。婴幼儿期,淋巴系统发育也十分迅速,但青春期时才会达到发育顶峰;心、肝、肾等主要内脏器官的生长发育速度与体格发育基本同步。生殖系统在青春期前几乎没有改变。

(3)头尾规律:婴幼儿生长发育遵循由上到下、由近及远的规律。出生前,头部具有生长优势,婴幼儿期头部生长发育仍然领先于躯干和四肢。四肢肌肉神经的发育是从上臂过渡到前臂再发展到手部,由近及远。

(4)个体差异:婴幼儿生长发育虽然有以上一般特征,但受遗传与环境因素影响,存在一定的个体差异。例如,高个夫妻的子女与矮个夫妻的子女身高可能差异很大,但都属于正常发育范围。

2. 行为心理发育　心理是人脑对客观现实的反映。行为是人的一切外在活动,是动作和行动的总和。婴幼儿期的行为心理发育,主要体现在运动和感知觉发育,伴随有语言发育和一定程度的思维能力。

(1)运动发育:新生儿具有多种原始反射,包括觅食反射、吸吮反射、吞咽反射、持握反射、拥抱反射等,多为新生儿生存必须具备的一些反射。例如,持握反射、拥抱反射与自我保护和安全行为有关。满月以后,随着肌肉由上到下、由远及近的发育,颈部肌肉力量较早得到加强,2个月时即可间歇性抬头。此后,在大动作发育上有着"二抬四翻六会坐,七滚八爬周会走"的规律。1岁后,逐渐能够单腿站立、奔跑、跳跃、双脚交替上下楼梯等。

（2）感知觉发育：婴幼儿感知觉发育具有明显的时间特征。例如，新生儿对人脸特别感兴趣，能够辨别熟悉的人；皮肤对触觉很敏感，抚摸可以使他（她）平静；喜欢色彩鲜艳的物体，可以用目光追随移动的物体；4~5 个月的婴幼儿对新添加的食物会表现出敏锐的反应，还会形成对食物的偏好。

（3）语言与认知发育：1 岁前，婴幼儿处于语言与认知发育的准备阶段，一般 9~12 个月时，能模仿成年人的语音；16~20 个月时，对词汇的掌握量突然大增，进入"词语爆炸期"；3 岁时，已能叙述简单的事情经过。认知方面，4~6 个月的婴儿已经可以理解因果联系，如摇动铃铛能听到声音；8~12 个月有了"客体永存"的概念，明白藏起来的东西并没有真正消失，会试图寻找被藏起来的玩具；大约 2 岁时开始出现最初的想象力。

（4）社会行为和情绪发育：4~6 个月后的婴儿可出现愤怒，7 个月会因与熟人分离而悲伤；1 岁时对新出现的物体表现出惊奇；2 岁以后，开始用语言发泄情绪，2~3 岁开始出现自我意识，将自己称呼自己的名字转变为用"我"来称呼自己，伴随自我意识还会出现羞愧、害羞、自豪等情绪反应等。

（二）婴幼儿生长发育测量评价

婴幼儿的体格、行为心理发育都可以通过一定的方式加以观察和测量。

1. 体格生长发育的测量评价　测量评价婴幼儿体格生长发育的主要指标为身高、体重。另外，骨骼、牙齿等系统和组织生长情况，也常被用于测量评价婴幼儿体格生长发育。

（1）骨骼系统：前囟门呈菱形，出生时斜径为 1.5~2.0cm，生后 6 个月以内可随着头围的增大而变大，6 个月后逐渐缩小，一般 12~18 个月闭合。后囟门呈三角形，较小，一般出生后 2~3 个月闭合。囟门过大或过小、过早或过晚闭合都可提示存在病理因素。新生儿出生时脊柱是直的，3 个月能抬头时出现第一个弯曲——颈曲，6 个月会坐时出现第二个弯曲——胸曲，1 岁会走后形成第三个弯曲——腰曲。

（2）牙齿的发育：牙齿与骨骼的胚胎来源有一定相似性，故牙齿的发育一定程度上与骨骼相关。出生时，乳牙已骨化，恒牙出生后即开始骨化。第 1 颗乳牙通常在 7~8 个月萌出，2 岁以内幼儿的乳牙数是月龄减去 4~6，2 岁半乳牙出齐，共 20 颗。见图 4-2。

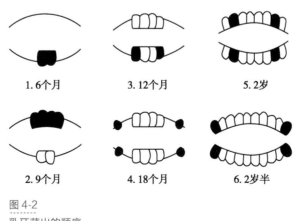

1. 6个月　　3. 12个月　　5. 2岁

2. 9个月　　4. 18个月　　6. 2岁半

图 4-2
乳牙萌出的顺序

2. 行为心理发育的测量评价　儿童神经心理发育水平表现在感知、运动、语言和心理过程等各种能力性格方面，对这些特点测量的过程称为心理测查或心理发育评估。

婴幼儿行为心理常用测查评估工具,主要是各种量表。例如,丹佛发育筛查测验(Denver development screening test,DDST),从4个能区对0~6岁儿童的行为心理发育进行评估;美国开发的新生儿行为评定量表(neonatal behavioral assessment scale,NBAS),从习惯化、定向力、运动、状态控制、状态调节、自主神经稳定性和反射7方面对新生儿神经和行为发育进行评估等。

二、婴幼儿健康社会因素

婴幼儿健康是反映社会经济发展进步的重要指标,反之,社会经济、家庭、环境因素、食品营养、卫生保健等又是影响婴幼儿健康的重要社会因素。

(1)营养因素:营养是婴幼儿体格发育最重要的因素,长期营养摄入不足,会导致体格发育落后甚至停滞、影响心理和智力正常发育。各种营养素摄入过量或不足,都可引起相关身心健康问题。有研究发现,20世纪50年代至60年代,日本儿童的身高曲线与牛奶、鸡蛋的消费曲线变化一致;中国儿童的身高变化与动物性食物的占比呈明显正相关。

(2)环境因素:任何环境的变化都有可能影响婴幼儿健康。例如,婴幼儿呼吸系统处于发育时期,对室内外空气污染比成年人更敏感,吸入受污染空气中颗粒物、二氧化硫等更易患病,甚至影响正常生理功能发育。前苏联对受大气污染的城市儿童进行了10年以上的追踪观察,发现环境污染对生理功能(如肺活量、肌张力)的发育影响十分明显。

(3)家庭因素:父母文化经济水平、家庭结构及照护者都是婴幼儿身心健康的重要影响因素。例如,监护人安全意识缺失,就极易导致婴幼儿被开水烫伤、爬到窗台等高处摔伤、误吞误食等。

三、婴幼儿保健

2000年联合国提出的"千年发展目标(millennium development goals,MDGs)"、2015年通过的《改变我们的世界——2030年可持续发展议程》(sustainable development goals,SDGs)等文件,属于国际社会与各国政府高度认可、事关人类发展的共识,均将婴幼儿健康列入其重要内容。例如,MDGs包括:全球至2015年,以1990年为标准,将5岁以下儿童死亡率降低2/3,饥饿人口减半等;SDGs包括:消除新生儿和5岁以下儿童可预防的死亡,争取将新生儿死亡率至少降至12‰,5岁以下儿童死亡率至少降至25‰,保障儿童能够获得安全、有效、优质和负担得起的基本药品和疫苗等。

婴幼儿保健是根据婴幼儿生理、心理和社会特征,整合基础医学、临床医学、预防医学等学科理论知识,动员社会力量,以保护和促进婴幼儿健康为目标;以婴幼儿生长发育、营养与喂养、疾病防治、健康管理与健康促进为主要内容;以三级预防为主要策略,其中,一级预防旨在通过改善环境、营养,加强疾病与健康监测,实施免疫接种规划,减少意外伤害,预防疾病,促进健康;二级预防旨在通过定期体检、婴幼儿健康系统管理来及早发现生长发育异常,降低疾病现患率和疾病负担程度;三级预防通过临床治疗康复、家庭护理等纠正生长发育异常、促进疾病康复。

我国新生儿保健,出生后的医疗卫生服务主要包括5方面:①出生缺陷筛查:通过病史问诊、体检、物理检查和实验室检查,判断新生儿是否存在出生缺陷及其类别、严重程度、处理原则等。②预防接种:新生儿出生后24小时内需接种卡介苗和乙肝疫苗,如有母婴乙肝传播风险,需接种乙肝高价免疫球蛋白。如因故无法及时接种疫苗(如新生儿严重疾病),需告知家长适时补种,促进全程免疫接种规划。③母乳喂养促进:早接触、早开奶,指导产妇如何正确喂养,如何观察、处理喂养过程中的异常情况,以及母乳不足时人工喂养的注意事项等。④新生儿访视:通过家庭随访,宣传新生儿发育的监测指标和正常参考值,方便家长监测;访视还可以发现漏检的出生缺陷,如胆道闭锁、先天性心脏病等;提醒家长适时接种其他疫苗。⑤信息服务:将有关出生、出生缺陷、疾病情况、访视资料通过信息系统录入、上传,分析发现健康问题,并作出政策调整。

第二节 儿童青少年保健

儿童青少年期一般指从入学到开始工作这段时间。是人生主要的学习期、生活习惯和健康生活方式形成时期,对其后各年龄阶段健康产生深远影响。通过保持儿童青少年良好营养、体能锻炼和教育状况,可促进各器官系统功能能力在生命早期达到最高水平,实现健康一生。WHO认为:在校学生正值成长发育阶段,是能够养成健康的生活习惯和行为方式的;对他们开展健康促进,具有低投入高效益的特点;作为改变现状的力量,他们能够改善家庭和社会健康状况。

一、儿童青少年健康特征

3~6岁为学龄前期(pre-school stage),神经发育、动作、语言、思维发展较快,尤其是语言表达能力日趋复杂,好奇、多问、多话、爱模仿,性格的可塑性强。这一年龄阶段对人生健康与发展非常重要,正所谓"3岁看大,6岁看老"。6~12岁为学龄期(school age),生长发育速度减缓,学龄期末接近成年状态。学龄期较婴幼儿期,传染性疾病风险降低,但随着学习课业负担加重,视力、龋齿、心理等问题逐渐出现。学龄期后进入青春期(adolescence),是人生第2个快速体格发育阶段。青春期最显著的健康特征是生殖系统发育成熟以及性心理发育变化。

儿童青少年健康的含义:首先,躯体健康,即体格发育正常,没有严重的出生缺陷和疾病困扰,主要器官组织功能正常;其次,拥有健全、积极向上的心理特质,面对学习和生活中的困难、挫折时的心理调控能力强;第三,能够与家长、同学、老师融洽相处,有较好的学习、沟通能力,履行在家庭、学校的责任义务,建立正确的恋爱观等。

全球不同国家、地区儿童青少年健康状况差异明显。发展中国家主要面临营养不足、传染性疾病威胁、意外伤害等;发达国家主要存在肥胖及其相关慢性非传染性疾病、药物滥用或校园暴力等。

二、儿童青少年健康社会因素

影响儿童青少年健康的社会因素包括个人、家庭和社会,有经济条件、家庭结构、父母的行为、同伴和学校环境方方面面。

（1）经济条件：社会经济条件对青春期青少年健康及健康相关行为的影响，一方面是直接的物质条件，如住房环境、饮食营养；另一方面是社会心理，如较低的社会地位可以导致慢性精神疾病等。

（2）家庭因素：父母是青少年的榜样，父母的教养、准则、价值观等都会对青少年形成很大的影响；单亲家庭贫困的风险较高，而贫穷对健康行为和健康的影响较大。

（3）学校与同伴因素：青少年喜欢探索自己的性格，建立自我，寻找独立性和友谊。能否被同伴喜欢和接受，对于每一个青少年来说都是十分重要的。同伴之间既可以相互学习社会技能、应对青春期压力，也会互相学习危险行为，如饮酒、吸烟等。学校是其行为习惯养成的重要场所，同伴是直接影响因素。

（4）锻炼与行为因素：锻炼和运动不仅是重要的健康行为，还可以直接促进青少年身心健康。例如，坐立行走姿势不良，可能导致脊柱发育畸形、异常步态；喜爱冒险，行事冲动会增加意外伤害的风险等。

三、儿童青少年保健

儿童青少年保健内容广泛，有体格机能发育，也有行为心理等方面。而且，不同群体、不同年龄时期，其面临的健康问题和需要的保健内容、保健方法都不相同。这里仅就关爱留守儿童、青春期心理保健和青少年意外伤害预防进行介绍。

（一）关爱留守儿童

留守儿童是我国城乡二元社会发展的产物。父母外出务工，儿童不得不隔代照看抚养，或由其他亲属代养。据调查，留守儿童主要健康问题为：营养不良，行为障碍，自卑、抑郁、焦虑心理等。针对农村留守儿童健康问题，国家社会高度重视，2016年，国务院颁发了《关于加强农村留守儿童关爱保护工作的意见》（国发〔2016〕13号），要求完善农村留守儿童关爱服务体系，建立翔实完备的农村留守儿童信息台账，一人一档案，实行动态管理、精准施策。具体包括开展学校健康教育、心理咨询；利用社会力量开展情感支持，让留守儿童体会到社会温情等。形成家庭、政府、学校尽职尽责，社会力量积极参与的农村留守儿童关爱保护机制，改善营养，减轻自卑感，降低心理问题，促进留守儿童健康。

（二）青春期心理保健

青春期的一个重要特点是体格发育已接近成年人，心理年龄仍停留在儿童期。因此，青少年自我意识高涨，容易形成与成年人社会间的冲突，与父母关系紧张；情绪不稳定，易冲动。对性充满好奇，但缺乏正确认识。

青春期心理保健，需要家庭、学校、社会综合干预。首先，开展青春期心理辅导、健康教育，让青少年尽早认识到青春期可能出现的生理、心理变化，帮助青少年学会调控自己的情绪，学会与他人沟通交流，化解问题和矛盾；其次，对家长开展青春期健康教育，帮助家长以正确的心态看待青春期的"叛逆性"，尊重孩子们的独立性和自尊心，采取平等的态度予以指导和引导。

（三）青少年意外伤害预防

青少年常见的意外伤害包括溺水、交通事故、跌落伤、烧烫伤等。预防意外伤害的策略包括以下几方面。

（1）政府行为：建立健全儿童权益保护、伤害赔偿等法律法规，降低意外伤害风险和意外伤害损失。

（2）社区行为：社区居民、企业、管理者共同参与青少年伤害预防与安全社区创建工作，加强社区设施的安全性等。

（3）家庭行为：首先，青少年家庭安装安全设施，增加安全性，如高层住户的防护网、儿童安全坐椅等；其次，加强家庭和监护人的监护行为，避免儿童单独游泳、不让儿童青少年进入危险场所，关注儿童心理情绪变化，及时疏导或就医，预防自残自杀行为。

第三节　劳动力人口保健

据 WHO 资料表明，全球就业人口约占总人口的 50%。成年期劳动力人口数量庞大，其文化技能、身心健康水平直接影响社会进步发展。根据生命全程理论，对于劳动力人口，通过倡导健康的生活方式，开展针对性职业危害保护措施，可延缓生理功能下降、推迟慢性疾病的发病时间。认识成年期劳动力人口疾病与健康特征，加强劳动力人口保健，对于增进健康、保护生产力、发展社会经济具有重要的现实意义。

一、劳动力人口健康特征

"中国劳动力的健康状况及差异分析"显示，整体健康自评状况，超过六成（62%）的劳动力认为自己健康，接近三成（29%）认为一般，只有 9% 的认为自己不健康。劳动力人口的健康状况与年龄、户籍、教育程度、从业状态、职业危害岗前培训等因素相关。最突出的健康区分因素特点为：

第一，不同年龄段劳动力人口健康状况的区分因素有差别。例如，30～44 岁年龄段劳动力人口的健康状况区分因素，与 15～29 岁年龄段有明显差别。因此，劳动力人口社会保健措施，必须提高针对性，制定合理的保健政策、安排合理保健内容，采用合理保健方式方法，才能提高公共健康资金的使用效率与效用。

第二，其他因素相同的情况下，务农者的健康状况相对较差，各年龄段分层分析，呈现出结果的一致性和稳定性。长期以来，我国 80% 的医疗卫生资源集中于城市地区，占多数人口的农村地区只拥有 20%。虽然新型农村合作医疗制度不断完善，农村医疗卫生投入持续增加，总体上农村医疗卫生专业人才匮乏，基础设施设备建设薄弱，农民医疗保障水平只有城镇职工的 1/5。

第三，其他因素相同的情况下，接触职业危害劳动力人口的健康状况明显较差，各年龄段分层分析呈现出一致性和稳定性。因此，产能产业结构落后，不仅消耗大量资源、污染环境，还直接损害劳动者身心健康。我国工业产业转型升级，加强职业健康综合监管，维护劳动力人口健康，是一项需要政府、企业、社会和劳动者共同关注的重大公共卫生问题。

二、劳动力人口健康社会因素

劳动力人口健康及其社会影响因素,微观方面与其年龄、种族、文化、婚姻、职业、家庭、行为习惯等相关,宏观方面与国家政治、经济、产业、劳动与社会保障体系等相关。不同劳动力人群的健康社会因素及其健康问题差异巨大,因此,本章仅选取农民工健康社会因素、女性生殖健康社会因素以及亚健康社会因素进行介绍,以期能够举一反三。

(一)农民工健康社会因素

农民工(migrant worker)是我国工业化、城镇化进程中,涌现出在本地乡镇企业或进入城镇务工的农业人口。据国家统计局数据,2015年全国农民工总量27 747万人,并每年以1%~2%的速度增加。农民工群体为繁荣城市、推动经济持续发展作出了重要贡献。良好的健康状况和体力劳动能力是农民工获得劳动报酬、生存发展的基本条件。由于农民工的文化水平普遍较低,医疗卫生意识淡薄,劳动强度大,工作环境差,导致了农民工的健康状况不容乐观。1997—2006年,中国家庭营养与健康调查统计数据(CHNS)显示,农民工总体健康水平呈下降趋势。据原国家卫生部数据,我国存在职业病危害隐患的1600多万家企业、2亿多接触职业病危害从业人员中,农民工占1.4亿多。工作时间持久且长期处于慢性疲劳状态,导致农民工易患心血管疾病和肝、胆、肾结石、高血压等疾病。有研究表明,60%的青年农民工心理健康方面存在问题,人际关系敏感、抑郁、焦虑、敌对、恐怖等。农民工职业病危害、心理健康障碍及性病生殖健康方面的问题令人担忧。其健康主要社会因素有职业工作环境、劳动与权益保障制度以及社会心理等。

(1)工作环境:农民工所从事的大多是苦、脏、累、险的工种,工作环境差、健康危害大。国家统计局2015年发布的农民工监测报告显示,建筑业和制造业占到农民工总人数一半以上。以建筑业为例,夏有高温、冬有严寒,局部劳动环境中还经常充斥着噪声、灰尘和各种可能有害物质的空气,对健康的损害影响直接明显。

(2)权益保障:劳动强度大、时间长,同工不同酬,法定劳动权益保障不足。有研究表明,每周工作61小时以上的农民工群体,其生理健康总分和心理健康总分均低。2009年以来,农民工每周工作超过法定44小时的比例,最高年份90.7%,最低年份84.4%,始终在高位徘徊。而且,农民工健康维权难度大。2009年,河南农民工张海超"开胸验肺"事件就是典型例证。

(3)社会心理:城乡二元社会,户籍制度、人事制度等政策壁垒,使得农民工在城市可以"立业",但难以"安家",城市对农民工经济的接纳和社会上的不接纳,形成一对矛盾。研究表明,农民工社会心理困惑,加重形成健康危害行为,影响生命与健康。2010年,富士康深圳龙华厂区发生的农民工"十三连跳"事件,就是典型例证。

(二)女性生殖健康社会因素

生殖健康(reproductive health)是指人类在生殖系统、生殖功能和生殖过程的各方面处于健康和良好的状态。妇女生殖健康不仅反映妇女本身的健康问题,还反映整个社会人群的健康水平,反映国家的政治、经济、文化水平。妇女生殖健康直接关系社会家庭稳定、儿童生存发展。现代医学强调通过增加妇女保健服务、增强妇女权利、提高妇女地位,保护妇女生殖健康、降低妇幼死亡率,维持正常人口出生水平。

目前,女性生殖系统常见疾病包括生殖道感染/性传播疾病、生殖器官肿瘤、子宫脱垂等。世界卫生组织的数据显示:劳动力人口年龄段已婚女性中,近90%患有不同程度的妇科疾病,其中,仅阴道炎患病率就达到70%,其他还包括宫颈炎、盆腔炎和性病等疾病的患病率也较高。在我国,随着社会发展和人们生活方式的改变,近20年来,生殖道感染/性传播疾病的发病均呈快速增长,流行形势严峻,女性生殖道感染已成为最常见的疾病之一。调查发现,我国已婚妇女生殖道感染的患病率为42%,几乎占半数;另外,被视为危害妇女健康"杀手"的宫颈癌的发病率在局部地区也出现上升趋势,发病年龄低龄化,如今30岁左右的患者已不鲜见。生理、心理、社会文化因素对各年龄阶段女性生殖健康持续产生影响。包括不清洁性生活、人工流产、卫生习惯等个人行为或生理因素,还包括社会经济、文化制度和环境因素等社会因素。

(1)经济因素:经济因素与生殖健康之间相互联系、相互影响。社会经济落后,女性收入水平偏低,都会制约女性生殖健康发展。

(2)制度因素:文化和制度方面的性别不平等,决定了女性地位和权利的不平等,致使经济状态、教育程度、卫生保健利用低下,从而影响女性生殖健康。

(3)环境因素:环境影响生育过程的每一个环节,已经确定的环境内分泌干扰因素有70多种,影响体内激素的合成、分泌、传递、结合、启动以及清除等环节,对生殖生育产生多方面的影响。

(三)亚健康问题

亚健康(sub-healthy)是处于健康与疾病之间的状态,是个体在适应生理、心理、社会过程中,由于身心系统的整体协调失衡、功能紊乱,导致生理、心理和社会功能下降、尚未达到疾病诊断标准的状态。因此,亚健康又有"次健康""第三状态""中间状态"等称谓。亚健康临床表现多种多样,主要表现为:①躯体方面:可表现为疲乏无力、肌肉及关节酸痛、头晕头痛、心悸胸闷、睡眠紊乱、食欲缺乏、脘腹不适、便溏便秘、性功能减退、怕冷怕热、易于感冒、眼部干涩等;②心理方面:可表现有情绪低落、心烦意乱、焦躁不安、急躁易怒、恐惧胆怯、记忆力下降、注意力不能集中、精力不足、反应迟钝等;③社会交往方面:可表现有不能较好地承担相应的社会角色,工作、学习困难,不能正常地处理好人际关系、家庭关系,难以进行正常的社会交往等。中国保健学会2002年对城市居民抽样调查显示,亚健康状态达到70%以上,估计我国处于亚健康状态人口约7亿。其中,中年劳动力人口亚健康问题高发。亚健康向疾病状态恶化是其自然过程,潜在危害性大。

导致亚健康的社会学因素很多,包括饮食不合理、缺乏运动、作息不规律、睡眠不足、精神紧张、心理压力大、长期不良情绪等。其中,主要因素来自社会心理、行为方式和环境等。

(1)社会因素:社会竞争趋于激烈、生活工作节奏加快、住房交通拥挤、情感交流减少、人际关系淡漠、情绪波动、身体疲惫、情感障碍。

(2)心理因素:亚健康与心理失衡密切相关,与性格亦有一定联系。亚健康伴抑郁症者占40%~47%、焦虑症32%、躯体化障碍15%。

(3)生活方式:生活缺乏规律以及不良生活方式是亚健康的重要原因。吸烟引起大脑皮质兴奋抑制失调;酗酒损害肝功能;膳食不平衡致营养过剩或不良而引起血脂、血糖、血黏度异常,容易导致亚健康。

(4)环境因素:水源中化学、生物、物理性污染物及滥用药物均可在体内蓄积中毒;空气中粉尘、烟雾、颗粒可直接损伤呼吸道等器官;噪声损害视、听神经,使儿茶酚胺分泌增加致心率加快、血压升高;电磁辐射致热效应(头痛、眩晕、耳鸣等)及非热效应(失眠、抑郁、记忆力减退等)引起血压异常、脑功能障碍等,致使出现亚健康状态。

三、劳动力人口保健

(一)劳动力人口保健目标

劳动力人口保健,以保护劳动者健康、实现"有尊严地工作"为宗旨,目标是让劳动者生理、心理和社会方面都能适应工作环境,保持身心愉悦,预防由于工作环境条件和有害因素对劳动者的健康损害。

(二)劳动力人口保健策略

提高职业卫生服务(occupational health service,OHS)是达到劳动力人口保健的重要策略措施,主要通过有效的预防和干预,控制工作场所可能对健康和安全造成危害的因素,为用人单位和劳动者提供服务。1996年世界卫生大会通过的"人人享有职业卫生"全球策略强调,职业卫生服务要覆盖所有国家、行业的所有劳动者。然而,世界各国OHS水平差别很大。发达国家OHS覆盖了70%~90%的劳动力人口,发展中国家可能只有5%~30%,占总劳动力人口70%~80%的高风险行业、农业、林业、中小型企业、个体经营者仍得不到OHS。

在进一步吸纳"初级卫生保健"和"提供全覆盖服务"理念基础上,2002年,WHO/EURO职业卫生合作中心提出"基本职业卫生服务(basic occupational health service,BOHS)"的概念,其核心含义是,将基本职业卫生作为公共卫生服务平等地提供给所有人员。即最低要求、最广覆盖,通过预防工作中的有害因素,改善工作条件和环境,保护劳动者的健康、提高其劳动能力。BOHS包含了OHS的核心内容,是OHS活动实施时所应达到的最低限度。

(三)农民工保健

我国"农民工潮"从无到有到规模庞大,经历了几十年的发展,对城市乃至整个社会各方面的影响逐步增强,他们的健康问题也越来越受到社会各界的广泛关注,农民工健康保健,从宏观方面亟需依法依规保护其合法权益、增加针对性公共卫生服务、进一步完善相关法律与政策体系。

(1)依法规范农民工劳动管理:落实以《劳动合同法》为核心的劳动法律法规,严格执行《工伤保险条例》,从制度体系层面保障农民工职业安全和职业健康等方面的正当权益落到实处,全覆盖不留死角。

(2)增强公共卫生服务:农民工已经成为一个庞大的、不容忽视的劳动力人口群体,农民工的健康不仅与其个人、家庭命运密切,还与城市、社会公共健康与公共安全紧密相连。因此,增加农民工针对性公共卫生技术服务势在必行。包括开展健康教育,倡导健康的生活方式,加强农民工疾病预防控制和心理干预,降低高危行为的发生率等。

(3)完善农民工的保障体系:在现有法律法规与政策体系下,继续完善符合农民工流动特点的医疗保险体系、养老与失业保障体系等,建立完善与时俱进的农民工健康相关保障体系。

（四）女性生殖保健

女性生殖系统因解剖、生理、性活动、分娩和卫生习惯等因素影响,导致具有患病率高、无症状比例高、不就诊比例高和得不到合理治疗比例高的特点。目前,女性生殖系统疾病已经成为全球范围内危害严重的重要非传染病之一。女性生殖系统保健,更应从政府、社会高度加以重视,积极开展健康教育与健康促进,扩大女性生殖健康技术服务范围,保障女性身心健康。

(1)高度重视女性生殖健康:把促进生殖健康作为提高人口素质的一个重要内容,由政府主导,全社会参与,提出女性生殖健康的工作目标及规划,有关部门有计划、有步骤地具体实施。把促进女性生殖健康融入社会各领域,变成一个社会化系统工程。

(2)加强女性生殖健康教育:在建立健全社区健康管理基础上,开展女性生殖健康知识宣传普及,使广大女性在生命周期的每个阶段,有各种机会和途径获得生殖健康知识服务,增进健康行为,预防和减少相关疾病。

(3)完善计划生育服务内涵:继续发挥我国传统计划生育工作优势,不断丰富完善其内涵,围绕女性生殖健康开展综合技术服务。例如,通过健康咨询体检、妇科疾病普查等方式,提供个性化服务,使妇女无病早防、有病早治,进一步保障女性身心健康。

（五）亚健康保健

劳动力人口属于亚健康高发人群,其主要原因是身心疲劳引起的免疫系统功能下降以及身体各系统间的失调。轻者影响工作效率、生活及学习质量,引发慢性疲劳综合征;重者易患大多数慢性疾病,造成早衰、过劳死。因此,从个体和社会两个层面提高劳动力人口社会适应、自我心理调节能力,降低压力、缓解疲劳,是亚健康保健的重要措施。

(1)生活方式保健:倡导健康生活方式,善待压力,学会放松。良好工作与生活行为习惯,包括膳食营养合理、坚持适度运动、注意睡眠休息、节制不良嗜好、保持正常体重等。

(2)心理健康保健:完善心理健康服务体系,培养个人兴趣,陶冶情操。兴趣爱好可以增加活力和情趣,使工作生活更加充实、丰富多彩。完善的社会心理健康服务体系,能够满足必要的心理咨询与心理治疗服务,适时调整心理状态,保持心理健康。

第四节　老年人保健

过去的 50 年,世界人口平均期望寿命增加了 20 岁,到 21 世纪中叶将再增加 10 岁。国际上通常把年龄 60 岁或 65 岁及以上者称为老年人(elderly),根据《中华人民共和国老年人权益保障法》第二条,我国将 60 周岁以上者称老年人。2050 年全球 60 岁以上老年人口占比将高达 22%。国际社会和国家政府尤为关注老年人口的健康问题。根据生命全程理论,老年人群保健需要把关注的焦点放在健康老龄化的过程,无论是处于生命的早期还是晚期,都有机会能够采用更健康的生活方式,创建更健康的支持性环境,实现健康老龄化。即使进入老年阶段,改变健康有害行为,也能促进健康,给家庭、社会带来好处。例如,60~75岁戒烟,过早死亡的风险可减少50%。

一、老年健康特征

(一)老年生理特征

老年作为生命历程中的一个特殊阶段,其生理学特征与其他年龄组不同。老年期的典型特征就是"老",即老化、衰老的意思,其生理特征的变化不仅体现在老年人的外观形态上,还反映在人体内部的细胞、组织和器官以及身体各功能系统的变化上。

1. 老年人的形态变化　形态上的变化包括细胞、组织和器官变化以及整体外观变化。例如,细胞变化是人体衰老的基础,主要表现为细胞数的逐步减少,其次表现为细胞内液减少,影响体温调节,降低老年人对环境温度改变的适应能力等;再如,整体外观变化包括头发发白、皮肤松弛、皱纹增多、身高缩短、体重减少、牙齿松动脱落、语言缓慢、耳聋眼花、手指哆嗦和运动障碍等,均是常见的老年人外貌特征。

2. 老年人的生理功能衰退　在生理功能方面,老年人表现出了明显的衰退趋势,以致身体贮备能力减小,适应能力减弱,抵抗力下降,自理能力降低。例如,大脑神经中枢变化。进入老年期后,人的大脑逐渐萎缩,脑重量减轻,脑细胞数相应减少20%~50%,导致大脑神经系统的功能下降。再如,心血管系统变化。心脏方面,随着老化进程,心肌萎缩,收缩能力下降,心跳变慢,每搏输出量也减少,导致心脏负荷增加,输送到各器官的血流量减少,从而影响各器官功能的发挥。

(二)老年心理特征

进入老年阶段,自身生理方面的变化,加之工作岗位状态等社会经济方面的变化,往往会引起老年人群特定的心理改变。

1. 智力　大部分研究认为老年人在某些方面(抽象思维、适应能力、学习能力、创造力等)的智力会随着年龄增长而逐渐衰退。

2. 记忆力　老年人在记忆力上的变化,包括瞬时记忆随年龄增长而减退,长时记忆力减退。

3. 学习能力　老年人需要更长的时间和更慢的速度学习同样的内容,而且视觉、听觉的下降,也会影响学习能力。

4. 思维　老年人的思维一般比较刻板、固执己见,爱钻牛角尖,思维不灵敏,适应新情况、解决新问题的应变能力也变差,思路转化比较困难。

5. 情绪与情感　老年人在情绪、情感上的变化主要表现在关切自身健康状况的情绪活动增强,对于自己的情绪表现和情感流露更倾向于控制,消极悲观的负面情绪逐渐占上风。

6. 性格　人到老年,性格可能会发生很大转变。

(三)老年疾病特征

老年人随着生理功能的减退,机体抵抗力下降,患病模式与普通人群不同,往往是多病共存,发病缓慢,临床表现、发病诱因不典型,易发生并发症或脏器功能衰竭等,特别易患高血压、糖尿病、脑卒中、肿瘤、阿尔茨海默病等慢性疾病,导致失能、失忆或死亡。

老年人群疾病往往病程长、医疗费用高、难以治愈且常伴有残疾,使得各国已负重的医疗和社会保障体系更加困难。研究表明,65 岁以上老年人口的人均卫生费用是 65 岁以下人口的 2.7~4.8 倍,澳大利亚 60 岁以上老年人的人均健康费用是 15 岁以下人口的 6 倍,匈牙利是 10 倍以上。英国 50% 的医疗费用于 60 岁以上老年人,美国 65 岁以上老年人的医疗费占总费用的 1/3。

（四）健康老年人的含义

WHO 提出的衡量老年人健康标准:①精力充沛,能从容不迫地应付日常生活和工作;②处事乐观,态度积极,乐于承担任务不挑剔;③善于休息,睡眠良好;④适应环境,应变能力强;⑤对一般感冒和传染病有一定抵抗力;⑥体重适当,体态匀称;⑦眼睛明亮,不发炎,反应敏捷;⑧牙齿清洁,无缺损,无疼痛,牙龈颜色正常,无出血;⑨头发有光泽,无头屑;⑩骨骼健康,肌肉、皮肤有弹性,走路轻松。

中华医学会老年医学分会结合中国文化和对健康老年的共识,修订的《中国健康老年人标准》(2013):①重要脏器的增龄性改变未导致功能异常;无重大疾病;相关高危因素控制在与其年龄相适应的达标范围内;具有一定的抗病能力。②认知功能基本正常;能适应环境;处事乐观积极;自我满意或自我评价好。③能恰当处理家庭和社会人际关系;积极参与家庭和社会活动。④日常生活活动正常,生活自理或基本自理。⑤营养状况良好,体重适中,保持良好生活方式。

二、老年健康社会因素

2008 年 WHO 的调查显示,全球死亡中,50% 归因于行为与生活方式、30% 归因于环境因素、10% 归因于生物遗传、10% 归因于医疗卫生服务。有证据显示,社会经济因素已是人群健康的重要影响因素,老年人群更不例外。国际通常选用社会经济状况(socioeconomic status,SES)衡量个体或群体所处的社会经济状态,包括收入、教育、职业、居住条件和社会资源等。

（一）教育

教育是重要的人口社会学指标,与老年人精神和物质生活密切关联,直接影响老年人口的健康及健康相关生命质量。描述老年人口文化教育程度的常用指标有老年人口文盲率、老年人口平均受教育年限等。总体上看,发达国家老年人口受教育程度高于发展中国家;无论发达国家还是发展中国家,男性老年人口与女性老年人口受教育程度的差距虽然缩小,但仍然长期存在。例如,2006 年我国 60 岁以上老年人文盲率 35.8%,而女性老年人文盲率高达 52.2%。

（二）婚姻

婚姻状况与老年人家庭生活、精神慰藉和长期照料等有着重要关系。描述老年人口婚姻状况的常用指标有老年人口有配偶率、丧偶率、离婚率和老年期再婚率等。老年人口婚姻状况的特征是丧偶率高,其中女性老年人更明显。例如,据联合国人口资料统计,2006 年全球 80% 的 60 岁以上男性老年人有配偶,而女性老人仅 48% 有配偶。

（三）经济

老年人经济保障与经济来源,与老年人独立、医疗服务和健康密切相关。衡量老年人经济状况的常用指标,包括老年人口年平均收入,老年人社会医疗保险覆盖率、养老(退休)金覆盖率等指标。发展中国家退休年龄往往低于发达国家,且养老(退休)金制度覆盖率低,城乡差别大。

(四)家庭

家庭功能与成员健康关系密切,家庭功能失调主要通过破坏提供物质及文化生活的微环境对人的健康产生不良影响,尤其是老年人在缺乏家庭支持的情况下将会出现更多健康问题。特别在发展中国家,城镇化使得年轻人大规模迁移到城市工作,传统家庭规模缩小,妇女进入正规劳动力,意味着老年人需要照料期间,能够照料他们的人越来越少,空巢家庭和空巢老年人增多。描述老年人家庭状况的常用指标包括老年人家庭规模(人/户)和老年人家庭结构。据联合国 2006 年统计,发展中国家的老年人与子女、孙子女共同生活的比例占 3/4,而发达国家仅有 1/4;发达国家 60 岁以上老年人口中,独自一人居住、生活的比例达到 1/4,而发展中国家这一比例为 7%。

(五)社交

老年群体通过广泛地参与社会民间组织、自愿性社团等,从中获得的信任、尊重与认同,能帮助他们增加自信,树立积极健康的生活态度,恢复对生活的希望和激情。有数据显示,老年人的交往圈子以 1~5 人为主,规模小于青年和成年人,家庭逐渐成为老年人人际交往的主要场所。

(六)生活负性事件

生活事件是指日常生活中引起人心理平衡失调的事件,包括工作、健康、家庭、经济和人际关系等方面。负性生活事件是指引发个体消极情绪的事件,其可作为应激原作用于个体并可能对身心健康造成不良影响,例如抑郁等。老年人的心理调节能力较差,心理变化复杂,易受多种因素的影响,负性生活事件对他们造成的影响较其他年龄阶段人群要大得多。同时,老年人需要面临的负性事件更加复杂多样,包括社会角色改变,例如离退休;家庭、婚姻生活变故,例如老年丧偶;生理功能下降及躯体疾病,例如失能等。

总之,老年人口往往表现出受教育程度相对偏低、婚姻中丧偶比例高、经济困难、社会资本弱,负性生活事件复杂多样,容易出现"因老致贫、因病致贫和因贫致病"的恶性循环。

三、老年保健

联合国前秘书长安南在 1998 年 10 月 1 日"国际老年人年"发起日献辞中说道:我们正在经历一场静悄悄的革命,人口老龄化大大超出人口学的范围,给经济、社会、文化、心理和精神都带来重大影响,可能会比 21 世纪任何一个挑战都能够实地重组人类共同的未来。因此,2002 年,联合国召开第二次老龄问题世界大会,制定了《2002 年老龄问题国际行动战略》,国际社会制定了一系列保持老年人口的健康策略,以解决当前人口老龄化面临的一系列社会问题。

(一)健康老龄化

健康老龄化(healthy aging)是指:在人口老龄化的过程中,使老年人健康长寿、独立生活的寿命延长,质量提高,并尽可能减少病残和需别人护理的期限。

1. 概念起源   1987 年 5 月,世界卫生大会把"健康老龄化的决定因素"作为老龄研究项目的重要研究课题,健康老龄化概念步入全球策略。1990 年 WHO 在哥本哈根世界老龄大会上把健康老龄化作为应对人口老龄化的一项发展战略。1993 年,第 15 届国际老年学学会布达佩斯大会把"科学要为健康的老龄化服务"作为会议的主题,进一步阐明健康老龄化的科学内涵。

在人口老龄化过程中,要使其相关的成本和收益达到平衡,老年健康是决定性因素。健康状况不良,将影响老年人社会参与(social participation)的能力,增加家庭和社会的负担。健康老龄化,是实现积极老龄化的基础。

2. 理论解读　正确理解健康老龄化,对于推动相应事业发展具有重要意义。健康老龄化要实现的目的:

第一,预期寿命提高。健康老龄化的目标是促进老年群体健康长寿,因而,首先要进一步提高老年人预期寿命。

第二,生活质量提高。健康老龄化涉及的重要概念是健康预期寿命,不仅寿命增加,而且健康生活的时间延长,促进生活质量提高。

第三,社会转变。人类年龄结构向老龄化转变,对于社会观念、结构、政策都有重要影响,应当促进适应健康老龄化的社会转变。

第四,发展眼光。人口老龄化是一个过程,老年健康问题的认识不应局限于老年阶段。对社会的各个年龄阶段都要采取促进健康的措施,因而,老年健康的策略与各年龄阶段的健康策略不可隔离。

第五,科学决策。健康老龄化是人类面对人口老龄化挑战,提出的一项战略目标和对策,是建立在科学认识基础之上。

第六,共同努力。健康老龄化是同各个年龄段的人口,同各行各业都有关系的一项全民性保健的社会系统工程,需要全社会长期不懈的努力才能逐步实现。

健康老龄化理论对于维护老年群体的基本健康和提高其生活质量,具有积极的社会意义。但是,也暗含着两个消极观点:一是将老年人视为社会的负担、而非社会的宝贵财富;二是从老年人需要的视角,而非老年人口的社会权利视角,来看待老年人口的健康。

（二）积极老龄化

积极老龄化(active aging)是指老年人要积极面对老年生活,不仅保持身心健康状态,而且作为家庭和社会的重要资源,要融入社会,参与社会发展。

1. 概念起源　进入世纪之交的 20 世纪 90 年代末,国际社会基于社会权利理论,提出了比健康老龄化更全面、更概括的积极老龄化的概念和理论。1997 年,在西方七国丹佛会议上,首次提出了积极老龄化的概念。1999 年,在人口老龄化最为严重的欧洲,欧盟召开了会议主题为"积极老龄化"的国际会议,学者们首先从理论上探讨了积极老龄化问题及其解决的现实可能性。2002 年 1 月,世界卫生组织健康发展中心正式出版了《积极老龄化:从论证到行动》一书。2002 年 4 月,联合国召开第二届世界老龄大会,大会接纳了世界卫生组织提交的积极老龄化的书面建议。从此,积极老龄化日渐成为应对 21 世纪人口老龄化问题的新的理论和发展战略。

2. 理论解读　积极老龄化是以承认老年人的人权和联合国关于独立、参与、尊严、照料和自我实现的原则为基础的。它把一个战略计划,从"以需要为基础"转变为"以权利为基础",承认人们在增龄过程中,在生活的各方面都享有机会平等的权利。积极老龄化意在促进人类老龄观的两大变革:

第一,人口老龄化是社会的重大成就,老年型社会象征着人类社会的成熟,在人口日趋老龄化的过程中,社会经济的发展也是日新月异,人口老龄化可以与社会经济协调发展,老龄化的社会同样能够实现可持续发展。

第二,老年人是社会的宝贵财富,是社会经济发展的资源,老年群体绝不应该成为社会的问题和包袱,他们的经验、智慧和创造是整个社会的一笔宝贵财富,挖掘老年人潜能,是建设未来美好社会的重要组成部分。积极老龄化将有利于消除老年歧视主义的不利影响,使老年人生活更加舒适、更有尊严、更有价值,这是人类老龄观的重大变革。

(三)老年行为心理保健

老年阶段,加强个体行为健康保健同样具有积极意义。老年期个体保健主要包括营养、运动和心理保健等方面。

1. 营养保健　机体需要各种营养素给身体提供能量,满足生活、呼吸、工作和完成身体功能所需。老人的营养保健、合理膳食应遵循:①食物营养符合平衡膳食要求。热能供给量以维持标准体重为原则,食物的选择应多样化,使不同食物所含的营养成分在体内能互相补充。如肉、鱼、乳、蛋是优质蛋白的重要来源,但含胆固醇和饱和脂肪酸多的动物性食品对老人的心血管系统不利。②注重合适烹调加工。食物的烹调加工要适合老人消化系统的特点,色香味好,能促进食欲,容易消化吸收,在加工过程中能最大限度地保留食物的营养价值。③提倡少量多餐并多饮水。老年人不方便咀嚼,将食物切细、烧得较烂,对较硬的食物要磨细或绞碎以后再进行烹调。

2. 运动保健　对老年人来说,适量体育运动是保持生命之树常青的第一需要。运动能促进血液循环,呼吸加快加深,使机体各组织器官得到充足的氧气、糖类和蛋白质等营养物质。芬兰赫尔辛基大学的研究人员曾在长达 20 年的时间内,调查了 7925 名男性和 7977 名女性,发现经常参加运动的人,早死的危险性要比不运动的低 56%,偶尔运动的早死的危险性要比久坐不运动的低 33%。

3. 心理保健　心理衰老是老年人衰老和死亡的主要原因。保持心理健康应当做到:①乐观主义精神:积极参加力所能及的社会活动,如走亲访友,旅游览胜,考察访问,进行社会调查等;②坚持有规律的生活:每天可安排一段时间学习或体育活动,如打太极拳、练气功、散步等;③创造良好的生活环境:和睦的家庭生活,友好的邻里关系,可以使老年人的某种心理得到满足,感到家庭和社会的温暖,对生活充满信心;④正确对待疾病:老年人由于体弱多病,易引起焦虑烦躁、忧心忡忡等心理反应,加速心理的衰老。

人的生命是有限的,每个人自出生之后,必然会经历生长发育、成熟老化、最终走向死亡的过程。怎样让临终病人安然离去,是老年保健工作的一个组成部分。临终关怀(hospice)是指对因病生命垂危或因衰老生命处于临终阶段的人,给予生理、心理方面的特殊医疗照顾及关心,并对其家庭成员给予慰藉和支持的一整套医疗保健措施。临终关怀的基本思想是要帮助临终病人了解死亡是生命过程的一部分,应坦然面对和接纳死亡;以同情心对待濒死病人;以必要的手段减轻临终病人的痛苦,包括生理和心理方面的痛苦;尊重临终病人的权利,维护他们的生命尊严;并为临终病人的家庭成员提供帮助和支持。

（毛宗福 向 浩 崔 丹）

| 思考题 | 1. 谈谈对生命全程理论的认识。 |
| | 2. 谈谈"健康老龄化"与"积极老龄化"策略的异同。 |

第五章

全球健康

古埃及逾 3000 年的法老患天花死亡,是史上记录的首名天花病人,专家在其木乃伊身上找到了明显的脓疱痕迹。早年中国及印度的文献亦有记载这种疾病。在随后的岁月里,天花在世界范围内大流行,并夺取了无数人尤其是儿童的生命。19 至 20 世纪期间,积极的预防行动减低了此病对大众的威胁。最终,世界卫生组织于 1980 年正式宣布全球消灭天花,成为首个于世上绝迹的人类传染病。

以中国为例,新中国成立初期,天花是我国死亡率最高的急性传染病之一。1950 年和 1951 年全国分别报告了 4.3 万和 6.1 万例天花病人。各级卫生防疫站根据人口登记册,组织开展种痘,接种率高达 90% 以上。同时加强对天花病人的管理和疫情报告工作,发现病人后即进行隔离、护理和治疗;对可疑物品进行终末消毒;加强监测,追查疑似病例;通过强化免疫在西南部边境地区建立了广阔的国境免疫带。通过上述措施,至 1954 年全国大、中城市未再有天花流行;1959 年在云南沧源县,扑灭了我国最后一起天花暴发流行;1962 年以后,我国未再发现天花病例。后经世界卫生组织检查证实,我国从那时起消灭了天花。

第一节　全球健康的概念与特征

天花,作为一种古老的传染病,或曾是某个国家内部的公共卫生问题,通过其在人间的大流行而跨越国界成为全球性的流行疾病,最后通过接种牛痘这种全球共同的解决方案,又使其成为第一个在地球上消灭的传染病。这个故事本身就已经包含了全球健康概念的要素,即通过全球共同的解决方案来处理全球共有的健康问题。

一、"全球健康"概念的由来与发展

健康理念的形成和发展是与当时的时代背景和健康问题密不可分的。全球健康的概念形成同样经历了一个长期的发展历程,从 19 世纪的热带医学到 20 世纪的国际卫生,最终形成了 21 世纪的全球健康概念。

（一）热带医学

热带医学的术语形成于 19 世纪的欧洲。当时欧洲探险家在热带地区发现了欧洲没有看到过的疾病,例如疟疾等传染病,这促使科学界对其进行解释和研究。利物浦船东阿尔弗雷德·刘易斯琼斯为此提供资金,在 1898 年建立了利物浦热带医学院,很多类似的机构随之建立。这些学者将"热带医学"定义为识别、预防、诊断和治疗在热带气候最突出疾病的医学。

其主要早期学科是昆虫学、寄生虫学、临床医学、流行病学和社区卫生等。热带医学成长为一门学科并延续至20世纪中叶。来自非洲、亚洲和拉丁美洲的许多医生和科学家访问欧洲接受培训,并回到本国建立了致力于热带医学的医学院和公共卫生学院,整合热带医学方面的课程,培养相关人才。

（二）国际卫生

19世纪后期,随着经济和技术的发展,越来越多的物资、人类和疾病随着贸易路线跨越了国家边界。1816—1899年,6次霍乱(水样腹泻导致病人脱水死亡的一种烈性传染病)全球大流行造成了成千上万人的死亡。作为全球应对策略之一,来自12个欧洲国家的医生和外交官在1851年的巴黎召开了第一次国际卫生大会(International Sanitary Convention),其目的是为了形成预防传染病跨境传播的国际条例,用一种新的公共卫生方法来保护国家贸易和国民健康。大约在20世纪中期,随着欧洲殖民时代的结束,国际卫生的理念开始形成,它倾向于在国家和国际政策背景下,在更广泛的卫生系统内开展卫生干预活动,并开展更大的国际监管合作,以防止传染病在国家之间的传播。1948年,联合国成立了世界卫生组织,国际卫生也成为促进健康,预防和控制疾病,并支持各国加强执行其保健方案的活动领域,目的是将国际策略纳入更好运作的国家卫生系统。

20世纪70年代末,随着国际组织推动免疫接种,计划生育和儿童生长监测等计划,国际卫生研究和教育在发展中国家日趋流行起来。发展中国家的专业人员希望学习和补充他们的临床医学、流行病学、卫生系统管理等方面的专业知识和健康促进的相关技能,发达国家的专业人员也希望通过政府、非政府组织、国际组织等多种渠道,推进健康促进的各种计划,由此也促成了国家间的各种健康合作活动。

（三）全球健康

在冷战结束后全球化快速推进的背景下,随着国际化的分工与资源流动,超越国别的健康问题越来越引起决策者的重视。这也促使人们从全球的视角看待健康的挑战与问题。1997年,一份来自美国医学科学院国际卫生委员会的报告中提出,健康问题往往超越国界,可能会受到其他国家环境或经验的影响,因此最好通过合作的行动和解决方案来共同解决。这被认为是对全球健康的早期定义,其提到了跨国健康问题和需要联合行动的共同解决方案。2009年,《柳叶刀》杂志发表一篇系统阐述全球健康定义的文章,把全球健康(Global Health)定义为是一种学习、研究和实践的领域,它以提高全球范围内的健康水平、实现全球健康公平为宗旨。它重点关注超越国界的健康议题、决定因素和解决方案;涉及医学领域以内和以外的多学科,提倡学科间合作;把人群预防和个体临床治疗进行有机结合。这个定义从健康问题的地理范围,解决方案的合作水平,人群保健的内容,健康保障的目标,学科参与的领域等五方面阐述了什么是全球健康。全球健康关注统一全球视角下的共同健康挑战、疾病、知识、影响因素、筹资以及机制体制问题,它既考虑到全球多样化和健康的独特性,又考虑其一体化和卫生公平的共同价值基础。全球健康强调要有各方卫生事业取得进步的互利共赢。

二、全球健康的全球化特征

（一）疾病与健康问题流行的全球化趋势

在传染性疾病方面，全球化时代货物、人员的流量剧增，增加了各国的公共卫生风险。贸易自由化背景下的食品产、供、销全球化，使传染病介质能够从加工包装的起点发展到数千里之外。全球性的人员流动使得传染病风险在地域范围上迅速扩大。发展中国家粗放的经济发展模式带来的污染物的生产与流动也造成全球生态环境的重要威胁。全球每年死亡人口中约有 1/4 是死于传染病。在非洲，这一比例在 60% 以上。传染病全球化的威胁使世界各国产生了安全利益上的"共性"，使整个国际社会的卫生安全成为一个不可分割的整体。各国在追求自身安全的同时必须考虑其他国家的安全，考虑国际社会的整体利益。非典与禽流感疫情一再证明，国际或国内公共卫生的简单划分不再灵验。所以，当国际社会的共同利益与共同意识被传染病全球化所强化，尤其是大国间相互依赖性增强，国际卫生合作便有了更坚实的基础。

2014 年以来，登革热的传播就是一个典型的案例。登革热是通过感染的雌性伊蚊叮咬传播的病毒感染，症状出现在感染性咬伤后 3~14 天（平均 4~7 天）影响婴儿，幼儿和成年人。由于没有具体的登革热治疗方法，严重登革热是一种潜在的致死并发症。据统计，登革热超过 70% 的疾病负担在东南亚和西太平洋，在拉丁美洲和加勒比地区的发病率和严重性近年来迅速增加，非洲和东地中海区域在过去十年中也记录了该疾病的更多暴发。在 2010 年，欧洲两个国家也报告了登革热传播。城市化，人员和货物的快速流动，有利的气候条件和缺乏训练有素的工作人员等都促进了全球登革热发病率的增加。有经验的医生和护士经常进行早期临床诊断和仔细的临床管理，可以挽救生命，但发展中国家脆弱的公共卫生体系和有限的卫生资源使得应对感染的能力相对低下。

由于 20 世纪抗生素和疫苗的发明与普遍使用，加之其他公共卫生干预等，发达国家和多数发展中国家传染性疾病的发病和死亡负担已大为降低，而心脑血管疾病、肥胖症、恶性肿瘤、脑卒中、糖尿病等原先被视为富裕社会独有现象的慢性非传染性疾病也开始侵扰许多发展中国家。世界卫生组织发布的《2012 年世界卫生统计》报告显示，全球 1/3 的成年人患有高血压，1/10 的人患有糖尿病，12% 的人患有肥胖症。仅 2008 年，全球约有 3600 万人死于非传染性疾病，约占当年世界死亡总人口的 63%。随着人口预期寿命的不断延长，人口老龄化趋势会不断加剧，老龄化导致慢性非传染性疾病、伤残和精神疾患人数的增加，未来死于非传染性疾病的人数也将继续增多。该统计报告预计，到 2030 年，全球死于非传染性疾病的人口将增至 5500 万。不良生活方式等行为危险因素在全球的流行已成为慢性非传染性疾病负担日益加重的主要原因。

以糖尿病为例，自 1980 年以来，全球范围内的糖尿病患病人数几乎增加了 4 倍，特别是在低收入和中等收入国家增长更加明显。所有类型的糖尿病都可能导致身体许多部位的并发症，并增加过早死亡的风险。在 2012 年，糖尿病直接导致了全球 150 万人的死亡。其中原因是复杂的，但是肥胖、缺乏身体活动、吸烟等因素是糖尿病发生的重要原因。

此外，全球环境污染威胁着人类的生存。空气污染、臭氧枯竭、气候改变、生物多样性的丧失，以及有害物品和废物跨越国界的运输都对健康产生极为不利的影响。城市化超越了卫生基础设施满足人群需求的承受能力,过度拥挤和恶劣的工作环境导致焦虑、抑郁和慢性紧张状态,对家庭和社区的生活质量造成不利影响。慢性非传染性疾病正逐步成为全世界人口死亡、疾病和残障的主要原因。由于决定健康的这些社会因素越来越全球化,因此处理这些决定因素,需要卫生部门及非卫生部门的共同参与。

(二)全球性公约《国际卫生条例》

国际社会早已认识到全球合作治理和遏制传染病传播的必要性。早在 19 世纪,国际协议集中在有限的传染病列表中(主要是霍乱和后来的瘟疫、黄热病)开展必要的检疫条例,以防止航运贸易运输导致这些疾病的跨境传播。第一次国际卫生会议于 1851 年制定了世界上第一个地区性《国际卫生公约》,并随着疾病的变化而逐步发展;第二次世界大战以后,在世界卫生组织成立的背景下,1951 年世界卫生大会通过了《国际公共卫生条例》,成为世界卫生组织成员国的约束;1969 年《国际公共卫生条例》进行了修订,并更名为《国际卫生条例》,强调了流行病学监测和传染病控制,旨在加强流行病学的监测手段在国际的运用,以尽早发现或扑灭传染源,改善港口、机场及其周围的环境卫生,防止媒介扩散,并且鼓励各国卫生当局重视流行病学调查,减少疾病入侵的危险。这一原则以及该条例所形成的工作框架也是 20 世纪后期国际卫生的主导性治理模式。

20 世纪 90 年代以来,艾滋病危机愈演愈烈,新兴的威胁(如埃博拉病毒)和重新出现(如登革热)的感染性疾病增加,而全球化又促进了这些疾病的迅速蔓延。原有的《国际卫生条例》在应对危机处理方面效率不高。特别是 2003 年严重急性呼吸综合征(severe acute respiratory syndrome,SARS)疫情的出现改变了政治态度,使得修改《国际卫生条例》工作更加紧迫。

2005 年 5 月,世界卫生大会通过了修订后的《国际卫生条例(2005)》(以下简称《条例(2005)》)。这是一项具有约束力的国际法律协议,对包括世界卫生组织所有会员国在内的全球 196 个国家适用。其目的是帮助国际社会预防和应对有可能跨越国界,并威胁到世界各国人民的紧急公共卫生风险,同时又避免对国际交通和贸易造成不必要干扰的适当方式,预防、抵御和控制疾病的国际传播,并提供公共卫生应对措施。《条例(2005)》将国际上关注的突发公共卫生事件定义为"通过疾病的国际传播构成对其他国家的公共卫生风险,以及可能需要采取协调一致的国际应对措施的不同寻常事件"。《条例(2005)》内容与原《国际卫生条例》的主要不同在于以下几点:

(1)其适用范围从鼠疫、黄热病和霍乱 3 种传染病的国境卫生检疫扩大为全球协调应对构成国际关注的突发公共卫生事件(包括各种起源和来源,实际上是指生物、化学和核辐射等各种因素所致突发公共卫生事件)。

(2)对各成员国国家级、地方各级包括基层的突发公共卫生事件监测和应对能力,以及机场、港口和陆路口岸相关能力的建设都提出明确要求,以确保《条例(2005)》的实施。

(3)《条例(2005)》规定了可能构成国际关注的突发公共卫生事件的评估和通报程序,要求各成员国及时评估突发公共卫生事件,并按规定向世界卫生组织通报。同时,要求成员国根据世界卫生组织要求及时核实其他来源的突发公共卫生事件信息。

(4)WHO 按照《条例(2005)》规定的程序确认是否发生可能构成国际关注的突发公共卫生事件,提出采取公共卫生应对措施的临时建议和长期建议,并成立突发事件专家委员会和专家审查委员会，为 WHO 相关决策提供技术咨询和支持。

（5）各成员国可以根据本国立法和应对突发公共卫生事件的需要，采取《条例（2005）》规定之外的其他各项卫生措施，但应根据世界卫生组织要求提供相关信息，并根据世界卫生组织要求考虑终止这些措施的执行。由于这一规定可能会影响国际交通和贸易，是《国际卫生条例》修订中的关注焦点之一。

2009 年 4 月 25 日，世界卫生组织总干事宣布甲型 H1N1 流感病毒在北美洲暴发是一次"具有国际影响的公共卫生紧急事态"，这也是《条例（2005）》框架下世界卫生组织第一次宣布紧急事态。世界各国随之开展了高效的合作和应对措施，使得疫情得到了有效控制。

在《国际卫生条例》公约的框架下，各国都积极通过卫生体系建设而实现全球健康安全的目标。中国在 2003 年非典疫情之后，建设了全球规模最大的传染病疫情和突发公共卫生事件网络直报系统，实现了各级各类医疗卫生机构网络传染病病例个案报告，实现了对传染病疫情的及时分析和对重大疾病的个案管理。医疗卫生机构发现、诊断后逐级报告的平均报告时间由直报前的 5 天缩短为 4 小时。同时，还在全国设立了 3000 多个国家级监测点，主动监测霍乱、流感等 28 种传染病的流行状况。

（三）全球发展议程：从"千年发展目标"到"可持续发展目标"

2000 年 9 月，在联合国千年首脑会议上，世界各国领导人就消除贫穷、饥饿、疾病、文盲、环境恶化和对妇女的歧视，商定了一套有时限的目标和指标，即消灭极端贫穷和饥饿，普及基础教育，促进男女平等并赋予妇女权利，降低儿童死亡率，改善孕产妇健康，与人类免疫缺陷病毒/艾滋病、疟疾和其他疾病作斗争，确保环境的可持续能力，全球合作促进发展等八大目标。这些目标和指标被置于全球发展议程的核心，统称为千年发展目标（MDGs）。2015 年是千年发展目标预期的实现期限。尽管所有这些目标在 2015 年结束时并未在全球范围内普遍实现，但进展也是相当大的。2000—2014 年，来自发达国家的官方发展援助实际值增长了 66%，达到 1352 亿美元。1990—2015 年，全球 5 岁以下儿童死亡率下降超过 50%，从每 1000 名活产婴儿中 90 人死亡降至 43 人死亡；尽管发展中地区人口增长，但全球 5 岁以下儿童死亡人数还是从 1990 年的 1270 万下降到了 2015 年的将近 600 万。1990 年以来，全世界孕产妇死亡率下降了 45%，其中大部分发生在 2000 年以后。2000—2013 年，新感染艾滋病人数下降了约 40%，从估计 350 万下降至 210 万。截至 2014 年 6 月，全球 1360 万人类免疫缺陷病毒携带者接受了抗反转录病毒疗法治疗，比 2003 年的 80 万有大幅增长。1995—2013 年，抗反转录病毒疗法治疗使因艾滋病死亡人数减少了 760 万。然而，MDG 也存在一定局限性，例如关注的焦点有限，强调一个"一刀切"的发展规划的方法，发展中国家卫生系统的改进不足等。

2015 年，联合国发布了未来 15 年全球新的发展议程，即可持续发展目标（SDGs），包括消除贫困；消除饥饿，良好健康与福祉，优质教育，性别平等，清洁饮水与卫生设施，廉价和清洁能源，体面工作和经济增长，工业、创新和基础设施，缩小差距，可持续城市和社区，负责任的消费和生产，气候行动，水下生物，陆地生物，和平、正义与强大机构，促进目标实现的伙伴关系等 17 个总体性目标和 169 项子目标。可持续发展目标比千年发展目标的涵盖面更广，且更加雄心勃勃，它提出了以综合方式解决可持续发展的所有三方面：经济、社会和环境问题，并称之为这是与所有国家中的所有人相关的议程,以确保"不落下任何人"。

几乎所有的可持续发展目标都与卫生直接相关或间接地促进卫生工作。第三项可持续发展目标直接为"确保健康生活与促进全人类福祉"。它的 13 项具体目标以千年发展目标取得的进展为基础,体现了非传染性疾病和实现全民健康覆盖这一新重点。世界卫生组织负责卫生系统和创新的助理总干事 Marie-Paule Kieny 博士说,"这是增进健康的关键,体现了可持续发展目标突出关注公平和顾及各地最贫穷、处境最为不利的人。"

可持续发展目标中与卫生相关的目标具体体现在世界卫生组织 2014—2019 年工作规划的主要优先事项;其中许多具体目标已在世界卫生大会上得到会员国的认可。例如,2013 年确立的全球非传染性疾病预防控制自愿性目标与可持续发展目标 3.4 紧密相连,到 2030 年将非传染性疾病过早死亡减少 1/3。世界卫生组织理事机构将在后续工作和与卫生相关的可持续发展目标的实施审查方面发挥关键作用。

三、全球健康的跨学科、跨部门合作

面对复杂的全球健康问题,单纯的医学或公共卫生学科知识和技术显然无法应对。因此全球健康的一个非常显著的特征是跨学科。从以往的全球健康实践中,我们可以明显看到不同学科乃至不同部门在应对全球健康问题时发挥的协同作用,也充分认识到这种协同的必要性和迫切性。

(一)临床与预防的结合

全球健康问题的解决不仅要依靠临床医学对已经发生的疾病和伤害的救治,从全球有限的卫生资源考虑,更应从疾病与健康问题的预防出发,才能有效降低发病率、死亡率和伤残率,改善人群健康和减少社会经济的风险。以人类免疫缺陷病毒(HIV)传染的控制为例,从 1981 年全球发现第 1 例艾滋病病人以来,首先是寻找病因并于 1984 年发现了 HIV 是艾滋病的病原,次年有了诊断工具,并在 1987 年发明了第一个临床治疗用药齐多夫定(zidovudine, AZT)。到 1990 年,全球已有 800 万人诊断为 HIV 感染。于是,如何预防感染就被提上了全球卫生议程。1991 年,泰国首先在性工作者中开展了 100%使用安全套的预防项目,减少了 HIV 在性工作者中的传播。1994 年,AZT 开始用于减少艾滋病母婴传播的风险。此后,母婴疾病阻断成为孕产期保健的重要内容。1995 年,艾滋病在东欧的吸毒者中暴发流行,1996 年鸡尾酒疗法诞生,由此开启了采用联合抗病毒治疗的时代。1999年第一个疫苗在泰国开始试验,但到 2003 年确认无效。于是全球开始倡导艾滋病免费自愿检测和抗病毒治疗,以延长生存率,减少病死率。从以上全球控制艾滋病的历史来看,随着对疾病认识的不断加深,临床诊治和预防措施始终联合在一起共同应对这疾病的挑战。

(二)医学与技术的交叉

成功创造和使用技术的能力成为 2015 年后全球发展评估的一部分。技术可以改善全球健康,而技术的内涵不仅包括专业化的药品、疫苗和医疗设备,更有价值的技术在于以低廉的成本为穷人提供适宜的服务,满足基本的健康需要。由于资金、基础设施等限制,很多发达国家使用的技术在发展中国家并不适用。

"斋浦尔脚"是一种为失去了在膝盖以下肢体的人设计的橡胶假肢。它是 1968 年在印度设计并在低收入国家采用。因为它灵活的设计能够行走在不平的表面,并且可以在不需要穿鞋的情况下使用。因此广泛用于 22 个国家(包括亚洲,非洲和南美洲的国家)。"斋浦尔脚"能够成功推广的原因在于,橡胶在发展中国家广泛存在,生产组装速度非常快。此外该设备没有专利,因为不需要支付许可费或特许权使用费,大大降低了生产成本。

eRanger 是一种耐用的农村救护车,旨在帮助满足非洲农村地区医疗运输的需求。由于道路条件差和资源少,高收入国家使用的精密救护车不合适。然而在很多紧急情况下,例如孕产妇出现并发症迫切需要运送到医院的情况下,使用摩托车和担架车改装的 eRanger 救护车发挥了非常重要的作用。摩托车在非洲很常见,可以改装成携带一个或两个人的救护车。在非洲马拉维的 3 个农村保健中心使用 eRanger 使得向医院转诊的时间缩短了 2.0~4.5 小时(35%~76%),运行成本也明显低于汽车救护车。世界卫生组织的一项研究表明,eRanger 有助于降低马拉维的产妇死亡率。

（三）以解决健康问题为目标的跨部门通力合作

在知识和技术的基础上,使卫生干预转化成期望的健康结果更加有赖于高效运作的卫生体系,同时还必须动员更大范围的政府系统以及社会各方面的力量。因此,不同部门间的通力协作具有至关重要的意义。

以儿童营养为例,在社会经济发展滞后的地区,由贫困所致的 5 岁以下儿童群体的营养不良会对儿童身心发育产生终身不利影响,是威胁当地下一代人口健康的重要公共卫生问题。中国贫困人口众多,贫困儿童营养不良是一个严重的卫生和社会问题。1990 年以来,中国将儿童营养与扶贫开发相结合,将改善儿童营养纳入国家整体的发展战略中考虑。顶层的战略性框架为跨部门协作提供了依据和路径,在此基础上,政府在规划、财政、教育、卫生、扶贫等相关部门间展开协调与合作,协调运用资金、技术、人力、产品生产、服务提供等多种手段,整体性改进贫困地区儿童营养。跨部门协同策略的关键在于各部门在政策和行动中都应围绕统一的目标,进行有效的分工合作,有重点、有步骤地精准实施。

（四）跨越国界的全球性合作

流行病或其他健康风险并没有国界,因此全球健康问题的解决也依赖于全球各国的通力合作。以本章开头提到的人类消灭天花为例,20 世纪 60 年代,天花仍在全球超过 50 个国家流行。在前苏联的提议下,考虑到免疫、疫苗存储技术较为成熟等有利条件,1966 年起世界卫生组织决定"毕其功于一役",在全球范围内开展了"消除天花计划"(Smallpox Eradication Programme),其基本手段是在天花流行的国家开展大规模的疫苗接种。世界卫生组织建立了由医疗专家、行政官员、技术专家和秘书组成的"消除天花计划组"(Smallpox Eradication Unit),在美国疾病预防与控制中心的支持下,定期发布行动报告,提供培训资料、进行媒体宣传等工作。

消除天花运动得益于全球范围的有效组织。世界卫生组织采取了较为灵活的推进策略,即在全球层面出台基本干预原则和指导意见,各国可根据实际情况制订具体的行动计划。同时从运动开始之初就建立了病例报告制度以监测进展。该运动还鼓励开展医学研究,创新免疫技术,降低干预成本。

该计划也得到来自美国、联合国以及干预国家有力的资金支持,1967—1979 年间,平均每年花费 2300 万美元用于天花消除运动,其中近 1/3 的资金来自国际捐助者,其余来自各个干预国家。充分的资金确保了干预计划所需的疫苗、人力资源和交通等开支,使得计划得以取得持续性效果。

第二节 全球健康面临的挑战与应对策略

随着全球化步伐的加快,全球性的健康风险和挑战也日益凸显,并体现出新的特点。传统和新发传染病的风险仍然存在,并随着移民、旅游和商务活动等过程向更大范围快速传播;全球人口老龄化程度的持续提升,经济增长同时带来的环境污染,城市化进程中出现的生活方式和行为改变,又带来了更多慢性非传染性疾病的风险。全球范围的健康水平差距仍然很大,而且发展中国家由于资金、卫生体系、政治环境等不利因素的影响,健康水平的提升面临更大的阻力。

一、疾病负担的挑战

(一)各国孕产妇和婴幼儿死亡的差距

据世界卫生组织 2015 年 11 月更新的证据报道,自 1990 年以来,世界各地的孕产妇死亡率下降了 44%。在撒哈拉以南非洲,一些国家自 1990 年以来将孕产妇死亡人数减少了一半。在包括亚洲和北非在内的其他地区,取得的进展甚至更大。1990—2015 年,全球孕产妇死亡率(即每 10 万例活产孕产妇死亡人数)每年只降低 2.3%。从 2000 年以后,孕产妇死亡率出现了加速下降。某些国家在 2000—2010 年间,孕产妇死亡年下降率超过 5.5%,达到实现千年发展目标所需的比率。

尽管如此,但全球范围的孕产妇死亡率之高令人无法接受。全世界每天约有 830 名妇女死于与妊娠和分娩有关的可预防疾病,而所有孕产妇死亡有 99% 发生在发展中国家,而且这些死亡大多数本来是可以预防的。生活在农村及较贫困地区的妇女,孕产妇死亡率较高。几乎所有孕产妇死亡(99%)都发生在发展中国家。其中超过半数死亡发生在撒哈拉以南非洲,近 1/3 发生在南亚。孕产妇死亡一半以上发生在脆弱和人道主义危机环境中。2015 年,发展中国家的孕产妇死亡率是每 10 万例活产有 239 名孕产妇死亡,而发达国家则为每 10 万例 12 人。国家之间的差距以及各国国内的差距很大,高收入妇女和低收入妇女之间以及城乡妇女间的差距也很大。

孕产保健的风险因素控制需要强有力的卫生体系及有经验的专业技术人员的支持,而这些在很多低收入国家相当薄弱。低收入国家偏远地区的贫困妇女根本不可能获得充足的卫生保健。在熟练卫生工作者人数少的地区,如撒哈拉以南非洲和南亚,情况尤其如此。虽然在过去 10 年中,世界许多地方的产前保健水平都有所提高,但低收入的发展中国家仅有 51% 的妇女受益于分娩期间的熟练医护。这就意味着,数以百万计的分娩没有助产士、医生或经过培训的护士的协助。高收入国家中几乎所有妇女至少做过 4 次产前检查,在分娩和接受产后护理期间都得到了熟练卫生工作者的照料。在低收入国家,仅有 40% 的孕妇做过 4 次产前检查。贫困、路途遥远、缺乏信息、服务能力、文化习俗等问题都妨碍妇女在妊娠和分娩期间接受或寻求医护。

(二)被忽略的热带病卷土重来

在全球化的人员与物资加速流动的背景下,新发和再现传染病也成为当前全球健康的重要威胁。新发和再现传染病(emerging and re-emerging infectious diseases)是指近 30 年在人群中新认识到的或新发现的那些能造成地域性或国际性公共卫生问题的传染病,包括已经基本上消灭或者控制住了但现在又死灰复燃的传染病,如疟疾、结核病、霍乱、流感等,也包括过去可能根本不存在,现在才出现的传染病,像艾滋病、非典(SARS)、莱姆病等。研究表明,这些传染病中有超过 3/4 是人畜共患病,即病原体原先仅存在于动物体内,但在与人接触后发生基因变异,导致人被感染。如疯牛病和禽流感分别是奶牛和家禽的疾病;埃博拉出血热是非洲猎人吃了得病的野兽肉后患上的。又如西尼罗出血热是原发于非洲的疾病,鸟类是其储存宿主,由于鸟类的大规模迁徙,将该病毒带至世界各地。这些传染病都体现出了传播速度快、隐蔽性高、潜伏期长和动态抗药性强等特点,给预防和抗击疾病带来很大难度。

除了病原体的进化和变异等内在因素外,全球性的社会环境变化也是新发传染病的重要外部因素。人类乱捕乱杀野生动物,导致一些过去只在动物之间传播的疾病在人群中发生流行;由于人类盲目砍伐森林,开垦荒地,使得原有生态屏障被破坏,一些野生动物被迫离开了它们的栖息地,这样一些致病微生物从动物身上传到人群中;全球气候变暖带来了亚热带流行的传染病北移,使原来没有亚热带传染病的地区出现了新疫情。由于人类生产、生活方式的改变,许多自然界的平衡被打破,如不良行为方式、性生活混乱及静脉吸毒造成艾滋病病毒传播的比例极高。除此之外,人口的流动和剧增为传染病的流行也提供了条件。人类居住的领域不断扩大,生态环境不断改变,极易引发传染病的发生。

(三)慢性非传染性疾病的蔓延

世界卫生组织 2015 年 1 月更新的数据表明,全世界总死亡人数中的 63%,即 5700 万例死亡中有 3600 万例是由非传染性疾病引起,主要是心血管疾病、癌症、慢性呼吸道疾病和糖尿病。将近 3/4 的非传染性疾病死亡(2800 万人)发生在低收入和中等收入国家,有 1600 万发生在 70 岁之前。这类"过早"死亡情况中,有 82% 发生在低收入和中等收入国家。儿童、成年人和老年人都容易受到引起非传染性疾病危险因素的影响,无论是不健康饮食、缺乏运动、接触烟草烟雾,还是有害使用酒精带来的影响。由此可见,中低收入国家在抵御传染病的同时,又不得不正视更加严峻的慢性非传染性疾病挑战。

非传染性疾病不仅是一项健康问题,同时也是对发展的挑战。治疗方面的灾难性支出将人们推向贫困或将人们牢牢禁锢在贫困之中。它们对于削弱生产力也有很大的影响。预计非传染性疾病的快速上升将对低收入国家的减贫行动造成阻碍,尤其会迫使家庭与医疗相关的开销增加。脆弱人群和社会弱势群体比社会地位较高的人所患疾病更为严重并且死亡的速度更快,特别是因为他们面临着接触有害产品的更大风险,比如烟草或者不健康食物,并且他们获得的医疗服务有限。

二、应对策略

全球范围特别是发展中国家应对健康问题的挑战体现在三方面。首先是干预证据的可获得性。发展中国家的科研和实践水平相对较低,缺乏良好的当地证据,这也一定程度上限制了适宜本土情况的干预方案的制订。其次是卫生体系的脆弱性。限于资金、人力和组织体系等方面的薄弱,发展中国家卫生体系相对脆弱,缺乏足够的将国家政策或有效的干预措施落实到位的能力。第三是缺乏有效的领导和治理。发展中国家资源和政府财政能力有限,卫生领域得到的支持就更有限,不利于开展体系建设和项目干预。面对这些困难和问题,需要从多方面入手,进行整体性、综合性的治理,以更好地实现干预的健康效应。

（一）综合的协调机制：全球健康治理

健康问题涉及医疗服务提供、人群行为、产品生产、环境等各种方面的影响因素,因此需要紧密有效的综合协调机制。综合协调体现在两方面,一方面是政府部门的协调。尽管国情不同,但是各国政府的核心架构和职能设置有很大相似性。健康干预的实施有赖于规划部门制定发展方向与目标,财政、人力、资源等部门提供必要的基础性资源保障,卫生、农业、环境等部门从技术上设计干预措施,并提供服务,此外政府的宣传动员、教育、传播等也为健康干预创造良好的外部条件。

另一方面是多个行为体的协调。从全球范围看,除了主权国家外,还有很多不同类别、不同层次的行动者参与健康改进的活动。例如以联合国、世界卫生组织、世界银行等为代表的国际组织,以盖茨基金会、无国界医生组织为代表的非政府组织,以及各种大型跨国企业、专业协会等,都在全球健康领域发挥重要影响力。这些行为体除了在国际法律和公约的制约下开展相同目的的行动之外,还通过会议磋商、联合行动、合作项目等更加灵活的方式进行协作,实施改善全球健康的多种策略和行动。

通过上述机制,期望能达到全球健康治理。其核心内容包括:卫生资源的全球配置,即按照需要在世界范围内协调和分配所需卫生资源,以达到健康效益的最大化;卫生问题的全球管理,即各国在同一制度框架和标准下,对具有全球影响的卫生问题进行共同的监测和干预;健康成果全球共享,即在一定的规则和条件下,对关系到人类基本健康权益的卫生技术、干预和防控策略的经验教训等应做到开放和共享,努力减少健康不公平现象。

（二）有效干预的实施推广：全球健康发展

中低收入国家卫生体系薄弱、资源有限,应对健康问题应采取渐进式的发展策略,从有重点、有针对性的小范围试点,逐步推广实施,直到国家层面的普惠性政策。在试点初期,外部的发展援助作为一种启动子,对于中低收入国家显得尤为重要。这些援助不仅体现在资金、物质、技术等支持方面,更重要的是引入先进的理念与制度建设。

国家是实现全球健康战略的最重要行为体。因此全球性的健康战略需要结合不同国家的国内环境,才能有效地发挥作用。例如世界卫生组织的《2015 年后全球消除结核病策略》(The End TB Strategy)中指出,"本行动计划中提供的框架需要在区域和国家一级进行调整,同时考虑到区域具体情况,包括国家立法,优先事项和具体国情"。在中国取得重大成绩的母婴保健策略即是国际策略本土化的典型范例。1990 年以来,世界银行、联合国儿童基金会等国际组织在中国开展了一系列母婴保健干预试点,积累了大量的在农村地区开展推广住院分娩和降低孕产妇死亡率的经验。2000年以后,项目经验逐渐转化成了适应中国国情的地方政策,并启动了大规模的"降低孕产妇死亡率、消除新生儿破伤风"项目,使得中国的孕产妇死亡率、婴儿死亡率等联合国千年发展目标成功地提前实现。

全球健康的发展策略中,对于推进过程的监测评估给予了充分重视。对于妇幼健康来说,联合国千年发展目标和可持续发展目标中都对于孕产妇死亡率、婴儿死亡率和 5 岁以下儿童死亡率等核心指标给出明确的目标和时间节点,并通过定期报告的形式进行进展评估。在世界卫生组织《预防控制非传染性疾病全球行动计划(2013—2020)》中,列举了 9 个目标和 25 个核心指标,并建立了相应的监测与评估机制。"2015 年后全球消除结核病策略"中指出,"战略的成功将取决于各国政府与所有利益攸关方密切合作,有效执行主要管理责任,通过国家结核病规划和卫生系统提供愿景和方向,并通过监管和其他手段施加影响,以实现战略的既定目标和目标"。同时,监测与评估的实施还要配以问责与激励的机制,才能更有效地调动各方的积极性,才能使发展健康的策略实施更有效。

全球卫生是跨国界的公共卫生,人类在同一地球,追求共同的健康。

(钱 序)

思考题

1. 为什么要学习全球健康?

2. 全球健康涵盖的相关议题有哪些?

3. 中国在全球健康治理中应如何发挥作用?

第六章

环境与健康

环境是人类生存和发展的必要条件。广义的环境是指围绕人群的空间和可以直接或间接影响人类生存与发展的各种因素的统称。主要包括生活环境、工作环境和社会环境中的物理、化学、生物因素、经济因素、文化因素和生活方式(如吸烟、饮酒、锻炼与休闲、睡眠、饮食习惯等)。各种环境因素按其属性可分为物理性、化学性、生物性和社会性四大类。物理因素包括微小气候、噪声、非电离辐射和电离辐射等。成分复杂、种类繁多的化学因素包括大气、水、土壤、食物中各种化学成分。生物因素则包括细菌、真菌、病毒、寄生虫和变应原(如花粉、动物皮屑和真菌孢子等);社会环境因素主要有经济、文化因素、人际关系、工作应激等。这些因素所构成的复合环境共同影响人类的生长发育和健康。环境是人类生存和发展的必要条件,环境与健康本质上是相辅相成、互相促进的。良好的环境促进健康和生长发育,如适宜的温度、气压和适宜的化学成分是人类生存和维持身体健康与生长发育所必需的。反之,不良环境因素导致健康损害,如高、低气温,各种化学污染物等。人类对环境的作用是双向性的。人类既可改善环境,避免和消除恶劣环境因素对人类健康的影响,也可破坏环境,给人类带来多种健康危害,甚至无穷无尽的灾难,如全球气候变暖、臭氧层破坏、酸雨、生物多样性锐减等全球性环境问题。环境与机体的相互作用是决定人类健康与否的基础和关键。本章仅介绍预防医学的五大卫生:职业卫生、环境卫生、食品卫生、学校卫生、放射卫生。

第一节　职业卫生与职业医学

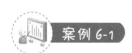

案例 6-1

患者×××,男,35岁,胸闷、憋气近11年,无吸烟史,1991年4月开始在×××企业做金矿井下凿岩工,接触含游离二氧化硅粉尘12年10个月。2000年9月患者开始感胸闷、憋气,并逐渐加重,伴咳嗽、咳少量白色黏痰,易咳出,无痰中带血,无发热、盗汗。2004年3月,经××地级市职业病诊断机构诊断为硅沉着病Ⅱ期;2008年5月又诊断为硅沉着病Ⅲ期。自2006年11月至2008年9月,该患者胸闷、憋气症状明显加重,双侧反复发生自发性气胸共12次,其中5次肺组织压缩达70.2%,病情危急。随着病情加重,自发性气胸病程越来越长,发生间期越来越短,引流越来越困难,后期胸腔闭式引流常需2根插管,引流时间长达3个月。X线胸片显示,双肺野可见密集度2级的q/p型阴影,双上肺有大于2cm×1cm大阴影,双肺多发肺大疱。CT(电子计算机断层扫描)显示双肺呈现弥漫性气肿,多发性大疱,许多小阴影和左上肺3.3cm×3.5cm大阴影。 肺功能检查，用力肺活量占预计值的百分比为36.7%；第1秒用力呼气量17%，重度混合性肺通气功能障碍。 该患者被诊断为硅沉着病Ⅲ期合并自发性气胸。

解析：这是在生产环境中长期接触含有较高游离二氧化硅粉尘而引起的硅沉着病，是一种严重的、目前不能治愈和不可逆转的职业病。 通过流行病学、毒理学等方法，职业卫生工作者认识到含不同游离二氧化硅粉尘所导致的硅沉着病乃至肺癌的危害性，阐明接触矽尘的剂量-效应关系与规律，制定了《工作场所有害因素职业接触限值：化学有害因素》(GBZ 2.1—2007)，如果企业的生产环境中二氧化硅粉尘浓度达标，则不会得硅沉着病；如果生产环境中的粉尘浓度达不到标准，采用符合标准的防护口罩和呼吸过滤器等防护措施，工人也不会患该病。 但是这些是可预防的，如一级预防（病因预防）工作，如果企业有定期的健康检查，可以在早期发现肺部损害，不会发展至Ⅱ期硅沉着病，如若不然，说明企业没有按国家要求进行定期检查（二级预防，早期发现、早期诊断和早期治疗），即使患了硅沉着病Ⅱ期，得到合理控制和调离岗位，减缓发展到Ⅲ期，如果合理治疗，该病人也不会发展为硅沉着病Ⅲ期合并自发性气胸，严重影响患者生活质量，造成更大的医疗经济负担，说明企业也没有做好三级预防和监督管理工作。 更重要的是，今后几十年，患者不仅不能继续创造物质财富，而且企业还必须继续承担其生活费用和治疗花费等，这些影响了企业的可持续发展，造成了社会的不和谐。

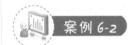

案例6-2

×××，男，终年51岁。 研究员级高级工程师，国家×××重大工程总指挥。 在×××重大工程执行总指挥任务，在圆满完成任务时，因过度劳累和没有及时进行健康检查，突发急性心肌梗死、心源性猝死，经抢救无效，在工作岗位上因公殉职，年仅51岁。 这不仅是他个人和家庭的不幸，更是党和国家的一个重大损失。 如果他还健在，还能为国家建设作更大的贡献。

解析：这是一类不断增加、严重威胁生命的职业相关疾病，但它不是国家法定的、可赔偿的职业病。 职业相关疾病指与多因素相关的疾病，与工作有联系，也见于非职业人群中，但由于职业性有害因素的接触，会使原有的疾病加剧、加速或复发。 职业相关疾病的范围比法定的职业病更为广泛，其导致的疾病经济负担更大，随着国家经济水平发展和认识的不断深入，某些工作相关疾病也可定为职业病。 世界劳工组织强调职业卫生需高度重视职业相关疾病，将该类疾病列为控制和防范的重要内容，以保护及促进工人健康，这是职业卫生工作的另一个重点和发展方向。

一、职业卫生与职业医学的内容、作用

每个人有自己的职业，而且是在生命周期的黄金时间工作。职业是人类生存、社会发展和美好生活追求的需要和必然，职业与健康本质上是和谐统一、相辅相成、互相促进的。在工作环境中，良好的劳动条件促进健康，反之，不良的劳动条件导致健康损害，甚至疾病和死亡。因此，职业卫生与职业医学(occupational health and occupational medicine)是预防医学的主干学科之一，而职业医学也是临床医学的重要组成部分。职业卫生与职业医学是研究劳动条件与职业从事者健康之间关系的

重要学科,其目的是使职业从事者在其所从事的生产或工作过程中,有充分的安全和健康保障,并为不断提高生产效率提供科学依据。它的主要任务是识别、评价、预测、控制不良劳动条件对职业从事者健康的影响,提出控制、甚至消除职业有害因素的方法和措施,创造安全、卫生和高效的职业环境,提高职业生命质量,保护职业从事者的身心健康。职业卫生学(occupational health)以前称劳动卫生学,曾是一门独立的预防医学分支学科,是以职业人群为主要对象,主要研究劳动条件对职业人群健康的影响,包括职业从事者在生产工艺过程、劳动过程、生产环境中所接触的各种物理、化学、生物因素、作业组织安排、管理等的识别、评价、预测、控制,其主要工作属于一级预防。职业医学(occupational medicine)以前称职业病学,是一门临床医学的学科,是以职业从事者个体为对象,对受到职业危害因素损害或存在潜在健康危险的个体,通过临床检查和诊断,对发生的职业病、职业相关疾病和早期健康损害进行检测、诊断、治疗和康复处理。职业医学的主要内容是发现职业从事者的健康损害和对健康损害进行诊断、治疗和康复处理,其主要内容主要属于二级和三级预防。职业卫生与职业医学是我国预防医学专业学生必修课之一,是在完成基础医学各学科、临床医学各专科和本专业基础课程后学习的,还需要了解工程、安全、管理和社会科学等多学科的知识和技能,职业卫生与职业医学工作者还需要动员多部门行政领导、不同专业医务卫生人员和不同行业职业从事者的积极支持和参与,因此,职业卫生与职业医学工作是有机、系统、密切且分工协作的整体。

职业从事者相对长期工作在某类环境中,职业环境中的有害因素相对清楚,易于检测评价,更能观察和发现各种健康结果,如早期健康损害、职业病、职业相关疾病,这些研究结果促进了许多学科的形成和发展,如:在职业肿瘤方面,英国医生 Pott 在 1875 年发现了伦敦扫烟囱工人阴囊癌发病率较高,不仅第一次把职业与肿瘤发生联系了起来,而且开启了人类探索肿瘤病因的序幕;在发现煤焦油工人肺癌、皮肤癌发病率较高的基础上,科学家用焦油提取物研究动物肿瘤,这是人类历史上第一次制造出肿瘤,激发了许多科学家研究致癌机制,促进了各种化学物的致癌评价、职业卫生的早期致癌检查,如微核的检测等。职业有害因素还引起更多的心肺系统疾病,如:生产性矽尘导致的肺纤维化、肺癌和心血管疾病;砷致肺癌、心血管疾病的人群发现,激发多学科加强相关致病机制的研究,促进相关学科的发展,这些学科的研究进展又会加快职业卫生与职业医学的发展。

总之,职业卫生与职业医学在我国和谐社会的构建和促进国民经济快速可持续性发展中起着重要作用。随着社会经济、科学技术发展和人们对美好生活的更加向往,本学科的作用将越来越大,其在国家需求中的战略地位将会更加突出。

二、职业与健康的关系

职业与健康本质上是和谐统一、相辅相成、互相促进的。在工作环境中,良好的劳动条件促进健康,反之,不良的劳动条件可导致健康损害,甚至疾病和死亡。

(一)劳动条件与职业性有害因素

职业卫生与职业医学的主要任务是识别、评价、预测和控制不良劳动条件对职业从事者健康的影响。劳动条件指生产工艺过程、劳动过程、生产环境中存在的各种因素,其中危害职业人群健康和影响劳动能力的所有因素则称为职业性有害因素(occupational hazards or occupational harmful factors),亦称职业病危害因素。职业性有害因素按其来源可分为三大类：

1. 生产工艺过程中产生的有害因素

（1）化学因素：在生产中接触到的原料、中间产品、成品和生产过程中的废气、废水、废渣中的化学毒物。化学性毒物以粉尘、烟尘、雾、蒸气或气体的形态散布于车间空气中，主要经呼吸道进入体内，还可以经皮肤、消化道进入体内。常见的化学性有害因素包括：铅、汞、砷、锰、苯、二硫化碳、氟化氢、二氧化硫、一氧化碳、硫化氢、氰化氢、甲烷、苯胺、硝基苯、三硝基甲苯、联苯胺、氯乙烯、氯丁二烯、农药和生产性粉尘。

（2）物理因素：是生产环境中的构成要素。不良的物理因素有：高温、高湿、低温、高气压、低气压、噪声、振动、非电离辐射、X 射线、γ 射线等。

（3）生物因素：生产原料和作业环境中存在的致病微生物或寄生虫，如炭疽杆菌、真菌孢子、森林脑炎病毒等。

2. 劳动过程中的有害因素　劳动过程是指生产中为完成某项生产任务的各种操作的总和，主要涉及劳动强度、劳动组织及其方式等。这一过程会产生影响健康的有害因素，如劳动组织和制度不合理、劳动作息制度不合理等、精神（心理）性职业紧张、劳动强度过大或生产定额不当、个别器官或系统过度紧张、长时间处于不良体位、姿势或使用不合理的工具等、不良的生活方式，如吸烟或过量饮酒；缺乏体育锻炼；个人缺乏健康和预防的知识，违反安全操作规范和忽视自我保健。

3. 生产环境中的有害因素　生产环境是指职业从事者操作、观察、管理生产活动所处的外环境，涉及作业场所建筑布局、卫生防护、安全条件和设施等有关的因素。常见的生产环境中有害因素，如太阳辐射、高原环境的低气压、深井的高温高湿等；厂房建筑或布局不合理、不符合职业卫生标准，如通风不良、采光照明不足、有毒与无毒工段安排在一个车间等。在生产场所和过程中，往往同时存在多种有害因素，对职业人群的健康产生联合作用，加剧了对职业从事者的健康损害。

（二）职业与健康的关系

预防和管理工作的疏忽与技术局限性，引起职业从事者的职业性病损如下：工伤、职业病、职业相关疾病和早期健康损害。

1. 工伤　职业安全是生产的第一要务和需求，不安全的劳动条件导致工伤。工伤属于工作中的意外事故引起的伤害，主要指在工作时间和工作场所内，因工作原因由意外事故造成职业从事者的健康伤害。其要素有：①工作时间；②工作地点；③工作原因。近年来，我国生产性安全事故频繁发生，且不少为大规模的恶性事故，如：2014 年江苏省昆山中荣金属制品有限公司抛光二车间发生特别重大铝粉尘爆炸事故，造成 97 人死亡、163 人受伤，直接经济损失 3.5 亿元。而这些事故与职业卫生相关，例如：极高浓度煤尘引起的爆炸、高浓度毒物引起急性中毒和死亡；因生产性事故死亡和伤残所致经济损失巨大及不良的社会影响严重。所以，搞好职业安全工作是一项非常迫切的任务和工作重点、难点。我国将职业安全与职业卫生统一由安全生产监督部门管理，发挥保障劳动人群生命安全与健康的作用。

2. 职业病　职业病是指职业性有害因素作用于人体的强度与时间超过一定限度，主要从事者不能代偿其所造成的功能性或器质性病理改变，从而出现相应的临床征象，影响劳动能力。2016 年

7月修正的《中华人民共和国职业病防治法》中,职业病的法定定义是:企业、事业单位和个体经济组织等用人单位的职业从事者在职业活动中,因接触粉尘、放射性物质和其他有毒、有害因素而引起的疾病。职业病的分类和目录由国务院卫生行政部门会同国务院安全生产监督管理部门、劳动保障行政部门制定、调整并公布。新的《职业病分类和目录》列出我国的职业病为 10 大类,共 132 种:职业性尘肺病及其他呼吸系统疾病(19 种)、职业性皮肤病(9 种)、职业性眼病(3 种)、职业性耳鼻喉口腔疾病(4 种)、职业性化学中毒(60 种)、物理性因素所致职业病(7 种)、职业性放射性疾病(11 种)、职业性传染病(5 种)、职业性肿瘤(11 种)及其他职业病(3 种)。职业病的目录是随着科学证据、社会需求而改变的;另一方面,从职业病发生特点可以看出,职业病是一类人为的疾病,其发生率与患病率的高低,反映着国家生产工艺技术、防护措施、自我防护意识和医疗预防工作的水平。

(1)人体直接或间接接触职业性有害因素时,是否发生职业病,取决于如下 3 个主要条件:①有害因素的性质:指职业性有害因素的基本结构和理化性质,如:有机磷酸酯类农药中,R 基团为乙氧基的毒性要比甲氧基大;②有害因素的浓度和强度:如物理和化学因素对人的损害都与量或强度有关,故在确诊大多数职业病时,必须要有量(作用浓度或强度)的估计;③个体的健康状况:如在同一作业环境中,空气中化学物浓度水平相似情况下的从业人员,一部分人容易发生中毒,另一些人可能不发生中毒。

(2)职业病具有下列 5 个特点:①病因有特异性。只有在接触职业性有害因素后才可能患职业病。在诊断职业病时必须有职业史、职业性有害因素接触的调查,还要现场调查的证据均可明确具体接触的职业性有害因素。②病因大多可以检测。通过对职业性有害因素的接触评估,由于职业性有害因素明确,可通过检测评价工人的接触水平,而发生的健康损害一般与接触水平有关,且在一定范围内并能判定剂量-反应关系。③不同接触人群的发病特征不同。在不同职业性有害因素的接触人群中,常有不同的发病集丛;由于接触情况和个体差异的不同,可造成不同接触人群的发病特征不同。④早期诊断,合理处理,预后较好。但仅只治疗病人,无助于保护仍在接触人群的健康。⑤大多数职业病目前尚缺乏特效治疗,应加强保护人群健康的预防措施。如硅沉着病患者的肺组织纤维化现在仍是不可逆转的。因此,只有采用有效的防尘措施、依法实施卫生监督管理、加强个人防护和健康教育,才能减少、消除职业病硅沉着病的发生发展。

职业病的 3 个发病条件和 5 个特点,进一步说明三级预防的重要性,保障工人健康是职业病防治、生产力促进和国民经济持续发展的目标。

(3)职业病的诊断原则如下

1)职业史:是职业病诊断的重要前提。应详细询问患者的职业史,包括现职工种、工龄、接触职业性有害因素的种类、生产工艺、操作方法、防护措施;既往工作经历,包括部队服役史、再就业史、兼职史等,以初步判断患者接触职业性有害因素的可能性和严重程度。

2)现场调查:是诊断职业病的重要依据。应深入作业现场,进一步了解患者所在岗位的生产工艺过程、劳动过程、职业性有害因素的强度、预防措施。

3)症状与体征:职业病的临床表现复杂多样,在临床资料收集与分析时既要注意不同职业病的共同点,又要考虑到各种特殊的和非典型的临床表现,这些需要良好的临床知识与技能。

4)实验室检查:对职业病的诊断具有重要意义。生物标志物主要包括三大类:接触生物标志物、效应生物标志物和易感性生物标志物。职业病的诊断具有很强的政策性和科学性,直接关系到职工的健康和国家劳动保护政策的贯彻执行。职业病诊断有明确的实施办法和具体的诊断细则,如:承担职业病诊断的医疗卫生机构,应当经省、自治区、直辖市人民政府卫生行政部门批准,并向社会公布本行政区域内承担职业病诊断的医疗卫生机构名单;没有证据否定职业病危害因素与病人临床表现之间的必然联系的,应当诊断为职业病;承担职业病诊断的医疗卫生机构在进行职业病诊断时,应当组织3名以上取得职业病诊断资格的执业医师集体诊断;职业病诊断证明书应当由参与诊断的医师共同签署,并经承担职业病诊断的医疗卫生机构审核盖章。

3. 职业相关疾病　广义地说,职业病也属于职业相关疾病,但一般所称职业相关疾病,与法定的职业病有所区别。职业病是指某一特异职业性有害因素所致的疾病,有立法意义,即《职业病分类和目录》列出的职业病。而职业相关疾病则指多因素相关的疾病,与工作有联系,但也见于非职业人群中,因而不是每一病种和每一病例都必须具备该项职业史或接触史。当这一类疾病发生于职业从事者时,由于职业性有害因素的接触,会使原有的疾病加剧、加速或复发,或者劳动能力明显减退。职业相关疾病的范围比职业病更为广泛,其导致的疾病经济负担更大,各国经济水平不同,即便一个国家,在经济发展不同阶段,某些工作相关疾病也可定为职业病,也可不列为职业病。世界劳工组织强调,高度重视职业相关疾病,将该类疾病列为控制和防范的重要内容,以保护及促进工人健康,促进国民经济健康、可持续发展。常见的职业相关疾病,如:行为(精神)和身心疾病、非特异性呼吸系统疾患、心脑血管疾病与代谢性疾病、消化性溃疡、腰背痛等疾患,常与某些工作有关。骨骼肌肉系统疾患在许多职业中高发,不仅严重降低职业生命质量和劳动效率,而且也降低退休后的生活质量和增加了疾病的经济负担。

4. 早期健康损害　职业性有害因素大都主要经呼吸道进入人体,直接和(或)代谢后,引起一系列反应,主要包括氧化应激、炎症反应和免疫应答反应,这些反应是机体积极的、重要的防御反应。然而如果机体产生过低或过强的反应,就可能对机体不利,甚至可能是早期健康损害的危险信号。更重要的是,如果有害因素过强或机体反应异常,就会出现各种早期健康损害,如:血压、血脂和血糖的不良改变,遗传损伤增加(微核率、DNA损伤和基因突变等),肺功能下降,动脉粥样硬化加剧,心率变异性下降等。职业性有害因素所导致的早期健康损害可发展成两种完全相反的结局:健康或疾病。如果采取积极的、正确的职业健康监护和干预治疗等二级预防措施,其早期健康损害则多恢复为健康,反之则发展为疾病。因此,对职业性有害因素所致早期健康损害的定期检测和制定科学预防策略(二级预防),在我国构建和谐社会和促进经济快速可持续发展等方面具有战略意义和前瞻性。

（三）职业性损害的三级预防

《中华人民共和国职业病防治法》第一章总则第三条中指出:职业病防治工作坚持预防为主、防治结合的方针,建立用人单位负责、行政机关监管、行业自律、职工参与和社会监督的机制,实行分类管理、综合治理。其基本准则按三级预防加以控制,以保护和促进职业人群的健康。三级预防的投入与效益见图6-1:

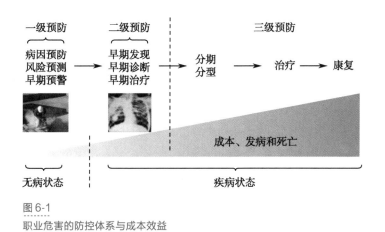

图 6-1
职业危害的防控体系与成本效益

第一级预防(primary prevention)又称病因预防,是从根本上消除或控制职业性有害因素对人的作用和损害,即改进生产工艺和生产设备,合理利用防护设施及个人防护用品,以减少或消除工人接触的机会。

第二级预防(secondary prevention)是早期检测和诊断人体受到职业性有害因素所致的健康损害并予以早期治疗、干预。第一级预防措施虽然是理想的方法,但所需的费用较大,在现有的技术条件下有时难以达到理想效果,仍然可出现不同健康损害的人群,因此,第二级预防也是十分必要的。其主要手段是定期进行职业性有害因素的监测和对接触者的定期体格检查,以早期发现病损和诊断疾病,特别是早期健康损害的发现,及时预防、处理。

第三级预防(tertiary prevention)是指在患病以后,给予积极治疗和促进康复的措施。第三级预防原则,主要包括:①对已有健康损害的接触者应调离原有工作岗位,并结合合理的治疗;②根据接触者受到健康损害的原因,对生产环境和工艺过程进行改进,既治病人,又加强一级预防;③促进患者康复,预防并发症的发生和发展。

三级预防体系相辅相成、浑然一体。第一级预防针对整个人群,是最重要的,第二和第三级预防是第一级预防的延伸和补充。全面贯彻和落实三级预防措施,做到源头预防、早期检测、早期处理、促进康复、预防并发症、改善生活质量,构成职业卫生与职业医学的完整体系。

三、我国职业卫生与职业医学的现状和展望

我国是世界上最大的发展中国家,家底薄,发展很不平衡,许多落后甚至非常落后的产业、生产工艺和产品仍大量存在;同时,近30年以来我国以前所未有的速度发展,出现了一大批科技含量和生产水平都很先进,甚至在某些方面居国际领先水平的产业、生产工艺和产品。职业性有害因素的种类、接触强度或浓度(剂量)和职业健康损害随着社会经济和科学技术的发展而发生改变。目前我国职业性有害因素和健康损害有以下9个特点:第一,传统的职业性有害因素及其对健康的损害,如尘肺、急慢性中毒和听力损失等依然占职业病的大多数。但是,新技术、新材料的推广应用(如纳米技术及其产生的纳米尘等),以及不良工效学设计、强迫体位、职业性心理紧张等,已成为备受关注的新的职业性有害因素。第二,曾备受关注的农村农药中毒和相关农业职业卫生问题有被忽视的

趋势。第三,流动人口的职业健康和农民工健康权益的保护问题依然突出。第四,随着就业方式的多元化,工作相关疾病的因素更为复杂,职业卫生工作者不仅要关注职业病,而且也应该关注工作相关疾病。第五,低浓度、多因素长期职业性有害因素的暴露和健康损害的关系,将是新的研究领域。第六,职业伤害与职业卫生突发事件频发,造成惨重的人员伤亡和财产损失。如常见的有:设备泄漏和爆炸导致的群体急性化学性中毒、煤矿瓦斯中毒等。第七,生产环境中排出的废弃物(废气、废水、废料)是环境污染物的重要来源,由职业有害因素变为环境有害因素,将危害更大的人群,为防止这种现象发生,需加强职业卫生学与环境保护的有机结合,真正将其结合为一体,为生态文明作出更大的贡献。第八,职业从事者退休后和退休后再就业的健康研究是一个重要研究领域,将为我国人口老龄化到来的应对策略提供科学依据。第九,全球经济一体化是当今世界经济发展的主潮流,对有效利用各种资源、市场,推动各国经济发展,缩小包括职业卫生与安全在内的各方面和领域的国际差距,起着重要作用。但是,在经济一体化过程中,不可避免地带来某些负面效应如"危害转嫁"。这种倾向也发生于某些国内经营的企业,表现为发达地区向欠发达地区、城市向农村转嫁危害,而这种转嫁最严重的受害者为"进城务工人员"。

广义的环境因素指围绕人群的空间和可以直接或间接影响人类生存和发展各种因素的总体,主要包括生活环境、职业环境和社会环境中的物理、化学、生物因素、经济因素、文化因素和生活方式,如吸烟、饮酒、锻炼与休闲、睡眠、饮食等。毫无疑问,职业环境和劳动条件是广义环境因素的重要组成部分,而不同的职业人群有独特的环境因素。职业环境中的劳动条件不仅引起生理、生化、形态等的改变,而且也与如职业病、工伤、心脑血管疾病、恶性肿瘤、糖尿病、慢性阻塞性肺部疾病、精神心理性疾病等职业相关性疾病的发生发展相关,且近年来显著上升。这些疾病已成为国民健康头号杀手和生活质量降低的重要因素,不仅可以拖垮国家医疗体系,而且会对国家经济持续发展造成制动效应,甚至会引发社会危机。随着社会的进步,经济的发展,人民生活水平的提高,人们不再满足于治病疗伤,而是要求促进健康、延年益寿、提高生活质量和生命质量,这些为职业卫生工作者提出了更高的要求。正如2008年世界劳工组织倡议,职业卫生工作者,不仅要重视职业性有害因素所引起的职业病,而且也应该高度重视职业相关疾病;坚持预防为主、防治结合的方针,贯彻落实三级预防,发现劳动条件对健康的有利、有害因素,注重一级预防,采用更加先进的技术与方法,早期发现职业健康损害,不仅要防治职业病特有的健康损害,而且也要重视防治职业相关疾病的早期健康损害,如:体重、血压、血脂、血糖、肝肾功能等,以保护和促进职业人群的健康。要做好这些,需要把全球卫生、转化医学、精准健康的理念应用到职业卫生与职业医学的工作和研究中,采用流行病学、临床医学、药学、基础医学、环境科学、信息科学等多学科交叉的新技术与方法,整合基因组学、表观遗传组学、转录组学、蛋白质组学、代谢组学、暴露组学等的数据,采用暴露组学、流行病学和系统生物学的大数据理念,从环境、基因和两者交互作用的角度着手研究,进而对职业损害的发生机制作出更全面、更完整的解释和阐明,制订出更加科学、有效的防治策略和干预措施,实现职业损害的可预防,保障国民经济的可持续发展,促进和谐社会的构建和完善,做到健康中国,职业卫生先行。

(邬堂春)

第二节　环境卫生

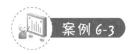

生态平衡遭破坏之影响

在美国北婆罗洲（North Borneo），疟疾曾经感染了 90% 的居民。 1955 年，世界卫生组织（WHO）开始向这个岛上喷洒狄氏剂（类似 DDT），以杀死携带疟原虫的蚊子。 这个项目很成功以致这种致死性疾病几乎灭绝了。 然而，始料未及的事情发生了，狄氏剂同样也杀死了其他昆虫，包括生活在屋内的苍蝇、蟑螂。 岛上居民称赞这件事，但是，生活在屋内的蜥蜴因过度食用狄氏剂污染的昆虫而死亡。 接下来，食用蜥蜴的猫也出现了死亡。 然而猫没了，老鼠大量繁殖，到处都是。 当鼠蚤携带的腺鼠疫对人们造成威胁的时候，WHO 投放健康猫到这个岛上，帮助控制老鼠数量。 然而，居民的屋顶出现塌陷。 狄氏剂杀死黄蜂和其他昆虫，它们以某类毛虫为食，这种毛虫要么躲避，要么不受这种农药影响。 随着毛虫捕食者的消失，毛虫得以大量繁殖，嚼食毛草屋顶，造成屋顶塌陷。 最后，这件事愉快地解决了：疟疾和喷药项目带来的未预料影响都得到了控制。 然而，难预料的连锁事件强调了干预生态系统的不可预测性。 它提醒我们，对自然状态进行干预时，我们需要问自己"接着会发生什么？"。

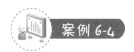

大气污染健康效应与控制

20 世纪中叶，英国伦敦发生了烟雾事件、美国洛杉矶发生了光化学烟雾事件，这都是震惊世界的大气污染事件。 近五年来，我国出现了区域性严重空气污染，雾霾天气频发。 空气中颗粒物（PM）是雾霾的主要成分，主要来源于火力发电厂、工业企业、汽车、生物质燃烧及用于供暖的家庭和工厂的化石燃料。 研究显示：肉眼不可见的颗粒物，尤其是细颗粒物（粒径≤10μm，PM_{10}）和超细颗粒物（粒径≤2.5μm，$PM_{2.5}$），会造成更为严重的健康危害。

这类细小颗粒物的特点是：①不能有效地被现代大气污染控制装置所捕获；②可以通过呼吸系统的自然屏障；③表面可以携带液滴、有毒或致癌的污染物进入呼吸系统，细颗粒物一旦进入肺部深处，就可以造成慢性刺激；④可以诱发哮喘，加重其他肺部疾病，造成肺部肿瘤，影响血液携带氧气和释放 CO_2 的能力，从而造成心力衰竭和增加心脏病患者的死亡率。 而且对于细颗粒物的有害效应尚未观察到损害作用阈值。 故有人认为空气污染是世界大部分发展中国家的突出公共卫生问题，其引发的死亡人数比艾滋病、疟疾、乳腺癌或肺结核造成的总数还要多。

2012 年，中国采用了新的环境空气质量标准，开始建立了国家空气报告系统，包括在 190 个城市建立 945 个网站。 这些自动站每小时通过互联网报表，并专注于 6 种污染物：空气动力学直径 ≤ 2.5μm 的可吸入肺颗粒物（$PM_{2.5}$）、≤ 10μm 的颗粒物（PM_{10}）、二氧化硫

（SO$_2$）、二氧化氮（NO$_2$）、臭氧（O$_3$）和一氧化碳（CO）。 这将有利于控制大气污染，维护人群健康。

一、概述

（一）什么是环境卫生

环境卫生（environmental health）研究人群健康相关的环境问题，尤其是自然环境（natural environment）和生活环境（living environment）对人群健康的影响及其发生、发展规律，旨在改善人类环境、增进人群健康。它既是公共卫生与预防医学的一个重要分支，又是环境科学的有机组成部分，由自然与社会多学科交叉的一门实践性很强的应用学科。

环境卫生以人类及其周围环境为研究对象，阐明环境与人体间的相互作用（环境因素对人体健康的影响或人体对环境因素作用所产生的反应），这是环境卫生研究的基本任务。而环境是指能直接或间接影响人类生存和发展的各种因素构成的一个非常庞大的复杂系统，由多种形态（固态、液态和气态）的各种环境因素（environmental factors）组成。环境卫生将环境分为自然环境与人为环境；根据环境受人类活动影响的情况，环境分为原生环境（primary environment）和次生环境（secondary environment）。前者指天然形成的未受或少受人为因素影响的环境；后者指受人为活动影响形成的环境。存在于这些环境中的环境因素，既有对人体健康有益的因素，也有对人体健康有害的因素。人类既可发挥主观能动性改善环境，避免或减轻恶劣环境条件对人类的影响，也可破坏环境，给人类带来巨大灾难。按属性，环境因素可分为物理因素、化学因素、生物因素三类。物理因素主要包括小气候（microclimate）、噪声、振动、非电离辐射、电离辐射等。小气候是指生活环境中气温、气湿、气流和热辐射等因素，对于机体的热平衡产生明显影响。环境中的化学因素种类繁多，大气、水、土壤中含有各种无机和有机化学物质，有的在含量适宜时是人类生存和维持身体健康必不可少的。但是，大量的化学物质排放到环境中可造成严重的环境污染。生物因素包括细菌、真菌、病毒、寄生虫和生物性变应原（如植物花粉、真菌孢子、尘螨和动物皮屑等）等。正常情况下，空气、水、土壤中均存在大量微生物，对维持生态系统平衡具有重要作用。环境生物种群发生异常变化或受生物性污染，对人体健康就会造成直接、间接或潜在的危害。

环境卫生研究主要内容包括：①人类的健康、生长发育和疾病状态等都是机体与环境相互作用的结果，从分子水平、细胞水平、器官组织或系统生物学水平开展环境与健康关系的基础理论研究，是解决环境卫生问题的基石。②环境因素种类繁多，作用复杂，其对人体健康影响的模式不尽相同。有些环境因素由于对机体作用具有双重性，在浓度适宜时对健康有益，浓度过高或过低则对健康有害。不同污染物的生物学效应多种多样，同一污染物对不同个体也可产生不同的效应，而不同污染物对同一个体有时也可产生相同或类似的效应。通过机体接触污染物的暴露生物标志（biomarker of exposure）、污染物对机体影响的效应生物标志（biomarker of effect）和机体对污染物反应差异的易感性生物标志（biomarker of susceptibility），积极开展环境因素与健康关系的确认性研究，对于阐明环境卫生问题具有十分重要的意义。③随着科学技术的发展及环境卫生研究的深入，有待创建和引进新的研究方法，如代谢组学（metabolomics）、基因组学（genomics）、表观基因组学（epigenomics）等。逐步建立环境污染影响人群健康的预警体系,对于阐明环境污染的健康危害及病因机制,提高人们认识环境与健康关系的水平,有效防控环境污染对人类的健康危害,具有重要的环境卫生学意义。

(二)人与环境的关系及特征

1. 人类环境 人类环境是一复杂体系。自然环境包括自然界存在的各种事物,它们是天然形成的,在人类出现之前已经存在,如阳光、大气、陆地、海洋、河流、各种动植物等。人为环境是经过人类加工改造,改变了其原有面貌、结构特征的物质环境,例如城市、村镇、园林、农田、矿山、机场、车站、铁路、公路等。社会环境是人类通过长期有意识的社会劳动,所创造的物质生产体系、积累的文化等所形成的环境,由政治、经济、文化、教育、人口、风俗习惯等因素构成。这三类环境还可按不同分类依据进一步分类。生态环境(ecological environment)是指生物及其生存繁衍的各种自然因素、条件的总和,是一个庞大体系,由生态系统和环境系统中的各个因素共同组成。生态系统(ecosystem)是在一定空间范围内,由生物群落及其环境组成,借助于物质流、能量流、物种流和信息流所联结的稳态系统。它具有整体性、开放性、自调控、可持续性等特征。生态系统具有自我调节和维持平衡状态的能力。生态平衡是生态系统在一定生态时空内结构和功能的相对稳定状态,它是一种动态平衡。洪水、地震、海啸、森林大火、火山爆发等自然因素,可能短时间内突然使生态平衡遭到破坏甚至毁灭,这类事件发生的频率不高且具有一定的局限性。而人类的生产、生活活动如砍伐森林、污染物排放、农药和化肥的使用等所产生的环境污染物质进入环境,直接或间接影响处于平衡状态的生态环境。总之,自然因素和人为因素均可影响甚至破坏生态平衡,从而对人类健康和生物种群产生严重影响。

2. 人与环境的关系 人体与环境间是相互对立、相互制约又相互依存、相互转化的辩证统一关系。早在两千多年前,我国先人提出了"天人合一""人与日月相应,与天地相参"的观点,认为自然界是人类生命的源泉,自然界的变化可以直接或间接影响人体。人类通过生活活动和生产活动不断地向环境获取物质、能量和信息,促进自身的生存和发展,突显人与环境的统一;同时,又将所产生的废弃物包括死后尸体排放于环境之中,对环境造成污染,体现人与环境的对立。人类与环境之间存在着一种既对立又统一的特殊关系。人类既是环境的产物,在一定意义上讲,也是环境的塑造者,人类的活动不仅不可能无止境地向环境索取,而且不可能永远不加限制地污染环境。在生物进化过程中,生命对环境既相互适应又相互影响,这是人与环境的关系准则。生态平衡遭到破坏,人类不能适应生存环境变化,健康就会受到影响,甚至引发疾病或死亡。

3. 环境对人类影响的特征 进入环境的污染物超过了环境自净能力,造成环境质量下降和恶化,破坏了生态平衡,直接或间接影响到人体健康,这一过程称为环境污染(environmental pollution)。尽管人类对环境变化具有很强的适应性,但是环境异常变化超出了机体自身的调节适应能力,就会引起人体某些功能和结构的改变,甚至导致病理性改变。这种使人体发生病理改变的因素称为环境致病因素(environmental pathogenic factor)。当环境因素作用于人体时,由于暴露水平、暴露时间及个体年龄、性别、生理状况和机体遗传易感性等方面不同,机体可能出现不同的反应。从生理、生化效应到病理效应是个连续的过程,构成了环境因素对人类影响的健康效应谱。众多环境因素中,化学因素是环境卫生研究的重点。许多化学因素对人体健康的影响,除了德国科学家 Paracelsus 所说的剂量决定毒性外,还受到以下几方面影响:①可溶性(solubility):水溶性毒物(常常是无机化合物),可能存在于整个环境中且可进入供水系统。脂溶性毒物(常常是有机化合物),可能在身体组织及细胞累积。②持久性(persistence):许多化学物质如氟氯烃(CFCs)、氯化烃和塑料常常被广泛使用,因为它们在环境中可长期存在。然而这种持久性也意味着它们对人类和野生动物有着长期的健康影响。③生物累积作用(bioaccumulation):与正常所期待结果相比,一些分子高浓度被吸收蓄积在特异器官或组织。④生物放大作用(biomagnification):通过食物链或食物网,环境中某些毒物水平被放大。如长期存在于环境中的脂溶性物质,如农药 DDT、多氯联苯(PCBs)和一些具有放射活性的物质锶-90(^{90}Sr)蓄积在身体的脂肪组织中,这样的化学物质在怀孕或产卵期和哺乳期能够进入子代。⑤化学物质相互作用(chemical interaction):相互作用结果可能减少或增加毒物的有害影响。拮抗作用(antagonistic interaction)可能减少有害影响,如维生素 E 和维生素 A 间相互作用显示机体对某些致癌物质的反应。协同作用(synergistic interaction)增加毒性效应,如石棉暴露的工人增加患肺癌机会达到 20 倍,然而,吸烟的石棉暴露工人患肺癌危险增加 400 倍。暴露化学物质或其他因素所致损害的类型和数量称为反应(response)。急性效应(acute effect)指对暴露立即或快速产生的毒性反应,从头晕眼花到突然死亡。慢性效应(chronic effect)指长期暴露于有害物质所造成的结果,如癌症、慢性阻塞性肺疾病(chronic obstructive pulmonary disease,COPD)及糖尿病等。

我国面临的主要环境问题包括传统、当代和新出现问题并存(表 6-1)。环境污染对人类健康的影响具有广泛性、多样性、复杂性和长期性,阐明这些问题是环境卫生面临的严峻挑战。

表 6-1　我国不同阶段出现的主要环境问题

	环境问题	健康效应	易感人群
传统	固体燃料引起的室内空气污染	慢性阻塞性肺疾病,急性呼吸道感染,肺癌,低出生体重	大多数农村居民(7.4 亿人);35%的城市居民(2 亿人);每年 42 000 人过早死亡
	饮用水安全问题和较差的卫生条件	传染性疾病(如痢疾、甲型肝炎、伤寒、血吸虫病)	超过 40%的农村居民(2.3 亿人);超过 6.2%的城市居民(0.46 亿人)
当代	室外空气污染	心血管疾病、急性呼吸道感染、肺癌、不良出生结局	大多数城市居民(5.8 亿人);居住在工厂或城市附近的农村居民;47 000 人过早死亡(2000 年的数据)
	工业水污染	消化系统癌症(如胃癌、肝癌、食管癌、结肠癌)	受影响的人数未知;消化系统癌症占所有癌症的 11%(大约是每年 954 500 人)
新出现	持久性化学污染物跨国污染	颗粒物和臭氧暴露导致的心血管疾病;汞暴露导致的神经系统损伤	居住在下风向的人群
	气候变化	极端天气如高温、洪涝、火灾、干旱导致的死亡;传染性疾病发病率升高	沿海城市,水资源稀缺地区、人口集中的大城市

二、自然、生活环境与健康

针对环境因素对人体健康影响的特征,综合人类健康相关自然与生活环境因素的差异,环境卫生又分为大气卫生、水体卫生和土壤卫生等。

（一）大气卫生及防护

大气理化性质随着距地面高度不同有很大的变化。大气层自地面向上分为对流层(<20km)、平流层(20~50km)、中间层(50~80km)和热层(>80km)。自然状态下的大气由混合气体、水汽和气溶胶组成，无色、无臭和无味。各组成成分处于动态平衡之中，保持相对稳定状态，氮占78%、氧占21%，其他包括水蒸气(0.01%~4%)、氩Ar(<1%)、CO_2(0.037%)，还有微量其他气体。

大气物理性状如太阳辐射、气象条件和空气离子等异常变化会对人体健康造成影响，如太阳辐射中的紫外线具有形成红斑、色素沉着、抗佝偻病、杀菌和免疫增强作用，过强可导致日光性皮炎、光电性眼炎及皮肤癌等，还可与大气中汽车尾气排放的碳氢化合物形成 O_3 等二次污染物。此外，大气污染与健康的关系是环境卫生研究的重点。

1. 大气污染的来源　大气污染(air pollution)包括自然污染(natural pollution)和人为污染(anthropogenic pollution)。

大部分自然污染(起源于风暴和土壤的各种颗粒物、火山爆发产生的硫氧化物和颗粒物、森林大火产生的碳氧化物、氮氧化物和颗粒物、植物花粉、腐烂植物产生的甲醛和大海中的盐颗粒)扩散快，除了森林大火与火山爆发，它们很少达到有害水平。城市室外大气污染物，大部分来源于使用化石燃料的火力发电厂、工业企业(稳定来源)和各种机动车(流动来源)。相比之下，人为污染来源多且范围广，是环境卫生关注的重点。

2. 大气污染物(air pollutants)的种类　大气中常见的主要污染物种类，见表6-2。

表6-2　主要大气污染物

种类	污染物名称
碳氧化物	一氧化碳(CO)和二氧化碳(CO_2)
硫氧化物	二氧化硫(SO_2)和三氧化硫(SO_3)
氮氧化物	一氧化氮(NO)、二氧化氮(NO_2)、一氧化二氮(N_2O)(NO 与 NO_2 统称为 NO_X)
挥发性有机化合物(VOCs)	甲醛(CH_4)、丙烷(C_3H_8)及氟氯烃(CFCs)
悬浮颗粒物(SPM)	固体颗粒(尘、灰、石棉、铅、硝酸盐和硫酸盐)、液体颗粒(硫酸、多氯联苯、二噁英和杀虫剂)
光化学氧化物	臭氧(O_3)、过氧乙酰硝酸酯(PANs)、双氧水(H_2O_2)和醛类
放射性物质	氡-222、碘-131、锶-90、钚-239
与癌症、出生缺陷和神经系统损害等健康效应有关的有害空气污染物(HAPs)	四氯化碳(CCl_4)、氯甲烷(CH_3Cl)、三氯甲烷($CHCl_3$)、苯(C_6H_6)、二溴乙烯($C_2H_2Br_2$)和甲醛(CH_2O_2)

3. 大气污染对人体健康的危害

(1)急性危害：大气污染物在短时间内大量排入大气环境，大气受到严重污染，暴露人群出现急性中毒甚至死亡，称为急性危害。主要由烟雾事件和生产事故引起。烟雾事件是大气污染造成急性中毒的主要类型。据其形成原因，又分为煤烟型烟雾事件和光化学烟雾事件。生产事故造成的大气污染急性中毒事件，危害十分严重。震惊世界的有印度博帕尔毒气泄漏事件和切尔诺贝利核电站爆炸事件。

（2）慢性危害：大气污染物低剂量、长期、反复作用于人体所引起的危害称为慢性危害。包括影响呼吸道功能、机体免疫力下降、引起变态反应，以及多种有毒元素（如锌、铅、镉、铬、氟、砷和汞等）可能与肺癌、心血管疾病（心脏病、动脉硬化、高血压）、中枢神经系统疾病、慢性肾炎等有关。

（3）间接危害：大气污染引发的温室效应、臭氧层破坏和酸雨等可对人类造成间接危害。大气污染还可影响居民的能见度和生活卫生条件。

4. 常见有害大气污染物及健康效应

（1）一氧化碳（CO）：无色、无味气体，危害人和吸氧动物，是由含碳燃料的不完全燃烧造成的。主要来源于吸烟和化石燃料不完全燃烧，约77%（城市95%）与机动车排放的尾气有关。健康效应：与红细胞中血红蛋白反应且减少血供氧给机体组织和细胞的能力，影响知觉和思维，引起头痛、嗜睡、头晕眼花、恶心，可能促发心脏病和心绞痛，影响胎儿、婴幼儿和青少年生长发育，加重慢性支气管炎、肺气肿和贫血。高浓度引起衰竭、昏迷、脑细胞不可逆损伤、死亡。

（2）二氧化氮（NO_2）：红褐色刺激性气体，赋予光化学烟雾淡褐色。大气层中可转变成硝酸（HNO_3），成为酸雨的主要成分。主要来源于机动车（49%），以及火力发电和工业企业（49%）燃烧化石燃料。健康效应：肺刺激和损伤、加重哮喘和慢性支气管炎、增加呼吸道感染易感性如流感和着凉（感冒）。环境影响：降低能见度、HNO_3引起酸雨，破坏树木、土壤、湖中水生生命。特征性损伤：HNO_3能腐蚀金属、石头、建筑物、雕塑和纪念碑；NO_2能损坏纺织物品。

（3）二氧化硫（SO_2）：无色刺激性气体。来源于含硫化石燃料如煤和石油的燃烧。在大气中可转化成硫酸（H_2SO_4），这是酸雨的主要成分。主要来源：火力发电厂（88%）和工业企业（10%）燃煤。健康效应：健康人呼吸损伤，哮喘者气道收缩，慢性暴露引起永久性损伤如慢性支气管炎。WHO认为起码有62 500万人暴露于化石燃料产生的SO_2。环境影响：降低能见度，硫酸形成的酸雨可破坏树木、土壤、湖中水生生命。特征性损伤：SO_2和H_2SO_4能腐蚀金属，建筑物中的石头、雕塑和纪念碑；SO_2能损坏绘画、纸张和皮革。

（4）悬浮颗粒物（SPM）：各种颗粒物和液滴（气溶胶），悬浮在空气中，大颗粒悬浮时间短而小颗粒悬浮时间长，导致烟雾、灰尘与雾霾。主要来源：火力发电厂和工业企业燃煤（40%），交通运输（17%），还有农业生产、铺路和各种建设过程。健康效应：鼻喉刺激，肺损伤和支气管炎，加重支气管炎和哮喘，缩短寿命。毒性颗粒物（如铅、镉、多氯联苯和二噁英）能够引起突变、生殖影响和癌症。环境效应：降低能见度，所载有害物质可破坏树木、土壤、湖水中的水生生命。特征性损伤：腐蚀金属和土壤，使建筑、纺织品、纤维和绘画脱色。

（5）臭氧（O_3）：活性高的刺激性气体，气味难闻，是对流层内光化学烟雾的主要成分。主要来源：汽车和工业产生的VOCs发生的化学反应，并与氮氧化物形成光化学烟雾。健康效应：导致呼吸困难，咳嗽，眼鼻咽喉刺激，加重慢性疾病如哮喘、支气管炎、肺气肿和心脏病，对感冒和肺炎抵抗力下降，加速肺组织退化。环境效应：O_3能破坏植物和树木，降低能见度。

（6）铅（Pb）：有毒金属及其化合物，以颗粒物形式存在于空气中。主要来源：油漆（老房子），金属冶炼，铅制造业，蓄电池，含铅汽油。健康效应：可在体内蓄积，造成大脑和神经系统损伤、精神迟钝(尤其是儿童)、消化影响,含铅化合物引起实验动物癌症。环境效应:能够危害野生动物。

5. 室内空气污染与健康　现代人类70%~98%的时间是在室内或汽车内度过的,尤其是老、幼、病、残等脆弱人群,暴露于室内空气污染的健康风险比室外大气污染大得多。重要的室内空气污染物如表6-3所示。室内有多达11种污染物的水平是室外的2~5倍,某些情况高达100倍;含有毒素和重金属如铅和镉的细颗粒物室内比室外高60%;室外使用的几种农药(如氯丹)室内浓度比室外高10倍(一些来源于含农药灰尘的鞋);汽车内污染水平可能是汽车外的18倍。

表6-3　室内空气中主要污染物的种类、来源及危害

污染物名称	主要来源	相关危害
CO	故障炉灶、不通风的煤气灶、电热油汀和烧木材灶	头痛、嗜睡、心律不齐甚至死亡
NOx	煤气灶、电热油汀和烧木材灶	肺刺激、儿童感冒和头痛
甲醛	家具、板材、碎木板和泡沫隔热材料	眼、喉、皮肤和肺刺激,恶心及眩晕
B(a)P	吸烟和烧木材灶	肺癌
石棉	管道绝缘材料、乙烯树脂天花板和地板砖	肺部疾病和肺癌
吸烟	烟草	肺癌和心肺疾病
二氯甲烷	脱漆剂和稀释剂	神经系统紊乱和糖尿病
苯乙烯	地毯和塑料制品	肝、肾损害
三氯乙烷	气雾剂喷雾	眩晕和不规则呼吸
四氯苯	衣服干洗液	神经系统紊乱、肝肾损害、可能与癌症有关
	空气清鲜剂和卫生球	癌症
氯仿	氯化消毒水热淋浴	癌症
氡-222	地基和饮水中放射活性物质	肺癌

美国每年有3000多位癌症患者可能是由室内空气污染引起的。风险最大的人群是:吸烟者、婴儿及5岁以下儿童、老人、孕妇、患有心肺疾病者及工厂工人。人在建筑物内出现眩晕、头痛、咳嗽、打喷嚏、恶心、眼刺激、慢性疲劳和流感样症状,即病态建筑综合征(sick-building syndrome)。新建筑比旧建筑引起的病态建筑综合征更为严重。室内3个最危险的空气污染物是吸烟、甲醛和放射性活性氡-222(^{222}Rn)。引起大部分人健康问题的是甲醛,它是一种无色且具有刺激性的气体,广泛应用家具、装修材料和胶料中。许多人每天暴露于低水平室内甲醛,出现慢性呼吸性疾病、眩晕、出疹、头痛、咽喉痛、眼鼻刺激、喘鸣和恶心。

6. 大气卫生防护　大气污染程度受到多种自然因素和社会因素影响,如法律制度、工业布局、能源结构、交通运输、人口密度、气象、地形和植被等。因此应采取综合防制措施开展大气卫生防护。在加强相关立法的基础上,规划措施包括合理安排工业布局与结构、完善城市科学规划与绿化及居住区内各种污染源控制;工艺防护措施包括改善能源结构与降低能耗、控制机动车尾气污染及更新生产工艺以减少废气(颗粒物和气态污染物)排放;室内空气污染防治主要在于开门开窗以通风,增加室内新风量,改善室内空气质量;加强个人防护。

（二）水体、饮用水卫生及防护

水不仅是构成自然环境的基本要素,而且是生命的摇篮,是构成机体的重要成分,是各种生命活动所必需的基本物质。水孕育了生命,与人类生存和发展密切相关。尽管水占地球表面积约70%,但可利用的淡水仅占总储水量的0.2%,且分布不均。我国是一个贫水国家,约为世界人均水资源的1/4。我国居民生产生活用水量大,同时,工业废水和生活污染加剧了水资源紧缺的矛盾,是我国经济发展与居民健康生活面临的严峻挑战。地球上天然水源分为降水、地面水和地下水,含有溶解性物质、胶体物质和悬浮物质,这些物质的相互作用决定了天然水的特性。

1. 水污染的来源　水污染(water pollution)是指人类生产、生活活动排放的污染物进入水体,使水质发生了物理、化学或生物学变化,危害人体健康、影响水的使用价值。尽管自然因素也能影响水质,但水污染主要是指人为污染。

水体污染来源于工业废水、生活污水、农业污水及其他受雨水淋洗后进入地表径流而造成的水体污染。通过管道、水沟、下水道等某些特定位置和方式将污染物排入地面水体,称之为水体点源污染(point source pollution),例如工厂、污染处理厂(污染物处理不彻底)、地下采矿、油罐车都会引发水体点源污染。因为点源污染发生在特殊的地方,它们很容易被确认、监测和治理。大部分发达国家严格控制许多有毒化学物质排放到水体,相对于此,发展中国家则很少控制。难以确认单一排放地点的称为非点源污染(nonpoint source pollution)。它们通过径流、地下水流和大气污染沉降造成大面积污染,例如酸雨、化学物从农田里、禽畜饲养场、被砍伐的森林,以及城市街道、草坪、高尔夫球场和停车场径流至地表水体。来自农业生产的非点源污染包括空气沉积物、化肥、粪便、灌溉水中溶解盐和农药。约64%的污染进入河流,57%进入湖泊。非点源水体污染难以控制。

2. 水污染种类　水体污染物种类繁多,按属性分为物理性、化学性和生物性污染物。表6-4列出了水体污染物的种类、主要来源和可能的危害。

表6-4　主要水体污染物种类、来源及危害

种类	实例	主要来源	相关危害
需氧污染物	有机污染物如动物粪便及植物残留物,它们能够被需氧菌分解	城市污染、动物饲养场、造纸厂、食品加工厂	通过消耗水中溶解氧从而使水质变差,使水生生命死亡
无机化学物	溶解入水的酸、有害金属复合物如铅、砷和硒,以及盐如海水中 NaCl 及土壤中的氟化物	地面径流、工业和生活污水排放	水体不能用做饮用和灌溉;引起皮肤癌,损害脊髓,颈部损伤,神经系统、肝肾受损;危害鱼类及其他水生生命;降低农作物产量;加速金属腐蚀
有机化学物	石油,天然气,塑料,杀虫剂,清洁剂,消毒剂	工业污染排放,家用清洁剂,农田和庭院地面径流	神经系统损伤(一些农药),生殖损害(溶剂),癌症(天然气、石油和溶剂),危害鱼类和野生生命
植物营养素	含有氮(NO_3^-)、磷 PO_4^{3-} 和氨(NH_4^+)离子的水溶性化合物	城市污水、粪便、农业和城市化肥径流	藻类及水生植物大量生长、死亡、腐烂,消耗水中溶解氧,鱼类死亡;水中过量硝酸盐降低血液携氧能力,致死胎儿及婴儿("蓝婴综合征")

续表

种类	实例	主要来源	相关危害
沉积物	土壤、泥沙、淤泥	土壤退化,水土流失	水变浑减少光合作用,危害水生食物网;携带杀虫剂、细菌和其他有害物质,破坏鱼类觅食及产卵生存环境;堵塞湖泊、河流和港口
放射性物质	碘、氢、铀、铯和钍的同位素	核电站,采矿,核武器生产,自然来源	遗传突变,流产,出生缺陷,癌症
热污染	过热的水	发电厂及其他工业企业的冷却水	降低溶解氧水平,使水中有机体对疾病、寄生虫和有毒化学物质更加易感;鱼类热休克

3. **水污染对人体健康的危害** 当病原体污染水体后,可引起介水传染病(water-borne communicable diseases)。通过饮水污染传播的常见传染病有细菌引起的伤寒、霍乱、细菌性痢疾和肠炎;病毒引起的传染性肝炎;寄生虫原虫引起的阿米巴痢疾和贾第鞭毛虫病;寄生虫蠕虫导致的日本血吸虫病。水体富营养化(eutrophication)后,藻类产生的藻类毒素可引起人体中毒、甚至死亡。而水中化学污染物质能使人群发生急、慢性中毒、公害病(public nuisance disease)或诱发癌症。

4. **生活饮用水与健康** 人体体温调节、营养物质运输、代谢产物排泄等生理生化活动都需要水参与才能够完成。饮用水资源的缺乏和污染已经成为我国乃至世界面临的重要问题,也将严重影响居民的身体健康。

据 WHO 报告,人类疾病 80% 与水相关。水质受污染的机会很多且污染物成分复杂。我国饮用水中生物性污染和化学性污染并存,但以生物性污染为主,尤其是农村地区,是肠道传染病暴发流行的主要原因。虽然饮用水化学性污染不占主导地位,但化学性污染对人体健康的影响较为严重。我国经济快速发展与水质污染危害不断增加密切相关,已经成为我国的公共卫生问题之一。

为去除水源水中各种杂质,保障饮用水安全,经过净化和消毒处理的水,能够达到生活饮用水卫生标准的要求。常规处理过程包括混凝沉淀→过滤→消毒,以去除原水中的悬浮物质、胶体物质和细菌等。当然,若原水中含有锰、铁、氟、藻、溴等,则需要对原水进行特殊深度处理,才能供居民使用。

我国使用含氯消毒剂对原水进行消毒过程中,所形成的消毒副产物在动物实验中显示出"三致"毒性、生殖毒性和神经毒性作用。因此,饮用水氯化消毒副产物对人体健康的潜在危害,已成为人们最关注的饮用水卫生问题。

5. **水污染防治** 为了确保居民健康,必须防止水体污染,积极开展生活饮用水水源的卫生防护。首先应推行"清洁生产",开展污染源头治理;第二采用新技术、新工艺、新设备开展工业废水的处理和利用;第三采用多种方法处理和利用生活污染;第四选择生活饮用水水源时,应遵循的原则是:①水量充足;②水质良好;③便于防护;④技术经济合理,确保净化和消毒处理后的水满足生活饮用水卫生标准。

（三）土壤卫生及防护

土壤(soil)是陆地表面的疏松部分,由岩石风化和生物作用而成。土壤是人类生存和发展的物质基础,是无机界与有机界的枢纽,既是食物链的首端,又是处理和容纳许多有害废弃物的场所。一旦土壤污染,就会影响土壤中的动、植物,可通过空气、水,尤其食物链(网)进入人体、危害人类健康。土壤污染(soil pollution)指人类生产生活活动中产生的有害物质进入土壤中,如超过一定限量,就会直接或间接地危害人类健康。土壤污染比大气污染和水体污染复杂得多。土壤污染具有隐蔽性、累积性、不可逆转性和长期性。土壤对机体健康影响以慢性危害、间接危害为主。

1. 土壤污染　土壤污染的来源复杂多样,主要包括工业污染(如"三废")、农业污染(如农药、化肥)、生活污染(如生活垃圾、粪便和污水)、交通污染(如汽车尾气沉降)、自然灾害(如火山爆发)对土壤的污染和新型污染(如电子垃圾)。土壤污染物种类很多,有物理、化学和生物污染。污染物污染土壤的方式包括水型污染(主要是工业废水和生活污水)、气型污染(大气污染物沉降)和固体废弃物污染(主要工业废渣)。

2. 土壤污染对健康影响　重金属是土壤污染中比较突出的污染物,土壤污染中具有显著生物毒性的有汞、铊、镉、铅及类金属砷。含镉废水灌溉农田,致使土壤镉污染,从而造成稻米中镉含量增加,长期食用可致慢性镉中毒,历史上发生在日本的痛痛病(itai-itai disease)就是如此,是土壤镉污染危害健康的典型实例。土壤中持久性的农药残留和农药滥用,通过食物链和生物浓缩作用(bioconcentration),可对人体健康造成影响,如急性、慢性中毒和"三致"作用等。近年来,电子垃圾增加快速,拆解区形成了以重金属和POPs高污染为主的暴露环境,包括土壤污染,进而是水和食物污染。研究显示:暴露区新生儿死亡率、低出生体重率和早产率明显增加,暴露区居民的生殖生育功能受到显著影响。尽管如此,生物性污染仍然是当前主要的土壤污染,对人体健康的影响主要有肠道传染病、寄生虫病、破伤风等。

3. 地质环境与健康　土壤形成过程中,由于各种因素作用,地球表面土壤中元素分布不均,一些地区的空气、水和土壤中某些或某种化学元素过多和过少。当地居民从环境中摄入的这些元素过多或过少,从而导致某些特异性疾病,称为生物地球化学性疾病(biogeochemical disease),又称地方病(endemic disease)。我国主要的生物地球化学性疾病有碘缺乏病(如地方性甲状腺肿)、地方性砷中毒和地方性氟中毒等。此外,还有具有明显地区性的克山病和大骨节病。

4. 土壤污染防护　土壤卫生防护的关键在于对工业废渣的处理、垃圾和粪便的无害化处理、工业废水和生活污水处理,以及合理施用农药和化肥。

（四）其他

家用化学品(household chemicals)是指用于家庭日常生活和居住环境的化工产品,包括用于办公室和公共场所的化学制品。广义的家用化学品是指除职业环境以外,用于人们的日常生活、学习、办公、交通等活动过程的化学产品,包括化妆品、洗涤剂、化学消毒剂、黏合剂、涂料、家用杀(驱)虫剂和生活中使用的化学纤维制品、汽车护理产品等。因此家用化学品已构成人们居住、生活等活动场所的重要环境因素。我国家用化学品的工业生产迅速发展,进入人们日常生活和居住环境的化学品品种和数量不断增多,这些产品的使用,方便、丰富、美化了人们的生活及其环境。如化妆品的使用可在干燥、寒冷或强紫外线照射的环境条件下保护人体的肌肤,洗涤剂的使用大大改善了人们日常生活的卫生条件,杀(驱)虫剂则在杀灭疾病传播虫媒,控制传染病的传播中发挥了巨大作用。另一方面,这些化学品的使用增加了人们接触化学物质的机会。

家用化学品在日常生活中已广泛渗透到人们的衣、食、住、行,遍及生活的方方面面。然而,家用化学品具有使用分散、需求量大、暴露人群广泛(包括各年龄段)和暴露时间长等特点。各种家用化学品因其使用的目的、方式、范围的不同,可通过不同途径与人体接触,使用卫生质量不合格的产品会对健康造成危害。因此,家用化学品的卫生管理与监督是环境卫生工作的重要内容之一。

（金永堂）

第三节　营养与食品安全

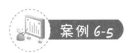 **案例 6-5**

硒缺乏-克山病

克山病（Keshan disease）是我国特有的一种病因尚未完全明了的地方性心肌病。 1935 年冬天, 克山病在黑龙江省克山县第三次大流行, 人口数仅为 286 人的张云圃屯（今西城镇光荣村）在一个冬天死亡 73 人, 其中仅 11 月和 12 月就死亡 57 人。 克山病如同瘟神一样笼罩着各克山病地区, 每当进入高发季节, 常见尸横遍野, 老百姓四处逃生, 出现"无人屯""光棍村", 到处是土地荒芜、生产凋敝的凄凉景象。

克山病的靶器官是心脏, 是一种以多发性灶状心肌坏死和纤维化为主要病变的心肌病, 临床体检可见患者心脏不同程度扩大、心律不齐和心电图改变等, 严重的病人表现出心源性休克和心力衰竭。 克山病分布在我国从东北到西南的 15 个省和自治区的农村, 即黑龙江、吉林、辽宁、内蒙古、河北、河南、山西、山东、陕西、甘肃、西藏、湖北、贵州、四川、云南。 据 2000 年统计, 约有 1.2 亿人受克山病威胁。

新中国成立后, 克山病的危害引起了各级党组织和政府的高度重视, 派出多个调查组和研究组。 经过艰苦的现场调查和多年的研究, 发现克山病病人内、外环境均处于低硒状态, 且口服亚硒酸钠能够有效预防克山病, 这两方面的发现为人体低硒状态是克山病发病主要因素的认识奠定了基础。 克山病病区的食物硒含量低, 是导致该地区人群缺硒的主要原因。 食用含硒丰富的食物明显降低该地区人群的克山病发病率。 在粮食流动不再成为问题的今天, 克山病的发病率大大降低。

我国营养学家在低硒地区进行了为期 8 年的硒的需要量和安全量研究, 提出人体硒最低需要量、生理需要量和安全摄入量值。 这些数值是中国营养学会、世界卫生组织（WHO）/联合国粮食与农业组织（Food and Agriculture Organization，FAO）/国际原子能机构（International

Atomic Energy Agency，IAEA）专家委员会、美国、欧洲和澳大利亚等相应机构制定膳食硒推荐摄入量和安全量的依据。

硒缺乏-克山病案例给我们的启示：食物是营养素的载体，人体的生长发育以及维持健康需要从食物中摄取不同的营养素以满足人体生长发育和健康的需要；营养素的缺乏会引起相关疾病，甚至是致命的。 食物中营养素水平受环境的影响，特别是种植环境的影响。

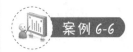
案例 6-6

奶粉中非法添加三聚氰胺的食品安全事件

2008 年 9 月 8 日，甘肃《兰州晨报》等媒体首先报道"毒"奶粉事件。 16 日，国家质检总局公布：三鹿、伊利、蒙牛、雅士利等 22 家奶粉中检出三聚氰胺超标，其中三鹿奶粉中添加的三聚氰胺含量最高。 三聚氰胺在装饰板等行业有广泛的应用，但对动物和人体的生殖、泌尿系统有危害。 长期或反复大量摄入三聚氰胺可能对肾与膀胱产生不利影响，导致结石的发生。 因此，三聚氰胺不能作为食品原料和食品添加剂。

检测乳及乳制品的品质，蛋白质含量是重要的评价指标之一。 国内常用凯氏（Kjeldahl）定氮法作为蛋白质含量的检测方法，而三聚氰胺含氮量高（约 66%），成本低，溶于水后无色无味，在乳与乳制品中掺杂三聚氰胺，可以提升乳制品的蛋白质含量检测结果，且不易被发现，因此不法商人非法添加三聚氰胺以提高乳品蛋白质的检测值。 三鹿牌婴幼儿配方奶粉三聚氰胺污染事件波及面广，除婴幼儿配方奶粉外，还涉及含乳食品。 事件的发生导致 29.4 万婴幼儿泌尿系统异常，其后果也严重影响了我国食品工业的发展，教训是十分惨痛的。

三聚氰胺事件给我们的启示：食物生产过程中可产生危害健康的有害物质，后者可引起人群健康损害的食品安全重大事件。 在我国，食品生产过程中人为添加的有害物质事件不断出现，反映了我国在食品安全监管、职业道德诚信、企业自身管理等方面存在较多的问题，需要政府部门和业内专家认真思考，吸取教训，加强管理。

一、概述

"民以食为天"，其含义不仅强调了粮食生产的重要性，而且还指出科学饮食是强国强民的大事。我国人群面临的挑战包括营养缺乏和营养过剩两方面问题。过去以营养缺乏为主，而在物质丰富的今天，营养过剩导致营养相关的慢性代谢性疾病如肥胖症、高脂血症、高血压、冠心病、脂肪肝等疾病的发病呈井喷式发展。

食物是人类生存的基础，人类必须从食物中获得营养物质以满足机体生长发育和维持健康的需求。营养学（nutrition）是一门研究食物中所含营养成分及人体对这些营养成分的摄取、消化、吸收来维持和促进健康的规律和机制，并采取具体的、宏观的、社会性的措施来改善人体健康的科学。传统营养学的主要任务是研究食物中的营养素及其他生物活性物质对人体健康的生理作用和有益影响。研究范围主要包括食物营养学、人类营养学和公共营养学等分支学科。随着社会、经济和科学的发展以及疾病谱的变化,近十多年来,营养学在宏观和微观两方面都得到扩展和深入。2005年国际营养科学联盟(IUNS)发布的Giessen宣言以及同年9月第18届国际营养大会均提出了"新营养学"(new nutrition science)的概念。新营养学特别强调营养学不仅是一门生物科学,而且还是一门社会科学和环境科学,其研究内容不仅包括食物和营养的基础研究和对人体健康功效的应用研究,还应该包括与食物营养、人类生存及健康相关的社会、经济、文化等因素之间的相互关系与相互作用的研究。因此,新营养学比传统营养学的内容更加广泛和深入,与食品科学、生物学、基础医学、临床医学、预防医学、化学和社会学等学科密切相关。

食品卫生学是研究食品中可能存在的、危害人体健康的有害因素及其对机体的作用规律和机制,并在此基础上提出具体、宏观的预防措施,以提高食品卫生质量,保护食用者安全的科学。由于我国的营养学学科体系一直沿用前苏联的模式,营养学与食品卫生学整合在一起。随着科学不断进步和学科的发展,要求食品无毒、无害的食品安全概念涵盖了食品卫生学的范畴,因此食品卫生学研究食物中有害成分与健康的关系逐渐演变为食品安全研究内容的一部分。食品安全关注食物(品)从生产到餐桌的全过程,同时也从预防的角度,如食品风险评估、相关政策法规的制定、监管过程等大大扩大了食品卫生学的内容。

因此,营养与食品安全学,不仅要关注食物中营养物质的功效和作用机制,也要关注食物(品)生产过程中产生或人为添加的有害物质对人体健康损害的影响,以及如何通过社会管理和立法途径使得人体摄入合理而安全的营养和食物,避免出现食品安全问题,从而促进我国居民的健康水平,对预防疾病,降低慢性非传染性疾病(以下简称"慢病")的发病率,促进我国社会进步、科学发展、提高生产力水平具有重大的科学意义和现实意义。

二、营养学科各个分支学科

本部分内容将从食物营养、基础营养、公共营养、特殊营养、临床营养、营养与慢病防治等几方面,进一步阐述营养学科各个分支学科的特点。

(一)食物营养

人体需要营养素来维持机体的生长发育和生命功能,而人类所需要的营养素来自食物,即食物是人类生存的基础,食物可视为提供人类生存的营养素的载体。人体需要不同的营养素,但是不同食物含有的营养素或营养物质不尽相同,有的差别还相当大,即每一种食物都有其独特的营养价值。这就要求人类摄入不同的食物来满足机体对营养素的需要,这就是我们提倡的平衡膳食和食物多样性的重要性所在。

食物是各种营养素和活性物质的主要来源,食物种类繁多,按其来源可分为两大类,即植物性食物(及其制品)和动物性食品(及其制品)。进一步可把食物分为5类:①谷类及薯类:谷类包括米、面、杂粮等;薯类包括马铃薯、甘薯、木薯等;主要提供糖类、蛋白质、膳食纤维及B族维生素。②动物性食物:包括肉、鱼、奶、蛋等,主要提供蛋白质、脂肪、矿物质、维生素A、维生素D以及B族维生素。③豆类和坚果:包括大豆、其他干豆及花生、核桃、杏仁等坚果类,主要提供蛋白质、脂肪、膳食纤维、维生素E和B族维生素。④蔬菜、水果和菌藻类:主要提供膳食纤维、矿物质、维生素C、胡萝卜素、维生素K及有益健康的植物化学物。⑤纯能量食物:包括动植物油、淀粉、食用糖和酒类,主要提供能量。

食物的营养价值除了受到食物种类的影响外,在很大程度上还受到食物加工、烹调以及贮藏的影响。因此,应采用合理的加工、烹调、贮藏方式来最大限度地保存食物中的营养物质,以提高食物的营养价值。

（二）基础营养

基础营养主要是研究食物中的营养素被机体消化吸收,并在体内代谢,发挥其生理作用,以维持正常的生理功能、生物化学功能和免疫功能,以及生长发育和新陈代谢等生命活动。此外,人体每天劳动、运动所消耗的能量也必须由食物供给。

人体所需的营养素有蛋白质(protein)、脂类(lipids)、糖类(carbohydrate)、矿物质(minerals)和维生素(vitamins)五大类。每类营养素又分成许多种成分,如脂类包括脂肪和类脂,维生素包括脂溶性维生素和水溶性维生素等。这些营养素各自具有独特的生理功能,但在参与人体新陈代谢的过程中密切联系、相互促进,同时又相互制约,共同调节人体的生命活动。

人类已经基本阐明了影响机体生长发育的主要必需营养素和非必需营养素。目前,已经初步明确5类营养素的分类、理化特性、消化、吸收、代谢、重要生理功能以及促进生长发育和健康的作用。但随着对健康和慢病认识的深入,部分必需营养素可能具有的重要的新的生理功能还有待于进一步深入研究,如近年来对维生素D、叶酸等营养素的健康促进作用均有了新的认识。因此,部分营养素的生物利用、需要量和生物学作用均需要重新认识并展开深入探讨。

除了营养素以外,食物中另外一类物质称为食物活性成分,这类物质包括:类胡萝卜素、植物固醇、皂苷、芥子油苷、多酚、蛋白酶抑制剂、辅酶Q_{10}、肉碱、半胱氨酸、牛磺酸等。这些活性物质的特性、消化、吸收、代谢、需要量和推荐摄入量、对重大慢病的防治功能以及与其他营养素之间的相互作用与平衡关系并不明确,都需要进一步的研究。

肠道菌群是人体内最复杂和种群数量最多的共生微生物生态系统,无论是在健康还是疾病状态下,人体的代谢都不可避免地受到肠道菌群结构变化的影响。人体摄入的食物首先要经过胃肠道的代谢,部分经过肠道细菌的代谢,细菌产生的代谢物近年来被认为与健康和慢病密切相关。正因为如此,肠道微生态和营养膳食物质的相互作用被认为是影响膳食与健康的重要因素。因此,研究肠道微生态与膳食物质之间的相互作用对防治慢病具有重要的意义。

近几十年来,基因和环境相互作用对健康和疾病的影响已经成为生命科学研究的热点和重点。在相同的环境中,不同的个体对同一膳食营养因素的反应不同,患病的危险性差异很大。人类大约30%的基因存在多态性,导致了不同个体对营养素吸收、代谢与利用的差异,并最终引起不同群体或个体对营养素的反应不同,对膳食营养素的需要量不同。因此阐明这些不同个体营养膳食与健康及疾病的关系,将为推进慢病个体化的营养膳食防治策略提供思路。

（三）公共营养

公共营养学是基于人群营养状况,有针对性地提出解决营养状况措施的学科。它通过营养调查、营养监测等方式发现人群中存在的营养问题,并运用营养科学的理论和研究成果及时改善人群中存在的营养问题。公共营养的主要内容是进行营养调查、社会营养监测、制定适合我国居民的膳食营养素参考摄入量(DRIs)、膳食指南、建立膳食质量评价的方法、制订和修订以改善营养问题为目标的营养政策、对消费者和营养部门进行营养宣传和咨询,使营养科学在社会实践中造福于民。

1. 膳食营养素参考摄入量的修订　　膳食营养素参考摄入量(dietary reference intakes,DRIs)是为了保证人体合理摄入营养素,避免缺乏和过量而提出来的每日平均膳食营养素摄入的一组参考值。它的制定既是公共营养策略的重要方面,也是其他公共营养的基础。人体需要从每天的饮食中获得合理的营养素,因而必须科学地安排每日膳食以摄取适宜的营养素。为了帮助个体和群体安全地摄入各种营养素,营养学家和营养工作者要根据有关营养素需要量的知识,制定适用于各年龄、性别、劳动状态及生理状态人群的膳食营养素参考摄入量,并随着科学知识的积累及社会经济的发展,不断对其进行丰富和更新。

2. 膳食结构和膳食指南　　膳食结构是公共营养所关注的问题之一,它是指膳食中各类食物的数量及其在膳食中所占的比重。膳食结构既反映了人们的饮食习惯、生活水平高低,也反映出一个国家的经济水平和农业发展状况,是社会经济发展的重要特征。膳食指南(dietary guideline)是由营养健康权威机构为某地区或国家的普通民众发布的指导性意见,以营养学原则为基础,结合本国或本地的实际情况,以促进合理营养、改善健康状况为目的,教育国民如何明智且可行地选择食物和调整膳食。

3. 营养调查　　营养调查(dietary survey)与评价是公共营养的主要工作内容和方法之一,是营养工作者进行科学研究工作的依据,也是农业、食品工业制订发展计划的依据。营养调查的目的在于检验不同地区、各年龄组人群的膳食结构和营养状况;了解食物不足和过度消费相关的问题;发现与膳食营养素有关的营养问题,为进一步监测或发现病因提供新的依据;评价和预测居民膳食结构和营养状况的发展及其趋势;为与营养有关的综合性或专题性研究提供基础资料;为国家制定政策和社会发展规划提供信息。

4. 营养监测　　营养监测(nutritional surveillance)侧重于从环境条件与社会经济条件两方面调查人群的营养状况,探讨从政策上、社会措施上改善人们营养状况的途径。作为公共营养的主要工作内容和方法,营养监测不同于营养调查,它是宏观的营养信息分析和对社会性营养措施的制订与推行情况的了解。

5. 食物营养计划与营养改善　　社会和经济发展的主要目的是解决温饱问题、改善营养状况和提高生命质量,如针对边远地区人群某些营养素缺乏所研发的强化食品项目就是重要的营养改善措施之一。

6. 营养教育　　营养教育是营养学的实践活动,它是通过营养信息的交流,帮助个体和群体获得食物与营养知识,培养健康生活方式的活动和过程。

（四）特殊营养

不同生理阶段的人群由于营养代谢存在差异,其营养需求也不相同,主要体现在孕妇、胎儿、婴幼儿和老年人群。此外,特殊环境(如高温、航空、高原以及环境污染)对人体的营养代谢具有较大的影响,如何满足这类人群的营养需求和维持健康也是营养学研究的重要内容。

1. 孕期营养　　胎儿是人生的特殊阶段,其生长发育依赖于母亲,孕妇营养状况的优劣对胎儿的发育无疑起着至关重要的作用。另外,胎儿期营养的不合理会引发胎儿结构、生理和代谢的适应性或永久性改变,称为"程序"变化,被认为是成年人慢病的始发因素。加强孕产期的合理膳食是保证胎儿健康发育、降低其成年后慢病发生的关键措施。

2. 婴幼儿营养   婴幼儿(0~3岁)时期,身体的各个器官正处在生长发育的重要阶段。相对于成年人,婴幼儿生长发育的速度快,需要的营养物质的量更多。母乳是婴儿最适宜的天然食物,保证哺乳期妇女的合理营养不仅有利于母体健康,更有利于婴儿生长发育。近年来,全球都在大力推广婴儿的母乳喂养,但由于各种原因导致母亲不能用母乳喂养婴儿时,应采用其他动物乳,如牛乳、羊乳或其他代乳品喂哺婴儿的方法。对母乳喂养和人工喂养的婴儿要有计划地添加辅食,重视 6~24 月龄婴幼儿的辅食喂养与营养补充,加强配方奶粉及辅助食品的标准制定及婴幼儿辅食营养补充的人群研究及产品开发。为患有特殊代谢紊乱、疾病或特殊医学状态下(如早产儿、低出生体重儿等)出生的婴儿,制定相应的特殊医学用途婴儿配方食品标准,并研发相关产品。

3. 老年营养   随着社会经济和医疗卫生条件的改善,人均寿命不断延长,老年人口比例逐年增高,我国已逐步进入老龄化社会。在进入老年期后,人体不可避免地出现基础代谢率下降、组织代谢功能降低、器官功能衰退等现象,同时老年期也是各种慢性疾病的高发期。因此,应针对老年人的生理特点,开展老年人营养监测与膳食引导,科学指导老年人补充营养和合理饮食。

4. 特殊环境营养   以环境、营养膳食与机体的关系为研究对象,主要关注特殊环境(高、寒、热、辐射)、特殊职业(运动、航空、航天)以及环境暴露(工厂有毒有害因素、雾霾)对人体生理和代谢作用的规律与机制,营养膳食与机体对环境因素的反应、适应及耐受能力的关系,从营养膳食方面保障这些特殊人群的健康,并根据特殊情况下机体对营养膳食的需求,制定合理膳食的原则和膳食营养素供给量标准,开发出适合特殊环境的营养保健食品。

（五）临床营养

临床患者往往会出现机体营养失衡,而营养不良则会明显影响疾病的预后。临床研究已证实,在疾病的治疗过程中,仅以手术、药物等治疗手段是远远不够的。如果缺乏有效的营养支持,病人将面临营养不良、恶病质和严重感染的风险,使治疗效果功亏一篑。临床营养在全球范围内的广泛开展和应用,大大降低了病人的死亡率,提高了治愈率。如全肠外营养(total parenteral nutrition,TPN)方法挽救了大量肠功能衰竭病人的生命,也使得全小肠切除的病人得以继续生存。

临床营养是营养学的重要组成部分。随着医学和营养学的发展,临床营养不仅是疾病的营养治疗和营养缺乏病的治疗,其内涵已经覆盖了营养在病因、病程、治疗、康复诸方面的综合作用。目前,临床营养关注于疾病发生的营养相关因素、疾病状态的营养素代谢规律、住院病人的营养评价、营养支持途径、如何提高病人对营养治疗的依从性、个体差异对营养治疗效果的影响、营养治疗相关的疾病负担、新食品资源及植物化学物在疾病治疗和康复中的作用,以及特殊医学用途膳食的开发和应用等。

（六）营养与慢病防治

营养因素在慢病的预防以及疾病治疗和预后中起着至关重要的作用。随着生活水平的提高,人们的膳食结构逐渐向高脂、高能量膳食过渡。工作的机械化和交通工具的改善也使人们的生活习惯大大改变,这导致肥胖、糖尿病、心血管系统疾病等所谓"富贵病"的发病率显著升高。营养相关性慢性病除由营养素摄入过量所导致之外,某些营养素摄入不足也会引起一些营养相关性慢性病,如某些矿物质或维生素缺乏病等。因此,合理调整膳食结构、平衡膳食、加强营养教育,对改善居民体质、防治营养相关慢性病有非常重要的作用。

三、食品安全

食品安全(food safety)是公共卫生领域中的重大问题,不仅关系到消费者的身体健康和社会和谐,甚至关系到国家的政治稳定,已引起国际社会和各国政府的高度关注。食品安全的广义是指:食品无毒、无害,符合应当有的营养要求,对人体健康不造成任何急性、亚急性或者慢性危害。

(一)食品安全的危险因素

近年来,我国的食品安全形势不容乐观,食品安全还存在许多问题。食品安全事件不断发生,如工业用酒精兑制假酒事件、瘦肉精事件、苏丹红一号事件、三聚氰胺毒奶粉事件等,在造成巨大损失和形成恶劣影响的同时,也从一定程度上反映了我国在食品安全法律法规建设、食品检验技术手段、风险评估和风险管理等方面存在不足。同时,我国人民的食品安全意识还比较薄弱,社会诚信等方面还存在很大的缺陷,人为化学污染造成事故的比例在总的事故中占有很大比重。目前我国食品安全主要存在以下几方面的突出问题。

1. 微生物引起的食源性疾病　微生物引起的食源性疾病是影响我国食品安全的主要因素。无论是发达国家还是发展中国家,微生物污染是食品安全最主要的问题。微生物引起的食源性疾病主要是由于病原微生物对食品的污染,引起食品中细菌大量繁殖并产生菌毒素,从而导致食用者感染型中毒或毒素型中毒。造成这类食源性疾病或食物中毒的微生物主要是沙门菌、副溶血性弧菌、致病性大肠埃希菌、肉毒梭状芽胞杆菌等。

2. 化学物质污染

(1)农药残留:农药残留是指农药使用后残存于食品、农产品或动物饲料中,是农药母体、有毒代谢物、降解物和杂质的总称。农药的使用是农业生产的重要环节,也是现阶段提高粮食产量不可缺少的重要手段。只要使用了农药,就会产生农药残留的问题。残留农药可直接通过植物果实或水、大气到达人、畜体内,或通过环境、食物链最终传递到人、畜体内。

(2)动物性药物残留:动物性药物残留以兽药残留为主,兽药残留是"兽药在动物性食品中的残留"的简称。兽药残留是指动物产品任何可食部分所含兽药的母体化合物及(或)其他代谢物以及与兽药有关的杂质。产生食物中兽药残留的主要原因是由于非法使用违禁药物,滥用抗菌药物和药物添加剂,不遵守休药期的规定而引起的。残留的药物主要以抗菌类药物为主,虽然我国已经制定了关于动物性食品药剂剂量的各项规定,但是使用禁用药剂、滥用抗生素药剂的现象仍十分严重,如发生在一些地方的"瘦肉精"急性中毒事件等。

(3)重金属残留:当进入土壤的有毒、有害物质超过土壤的自净能力,就会导致土壤的物理、化学性质发生改变,使得农作物产量和品质发生改变,间接影响人的健康,因此土壤污染也是影响食品安全的一个因素。在这些污染中人们最关注的是土壤的重金属污染,如铅、铬等污染。

3. 不适当食品添加剂的使用   食品添加剂是我国食品安全长期关注的问题。食品添加剂指为改善食品品质和色、香、味以及为防腐、保鲜和加工工艺的需要而加入食品的人工合成或者天然物质。食品添加剂从近代开始被广泛使用,被认为是食品生产工艺进步的标志和现代食品工业的重要基础,没有食品添加剂就没有现代食品工业。食品添加剂能够改善和提高食品的品质,如果使用不当则会造成食品安全问题。近年来,由于不科学地使用食品添加剂而导致的食品安全问题时有发生。长期不按规定使用食品添加剂,会导致癌症、产生遗传毒性,在人体内残留、破坏新陈代谢等。我国有关食品添加剂的安全问题主要集中在以下两点:一是食品添加剂超标、超量使用,如某些企业生产面粉时过量使用过氧化苯甲酰;二是使用非食品物质充当食品添加剂,如三鹿公司生产的问题奶粉中检测出的化工原料三聚氰胺。

4. 新的生物技术带来的潜在风险   随着科学技术的发展,新的生物技术在食品生产中的应用不断增多,转基因食品就是典型的新技术应用而引出的一类食品。转基因是指利用生物技术将某些生物的基因转移到其他物种中去,改造生物的遗传特性,使其在性状、营养品质等方面向人类所需的目标转变。这种以转基因生物为直接食品或为原料加工生产的食品就是转基因食品。目前世界上已有多个国家允许转基因作物和转基因产品在国内使用。目前食用的转基因农产品主要有大豆、棉花、油菜、玉米。随着转基因食品的普及,人们开始关注转基因食品是否安全,转入的目的基因是否安全,目的基因表达是否忠实,转基因食品是否影响膳食营养平衡,是否会有有害的物质产生,是否产生过敏性危险等问题。实际上,通过评审的转基因食品目前并未发现不安全因素。但是由于公众的心理因素以及其他因素,仍然难以排除公众对转基因食品安全问题的担心,在某些层面转基因食品的安全性还是存在争议。

（二）食品安全风险评估

近年来食品安全问题层出不穷,无论是政府机构还是广大民众,对食品安全的重视程度都达到了前所未有的高度。普通民众对食品安全希望达到"零风险",政府对食品安全问题"零容忍",但从科学角度来说,食品中的安全危害因素包括有意添加、无意污染以及在自然界中天然存在的各种因素,不可能完全避免,因此食品的安全风险是必然存在的。风险分析的概念最先出现在环境科学危害控制中,直到20世纪80年代末才逐渐被引入到食品安全领域。通过FAO、WHO、国际食品法典委员会（Codex Alimentarius Commission,CAC）的推动,逐渐建立了食品风险分析的定义、基本理论和标准体系,风险分析技术已成为评价食物链中危害因素对人体健康影响的首选方法,而风险评估则是风险分析框架中的科学核心。为加强食品安全风险评估在我国食品安全监管中的应用,《中华人民共和国食品安全法》规定,国家建立食品安全风险评估制度,成立食品安全风险评估专家委员会开展食品安全风险评估工作。食品安全风险评估结果作为制定或修订食品安全标准和食品安全实施监督管理的科学依据。

风险分析（risk analysis）已被公认为是制定食品安全标准的基础。风险分析框架由风险评估（risk assessment）、风险管理（risk management）和风险信息交流（risk communication）三个相互关联的部分组成。风险评估、风险管理和风险交流三部分在功能上相互独立,各有侧重,在必要时三者之间保持信息互动,组成了一个相互补充且高度统一的连续的、动态的整体。

1. 风险评估　风险评估是风险分析的核心环节。风险评估的定义是特定时期内因对某一危害的暴露而对生命和健康产生潜在不良影响的特征性描述。食品安全风险评估特指在食品暴露于危险因素且存在不确定性的特定条件下,对食品中各种危害的可能性及风险高低进行科学评估的过程。风险评估包括危害识别(hazard identification)、危害特征描述(hazard characterization)、暴露评估(exposure assessment)和风险特征描述(risk characteristic description)等四个步骤。

(1)危害识别:是风险评估中一个重要的环节。按不同研究的重视程度从大到小顺序如下:流行病学研究、动物毒理学研究、体外试验以及定量结构与活性关系研究。目前的危害识别主要以动物实验和体外试验的资料为依据,虽然流行病学的资料参考价值大,但由于研究费用昂贵,至今能够得到的数据较少。

(2)危害特征描述:是风险评估的第2个步骤。我国《食品安全风险评估管理规定(试行)》对危害特征描述的定义为:对与危害相关的不良健康作用进行定性或定量描述。可以利用动物实验、临床研究以及流行病学研究确定危害与各种不良健康作用之间的剂量反应关系、作用机制等。如果可能,对于毒性作用有阈值的危害应建立人体安全摄入量水平。

(3)暴露评估:暴露评估是指对可能通过食品摄入和其他有关途径接触的生物性、化学性和物理性有害因素的摄取量的定性和(或)定量评价。主要是描述危害进入人体的途径,估算不同人群摄入危害的水平。根据危害因素在膳食中的含量和人群膳食消费量,初步估算危害的膳食总摄入量,同时考虑其他非膳食进入人体的途径,估算人体总摄入量并与安全摄入量进行比较。进行暴露评估需要两方面的基础资料:食品中相关化学物的含量和含某种化学物食品的消费量。获得上述数据后,利用代表膳食暴露情况的数学模型来进行暴露估计。

(4)风险特征描述:是指通过整合并综合分析危害特征描述与暴露评估的信息,评估目标人群的潜在健康风险,为风险管理决策制定提供科学方面的建议。国际食品法典委员会(CAC)将风险特征描述定义为:在危害识别、危害特征描述和暴露评估的基础上,对特定人群中发生已知的或潜在的健康损害效应的概率、严重程度以及评估过程中伴随的不确定性进行定性和(或)定量估计。

2. 风险管理　风险管理是根据风险评估的结果,考虑风险评估结果与其他保护消费者健康和促进贸易公平的相关因素,通过与所有利益相关方会商,权衡各种备选政策措施的过程。其目标是形成一系列的食品安全标准、指南和建议。

3. 风险交流　根据CAC的定义,风险交流是指在风险分析过程中就危害、风险、风险相关因素和风险认知在风险相关各方中(包括风险评估者、风险管理者、消费者、业界、学术团体和其他利益相关方)相互交换或交流有关信息和观点的过程,其内容包括对风险评估结果的解释和制定风险管理政策的依据。进行风险交流的要素包括:风险的性质、利益的性质、风险评估的不确定性以及风险管理的选择。从风险管理的过程来看,风险交流是风险评估结果和风险管理意见的传递及表现形式,也是风险管理的延伸。

(凌文华)

第四节　学校卫生

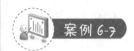

　　小明今年 11 岁，小学 5 年级男生，身高 1.45m，体重 65kg。 小明的体育活动少，稍微运动就气喘吁吁、大汗淋漓，长跑、短跑、跳远等成绩总是不及格。 小明也很挑食，觉得蔬菜和水果"没有味道"，很少吃，酷爱吃汉堡、披萨饼、油炸食品等快餐，口渴时常喝甜甜的可乐。 小明的父母认为孩子喜欢什么就应该吃什么，一般不加干涉，在家里做饭时常常做油炸食品。 他的爷爷奶奶认为体型胖的孩子"有福气"，并且经常去点心店给孩子带糕点。 小明不喜欢活动，常常在家窝在沙发上边吃薯条、边看电视。

　　对于小明的"胖"，父母一直没放在心上，亲戚们也说孩子胖胖的很可爱。 但是，在学校组织的一次学生常规体检结果显示，小明血脂、血糖、血压指标均不合格，并建议控制体重、到医院做健康检查。 小明的父母开始着急，他们看到网络上有减肥药物的宣传广告，就买回来每天给小明吃减肥药、喝减肥茶。 一个月后，小明的体重减轻，但每天脸色蜡黄、无精打采，学习成绩一落千丈，不愿意和其他同学一起玩。 小明的妈妈也在反思，是不是自己哪里做错了？

　　请结合你学到的知识，就以下问题谈谈自己的想法：

　　1. 在本案例中，小明肥胖的原因有哪些？

　　2. 肥胖给小明带来了哪些健康问题？

　　3. 小明妈妈的做法是否正确？ 请为小明制定一个健康的减肥策略。

　　思路：

　　1. 案例中小明肥胖的原因包括不健康的饮食习惯、身体活动不足、久坐的生活方式，以及家长不正确的健康观念。 案例中提到，小明喜欢吃快餐、油炸食品、糕点、薯条，喜欢喝含有糖分的饮料，这些都是肥胖的重要危险因素。 他的饮食结构不均衡，新鲜蔬菜、水果摄入少，油炸食品等高热量食品摄入过多，长期保持这样的饮食习惯会使机体处于能量过剩状态，多余的能量以脂肪形式储存在体内，造成儿童少年的肥胖问题。 小明的父母和爷爷奶奶缺乏对肥胖的正确认知，肥胖是重要的健康问题，是多种儿童期和成年期慢性疾病的重要危险因素，应该受到学生、家长、学校的高度重视。

　　2. 案例中肥胖给小明带来的问题主要是血脂、血糖、血压等各项身体指标异常。 除此之外，肥胖还会导致儿童的各种健康问题，包括儿童心血管疾病、代谢综合征、糖尿病、早期动脉粥样硬化、阻塞性睡眠呼吸暂停等健康问题。 肥胖造成的心理危害也不可忽视，肥胖会对儿童的自尊、个性、社会交往等发展和自我意识的形成产生长期不良影响，肥胖发生越早，心理压抑越大，严重时会造成儿童少年时期的心理精神障碍。

　　3. 小明妈妈的做法是错误的，儿童减肥不应该使用减肥药和减肥茶，应该从饮食、运动、行为、心理等方面为小明制定健康的减肥策略。 具体措施包括：调整饮食膳食结构，保证优质蛋白摄入，减少脂肪摄入等；调整饮食习惯，三餐定时定量，少吃油炸食品，不喝含糖饮料。 对小明进行身体活动指导，坚持规律有氧运动，积极参加体育活动，减少静态活动时间。 肥胖的控制不是短期能完成的事，需要长期的行为改变，可以为小明制定行为改变目标，以日记等方式进行自我监督，正向鼓励良好行为。 家长要以身示范，并且不能促使孩子使用过度节食、减肥药等不健康的"减肥"方式。

 案例6-8

某校初中学生体检结果显示，该校初中学生近视检出率为78%，这一情况引起了学校和家长的重视，学生也反映教室环境太暗、上课投影过于明亮，盯着看久了眼睛会疼，座位也很不舒服。

相关卫生监督部门对学校进行了实地调查，并对教室里采光照明以及课桌椅情况进行了测量，包括教室位置、门窗朝向、门窗数，测量了门窗面积，记录了教室透光玻璃总面积为8.5m²，地面积为54m²。 工作人员发现，由于担心教学楼外侧街道分散学生注意力，教室在白天也常常关窗、拉上窗帘，避免影响学生上课。 工作人员还测量了黑板的材料、颜色和反光情况，并对上课时使用的投影进行了调查，发现投影全部采用白底色，使用的字体也很小，在后排的同学常需要眯起眼睛才能看清楚内容。 工作人员分别测量了自然光情况和开灯情况的室内照度，包括课桌面和黑板面的照度，也记录了灯具种类、数量和配置情况。 调查发现，该学校使用其他学校淘汰的旧桌椅，且全部桌椅是同一个型号，前排个子小的同学即使坐直了下巴也刚刚抵到桌子，而后排个子高的同学需要弓着腰写字。 工作人员记录了课桌椅型式、尺寸、数量、材料、排列情况，测量了桌列间距、桌高、椅高，并测量了就座学生的身高。在填写完《教室采光照明及桌椅调查表》之后，卫生监督人员准备向学校反馈调查结果并提出相应的卫生要求。

请结合你学到的知识，就以下问题谈谈自己的想法：

1. 我国学生这类健康问题人群的分布特点是什么？

2. 该健康问题有哪些危险因素？

3. "玻地面积比"指标，根据案例中数据计算该指标是否达标（根据《中小学校建筑设计规范》要求，直接透光的门窗玻璃面积与地面积之比不应低于1：6）？

4. 总结卫生监督人员在哪几方面进行了监督？ 发现了哪些卫生问题？ 应该对学校提出哪些卫生要求？

思路：

1. 本案例主要反映了学生的近视问题。 在我国，近视是学生常见病之首，视力不良检出率在各学段学生群体中均居高不下，在小学生群体中约1/2的学生视力不良（45.7%），初中群体中约3/4（74.4%），在高中和大学群体中超过了4/5（83.3%，86.4%）。 同时，学生视力不良发生情况呈现出低龄化的特征，并且在农村群体有着较高的增长速度。

2. 本案例中主要关注的是教室环境对学生近视的影响。除此以外，学生的用眼时间、读写距离也对学生视力情况有重要影响。同时，营养状况不良、缺少体育锻炼也是学生近视的重要危险因素。

3. "玻地面积比"指的是直接透光的门窗玻璃面积与地面积之比，通过对该比值的简单计算，该教室透光玻璃总面积 8.5m²，地面积 54m²，则玻地面积比 = 8.5/54.0 = 1∶6.4，该教室直接透光面积不足，不符合 1∶6 的国家最低标准。

4. 工作人员主要从自然采光、人工照明、课桌椅三方面进行了卫生监督工作。首先，该教室的自然采光不够，玻地面积比数值小于标准，并且窗帘的遮挡使得白天的自然光不足。其次，教学使用的投影设施不符合规范，投影亮度过大容易造成学生用眼疲劳，给学生观看的字体应该比针对成年人的字体更大，并根据学生的年龄进行调整。另外，课桌椅的设置不符合标准。课桌椅标准是依据人体测量资料而设定，并考虑学习生活所需要的体位姿势，同时规定了课桌椅的大小型号、功能尺寸、分配使用及其他卫生要求。学校的课桌椅应该根据学生的身高合理分配使用，有条件的学校最好配齐 10 种型号的课桌椅。

经过以上调查，卫生监督人员应该要求学校改善教室的采光照明、课桌椅情况。应减少窗帘的遮挡，保证自然光充足。教学使用的投影应增大字体，并尽量使用暗色背景，以减少学生的用眼疲劳。不应使用统一型号的课桌椅，而应该使用多种型号的课桌椅，根据身高合理分配使用。同时，针对该学校学生近视的健康问题，在改善教室环境之外，还应该注意对学生、家长进行用眼卫生的健康教育，并增加学生的身体活动时间，从而达到控制近视的目的。

一、儿童少年生长发育

（一）儿童少年生长发育基本规律

从咿呀学语、蹒跚学步的儿童，成长为体格健硕、风华正茂的少年，个体的成长是从量变到质变的复杂过程，也是"生长发育"的过程。尽管遗传背景和外在环境的不同造就了每个儿童少年生长发育的特殊性，但大多数儿童少年在生长发育过程中遵循着一些普遍的规律。了解生长发育的基本规律，不仅有助于评价儿童生长发育现状，也能够为指导儿童健康成长提供依据。

1. 生长发育的阶段性和程序性　生长发育是一个连续过程，由不同的发育阶段组成，体现出生长发育的"阶段性"。对于生长发育阶段有多种划分方法，结合生活、学习环境的不同，可将儿童少年的生长发育过程划分成以下几个年龄期：婴儿期（0~1 岁）、幼儿期（1~3 岁）、学龄前期（3~6 岁）、学龄期（6~12 岁）、青春期（10~19 岁，女童比男童早 1~2 年）、青年期（15~24 岁）。各阶段顺序衔接，前一阶段的发育为后一阶段奠定必要基础，按一定程序进行，称为生长发育的"程序性"。

2. 生长发育速度的不均衡性　许多同学会发现，小学低年级时女生身高往往高于同年龄男生，而进入高中后则往往男生较高。这是因为生长发育不是匀速进展的，而表现为生长发育速度的不均衡性。整个生长期内个体的生长速度时快时慢，生长速度曲线呈波浪式。青春发育早期，个体经历生长发育阶段的第二次生长高峰（第一次从胎儿 4 个月至出生后 1 年），女生比男生早两年左右。由于男性青春期突增期增幅较大，生长持续时间比女性多约 2 年，故进入成年时其身高高于女性 10cm

左右。

3. 生长轨迹现象和生长关键期 在外环境无特殊变化的条件下,儿童少年的生长过程按遗传潜能所决定的方向、速度和目标发育,称之为"生长轨迹现象"(growth canalization)。当出现疾病、内分泌障碍、营养不良等不利因素时,儿童少年会出现明显的生长发育迟滞;而一旦这些阻碍因素被克服,个体会立即表现出向原有的生长轨迹靠近。这种在阻碍生长的因素被克服后表现出的加速生长并恢复到正常轨迹的现象,称为"追赶性生长"(catch-up growth)。许多重要的器官和组织都有"生长关键期",如果在此期间正常发育受干扰,常成为永久性的缺陷或功能障碍。换言之,一旦不能抓紧时机治疗或训练,这些器官、组织即便出现追赶性生长或完全追赶性生长,也往往是不完全的。例如,青春早期是长骨组织的生长关键期,如果该阶段出现营养不良、严重疾病等阻碍骨骼生长的因素,会使骨细胞数量减少,骨骼生长受阻。若不采取积极治疗措施,青少年身材就无法达到其遗传潜力所赋予的水平。

(二)儿童少年心理行为发育

学龄期儿童从入学接受教育开始,学习活动逐步取代游戏活动,成为儿童的主要活动形式,并对儿童心理产生重大的影响。对于儿童少年心理行为的关注也是儿童生长发育研究的重要内容。心理行为发育包括动作、言语、认知、情绪、人格、社会适应性等方面,这些方面的发展相互促进、相互影响,既受到社会生活环境的制约,又受到年龄的生理发展水平的影响,体现出鲜明的年龄特征。

自学龄期开始,儿童注意力、观察力、记忆力全面发展。表现为有意注意开始延长,观察力提高,有强烈的好奇心;记忆则从无意识记忆向有意识记忆加快发展。此期是儿童思维发展的重大转折时期,思维逐步过渡到以抽象逻辑思维为主要形式,但仍带有很大的具体性。记忆由机械记忆向理解记忆过渡,已能对抽象的词汇和具体形象的图画表现出同样良好的记忆。模仿性想象仍然占主导地位,但在绘画、手工、游戏中都有大量创造性想象力的迸发。情绪发展方面,高年级小学生的一些高级情感,如责任感、义务感、正义感、集体荣誉感、社会道德等,开始落实于行为表现,而且远比低年级时深化。

社会化的日益丰富,促使儿童进一步加深对自我、他人的认识和了解,使自身的个性和社会性都有新的发展。自我意识(self-consciousness)是儿童心理发展的重要概念,指个体对自己的认识和评价。学龄儿童的自我意识处于客观化时期,不仅在逐渐摆脱对外部控制的依赖,逐步发展内化的行为准则来监督、调节、控制自己的行为,而且开始从对自己表面行为的认识、评价转向对自己内心品质的更深入评价。该时期也是儿童角色意识建立的时期,受社会文化的显著影响,从而促进儿童的社会自我观念形成。这种自我意识的成熟,往往标志着儿童个性的基本形成。

(三)生长发育的遗传和环境影响因素

即使是在同样的环境下,不同儿童的生长发育情况会有很大差异;而即使是同卵双胞胎,如果在不同环境下成长,他们的体格、性格也可能千差万别。这体现了生长发育受到遗传和环境因素的共同影响。事实上,儿童少年生长发育是在机体与外环境相互作用下实现的,遗传因素决定了生长发育的可能性,各种环境因素则在不同程度上决定了生长发育的现实性。

遗传影响的具体表现是儿童生长发育的家族聚集性及种族差异。家族影响方面,在良好生活环境下长大的儿童,其成年身高、性成熟早晚、生长突增模式、月经初潮年龄等在很大程度上取决于遗传。种族对个体的体型、躯干和四肢长度比例等影响较大,比如东亚各国(中国、日本、朝鲜等)儿童自婴幼儿开始骨龄一直落后于非洲裔和欧洲裔美国儿童,但在青春期阶段骨的干骺愈合速度却显著超过后两者。这种青春期骨龄成熟的加快现象,被认为是亚洲儿童成年身高矮于白种人的主要原因。

营养是生长发育最重要的物质基础。适宜的营养不仅能促进健康、生长和智力发展,而且对各种营养相关性疾病(肥胖、营养不良、贫血等)和成年期慢性疾病(心脑血管疾病、肿瘤、糖尿病等)的预防有长期作用。近年来我国儿童少年膳食营养水平显著提高,但钙、铁、锌、维生素 A 等营养素缺乏依然是突出的问题。发育期儿童少年对热能供给量极其敏感,若热能不足,可首先引起体重下降,然后可出现身高增长缓慢或停滞现象;热能供给过多,可引起超重和肥胖。维生素和矿物质是维持人体生命活动所必需的重要物质,婴幼儿和低年龄儿童易发生维生素 A 缺乏症,导致暗适应能力下降等症状,造成骨发育不良,甚至影响免疫功能。锌对生长发育有明显促进作用,儿童是锌缺乏的易感人群。缺锌表现为食欲减退、头发稀疏枯黄、体格和智力发育迟滞、免疫力下降等。

体育锻炼是促进身体发育,增强体质的最重要因素之一。体育锻炼促进骨骼、肌肉生长的作用明显,增加肺通气量、肺活量,并能有效调节内分泌系统。运动是控制体重、调节身体成分的重要手段。经常运动可使体脂肪含量降低,增加瘦体重,增强机体对外环境改变的应激和适应能力,提高免疫功能。

在环境污染因素中,化学性污染的危害最直接、最严重。生长发育阶段的儿童少年,对化学性污染物具有远高于成年人的易感性,不仅阻碍身心发育,而且会引发各种疾病。大气污染能够影响儿童体格发育和生理功能,交通污染可阻碍儿童肺功能发育。对居住在空气严重受二氧化硫、硫酸、铝、铜、砷等飘尘污染的炼钢厂周边地区的儿童生长发育调查结果表明,污染区儿童体格发育水平较对照区落后,尤以女孩突出。严重的室内空气污染不仅导致儿童哮喘病发病率增高,且诱发血液系统疾病,影响智力发育。挥发性有机物(VOCs)是造成儿童神经系统、血液系统、后天心脏疾患的重要原因。铅是环境污染物中毒性最大的重金属之一,儿童可通过尘土、墙壁、学习用品、玩具色漆、食物等途径摄入铅。儿童是铅中毒最易感人群,对铅的吸收率远高于成年人,而肾脏排铅能力仅为成年人的 2/3,因此易滞留体内,导致多种细胞发生代谢功能障碍,阻碍儿童体格生长,影响学习和记忆过程。

（四）生长发育评价

在实际工作中,如何判断个体或群体处于什么样的生长发育水平呢? 此时需要使用生长发育评价的基本方法。生长发育评价在学校卫生工作中应用广泛,主要用于评价个体、群体儿童少年现时的生长发育水平,处于什么等级;筛查、诊断生长发育障碍、评价营养和生活环境因素对生长发育的影响,提供保健咨询建议;列入社区健康水平的指标体系,通过观察指标变化,评价各项学校卫生措施的实效,作为实施学校卫生监督的依据。根据这些需要,生长发育评价的基本内容包括生长发育水平、生长发育速度、各指标相关关系三方面。

选择合理的评价方法是进行正确评价的关键。应根据评价目的选择适当的方法,以得出较全面、准确的评价结果。最常见的是指数法,指数法利用数学公式,根据身体各部分的比例关系,将两项或多项指标相关联,转化成指数进行评价,例如体重指数(BMI)、肺活量指数等。此外还有等级评价法、曲线图法、百分位数法、标准差分法、回归法等。以百分位数法为例,常以身高、体重为指标,或结合指数法以 BMI 指数为指标,用于对儿童少年营养不良或超重肥胖状态进行评价。该方法是目前 WHO 和许多国家用于评价儿童少年生长发育现状和发展趋势的主要标准,优点是形象直观,反映发育水平准确,便于动态观察。

另外,其他的生长发育评价方法也各有不同的用途。生长速度评价法用于评价个体和群体的生长速度,评价群体的生长速度时主要利用追踪性调查,甚至横断面调查资料,来制定发育速度的参考标准。发育年龄评价法结合骨龄、齿龄等指标来评价个体的发育状况。营养状况评价法指对儿童少年个体或群体的营养状况所获资料进行综合分析,观察指标主要有身高、体重、皮脂厚度等。

二、儿童少年健康状况

儿童少年是学校卫生学的主要研究和服务对象,学校卫生学的重要任务之一就是研究儿童少年常见病的发生、发展规律,掌握早发现和预防的方法,目的是控制和预防其发生,有效降低疾病的患病率,保护儿童少年的健康。早在 1990 年,常见病防治工作就已经列入国家法律法规,国务院颁布的《学校卫生工作条例》明确规定:"学校应当做好近视眼、弱视、沙眼、龋齿、寄生虫、营养不良、贫血、脊柱弯曲异常、神经衰弱等学生常见疾病的群体预防和矫治工作"。二十余年中,伴随着社会经济水平的不断上升、人们生活方式的改变,学生的疾病谱发生了变化,在注意防控近视、营养不良等常见疾病的同时,也要注意肥胖、高血压、代谢综合征等慢性非传染性疾病的防控。

(一)儿童少年常见病

近视是指眼睛辨认远方(5m 以上)目标的视觉能力低于正常。近视作为全球范围内最常见的眼部疾病,是影响儿童和成年人最多见的视觉障碍之一。全国学生体质与健康调研结果显示,各学龄学生视力不良检出率均居高不下,并持续升高。全国学生视力不良发生情况呈现出低龄化的倾向,农村增幅高于城市。2014 年,7~12 岁、13~15 岁、16~18 岁、19~22 岁学生的视力不良检出率高达 45.7%、74.4%、83.3%、86.4%。保护视力、预防近视应兼顾各方面,采取有针对性的综合措施,包括限制近距离用眼时间、重视读写卫生、开展室外体育锻炼、合理饮食、改善学习环境、定期检查视力、健康教育等(图 6-2)。

沙眼是由沙眼衣原体引起的慢性传染性眼病,传播面广,幼儿期和学龄期患病率高。感染沙眼的主要原因是不良的卫生习惯引起病原体传播。沙眼通过接触传染,凡是被沙眼衣原体污染的手、毛巾、脸盆、水及其他公用物品均可传播。沙眼的预防重点是防止接触感染,应积极治疗现患者、有计划地定期培训保健人员等、加强健康宣教。

龋齿是一种由口腔中多种因素复合作用所导致的牙齿硬组织进行性病损。儿童患龋齿后不仅引起疼痛,而且影响食欲、咀嚼和消化功能,对生长发育造成不利影响。龋齿致病因素被总结为"四联因素论",由细菌、食物、宿主(主要指牙齿敏感性)、时间共同作用造成。预防龋齿应采取定期口腔检查、合理营养和体育锻炼、药物防龋、窝沟封闭的综合措施。

营养不良指蛋白质-热能不足造成的营养不良,我国学生人群近年来营养不良患病率显著下降,

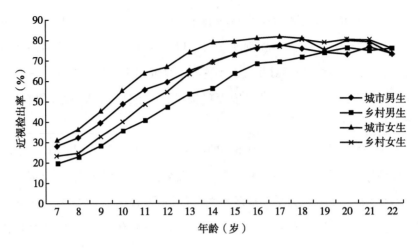

图 6-2
2014 年中国汉族城乡男女四个群体疑似近视检出率
（马军依据 2014 年全国学生体质与健康调研数据编制，2016）

但还应继续加强对营养不良的防治。学龄儿童少年发生营养不良的原因主要包括膳食摄入不足、不良饮食习惯、疾病等，如胃病、慢性肠炎等影响食物的消化吸收，肠道蠕虫感染导致营养素的吸收不足，慢性消耗性疾病营养素消耗量大，均可导致营养不良的发生。为预防营养不良，应保证合理营养、培养良好饮食习惯，以学校为单位定期体检，及早筛查和确诊营养不良，积极治疗肠道蠕虫感染和消化道疾病。

（二）儿童少年慢性疾病

肥胖被比喻为众多慢性疾病的"共同土壤"，是因为肥胖既是一种独立疾病，也是高脂血症、动脉粥样硬化、原发性高血压、2 型糖尿病及代谢综合征等成年期高发疾病的危险因素。2014 年中国 7~18 岁汉族学生超重检出率为 12.2%，肥胖检出率为 7.3%，男生高于女生，城市高于乡村（图 6-3）。各省（自治区、直辖市）学生超重及肥胖检出率在 9.2%~32.8%，相当于在经济发展较好的省份，已经有超过 30% 的儿童出现超重肥胖问题。近 30 年中，我国学生群体肥胖率处于持续"飙升"的趋势。

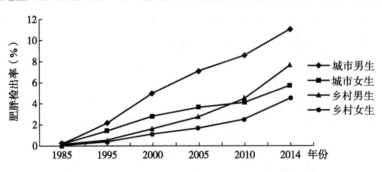

图 6-3
1985—2014 年我国 7~18 岁学生肥胖检出率增长趋势（%）
（马军依据 2014 年全国学生体质与健康调研数据编制，2016）

我国是高血压人口大国，高血压是导致心血管病的最主要因素之一。相关研究显示，血压偏高的儿童在成年后发生高血压的风险是血压正常儿童的 4.5 倍，对于儿童高血压的控制已成为我国重要的公共卫生问题。2014 年中国 7~18 岁汉族学生血压偏高检出率在城市男生、城市女生、乡村男生、乡村女生群体中分别为 6.8%、5.0%、7.3%、6.5%，在超重肥胖群体中具有较高的血压偏高检出率。

近年来多项数据显示，2 型糖尿病在儿童青少年群体中越来越常见。根据 2002 年中国居民营养与健康状况调查的数据，5~17 岁儿童青少年糖尿病患病率为 0.19%，其中城市为 0.25%，农村为 0.17%。糖尿病患病率随年龄增长而增高，男生高于女生。

儿童少年脂代谢异常也是需要关注的重要问题。2010 年对我国 6 市共 2 万余名 7~16 岁汉族学生的血脂调查显示，甘油三酯、总胆固醇、低密度脂蛋白胆固醇、高密度脂蛋白胆固醇四项指标的异常率为 2.2%~9.4%，并且在肥胖群体中更容易出现血脂异常的情况。

代谢综合征指的是多种代谢异常同时在同一个体聚集的病理状态，其组分包括中心性（或腹型）肥胖、高血压、高血糖、血脂异常（高甘油三酯血症及高密度脂蛋白胆固醇低下）等。这种混杂有多种参数异常的临床前期状态，往往是心血管疾病、糖尿病等多种严重危害人类健康疾病的共同危险因素。近年来，随着儿童肥胖的流行，代谢异常的聚集状态越来越多地见于儿童群体。根据 2012 年卫生公益性行业科研专项"学生重大疾病防控技术和相关标准研制及应用"研究数据，超重肥胖群体具有更高的代谢综合征检出率，在重度肥胖儿童中检出率高达 35.0%。

许多成年期慢性非传染性疾病的发病与儿童少年期的生活行为与生态环境有着密切关系。诸多慢性非传染性疾病有其共同的环境影响因素，不健康的饮食行为、低身体活动水平和静态生活方式等被普遍认为是影响肥胖及其他慢性疾病发生、发展的重要环境因素。例如高能量密度膳食，如油炸食品及奶油制品、糖果和含糖饮料，若经常食用或食用量大很容易造成能量摄入过多。因此，控制肥胖、糖尿病等疾病需要从儿童少年时期开始，培养健康的饮食习惯、增加体力活动、减少静态生活时间是预防超重肥胖及其他慢性疾病的重要措施。

三、学校卫生服务

学校卫生学作为预防医学的一门重要分支学科，不仅承担着对儿童少年健康问题的科学研究任务，为学生提供合理的学校卫生服务也是本学科的重要内容和鲜明特色。为了保障学生的学习效果、促进其身心健康发育，学校卫生学需要对学习疲劳进行监测和评价，制定合理的作息制度安排；为了给学生提供符合卫生要求的学习和活动环境，学校卫生学需要对学校选址、教室布局、照明通风等学校建筑设备进行预防性、经常性卫生监督；为了引导学生采纳和保持有益于健康的行为方式，学校卫生学需要在学校开展健康促进和健康教育活动。

（一）教育教学过程卫生

在学习相关脑力活动中，大脑皮质具有其特定的功能特点。组织教育活动应根据这些特点，从卫生学角度进行安排，才能提高学习效果，促进儿童少年的身心发育和健康。大脑皮质的功能活动主要有始动调节、优势法则、动力定型、镶嵌式活动、保护性抑制等特点。儿童学习能力的发挥，在很大程度上取决于脑力工作的能力。年龄、性别、健康状况、遗传、学习生活条件、情绪和兴趣等因素均可影响学生的脑力工作能力。

学习疲劳是在过强刺激或过长的弱刺激作用下，大脑皮质细胞功能的损耗超过其功能限度时所引起的一种保护性抑制现象，可分为早期疲劳和显著疲劳。学习疲劳主要表现为植物性反射减弱、舒张压升高、呼吸差减少、心理功能减弱、视听分析功能减弱、脑电图及脑血流图改变、短时记忆量减少等。可以应用体征与行为观察法、教育心理学方法、生理学方法、生理-教育心理结合法等对学习负荷进行评价。

作息制度卫生指合理安排学生的一日生活制度,即一昼夜内的学习、工作、课余活动、睡眠、休息、进餐及自由活动等各项要素,合理地规定其时间分配和交替顺序。学校应该根据《小学生一日学习时间卫生标准》(GB/T17223—1998)及《中学生一日学习时间卫生标准》(GB/T17224—1998)合理安排课业学习时间、每节课持续时间、课程开始时间,保证户外活动和体育锻炼时间,既促进身心发育,又能使大脑皮质的不同功能区按镶嵌式活动规律轮换工作与休息。同时,要保证足够时间、足够深度的睡眠,促进生长发育的同时也能提高学习效率。科学安排学生膳食制度,包括每日进餐次数、时间及热量分配,保证学生定时定量进餐。

(二)学校教育教学设施与设备卫生

学生的健康成长、学习不仅需要好的制度设计,也需要良好的物质基础,学校教育教学设施与设备的卫生保障至关重要。学校建筑设备是儿童少年学习和活动的重要外环境,适宜的校址和场地,布局合理、功能完善的建筑物,符合卫生要求的教室及设备,是保证学生全面发展、促进儿童少年良好身心发育的先决条件。为实现该目标,卫生行政部门对学校的选址和建筑设计实行预防性卫生监督,对学校环境设备实行经常性卫生监督。

1. 校址及教学用房的卫生要求　学校选址应设在居民区适中的地方,充分考虑其布点和服务半径。学校应具备良好的外界环境,避免外部噪声干扰,同时应选在阳光充足、空气流通、场地干燥、排水通畅、地势较高的地段,以保证良好的内部环境。学校用地包括建筑用地、运动场地和绿化用地三部分。建校时即应制订切实可行的规划,使校园总平面布局合理。

学校建筑物的主体是教学用房,在朝向、走廊、教室、楼梯、房间净高等方面的布局均需符合卫生要求。例如楼梯设计,应遵循保障安全、便于行走和疏散的原则。楼梯内应直接天然采光,不应采用螺旋式楼梯;梯段间不应设置遮挡视线的隔墙。对楼体的级数和坡度也有详细的要求,例如每段楼梯踏步不得多于18级,也不少于3级,楼梯栏杆高度不应小于1.1m,楼梯坡度不应大于30°。

2. 教室的采光和照明　为提高学习效果,保护学生视力,改善教室采光、照明条件,我国颁布了《中小学校教室采光和照明卫生标准》(GB7793—87)。教室自然采光的卫生要求是:满足采光标准,课桌面和黑板上有足够照度;照度分布较均匀;单侧采光的光线应自学生座位左侧射入,双侧采光也应将主要采光窗设在左侧;避免产生较强的眩光作用,创造愉快、舒适的学习环境。人工照明方面,凡教室均应安装人工照明,主要卫生要求与自然采光基本一致。

3. 教室的通风采暖及其他卫生设备　保持良好的通风换气,不断净化室内空气,创造适宜微小气候,是学校建筑设备卫生的重要内容。在这一方面的卫生监督有多部法律法规进行指导,比如通风方面,《中小学校教室换气卫生标准》(GB/T17226-1998)对教室内空气中CO_2最高允许浓度进行了规定,以监测教室通风情况;采暖方面,《中小学校建筑设计规范》规定了各类教室的适宜温度,学校建筑的采暖设计应根据不同房间的使用特点分层、分区考虑,既保证供暖,又避免能源浪费。学校饮用水的水质须符合国家《生活饮用水卫生标准》，另外还需注意二次供水蓄水池卫生、学生个人饮水用具卫生等。

4. 学校课桌椅　课桌椅是培养学生良好坐姿的重要外环境，与脊柱弯曲异常及近视的发生有一定关系。2002 年 5 月由国家质量监督检验检疫总局正式颁布了《学校课桌椅功能尺寸》（GB/T3976-2002），于 2003 年 1 月起正式实施。课桌椅标准是依据人体测量资料而设定，并考虑学习生活所需要的体位姿势，同时规定了课桌椅的大小型号、功能尺寸、分配使用及其他卫生要求。课桌椅的卫生管理内容包括管标准、管分配和管使用。有条件的学校最好配齐 10 种型号的课桌椅，根据学生的身高合理分配使用。

（三）学校健康教育与健康促进

学校卫生服务不仅要为学生提供良好的外部环境，还要注重学生健康行为的养成，尤其是引导学生自觉地采纳和保持有益于健康的行为和生活方式，此时就需要开展学校健康教育与健康促进活动。学校健康教育要注重实用性和实效性，坚持健康知识传授与健康技能传授并重，不仅要考虑传递健康的知识、信息，同时还要重视学生心理社会适应能力、各种卫生保健技能运用的培养。目前，健康教育强调以技能为基础，关注学生健康素养的全面提高。

教育部《中小学健康教育指导纲要》将中小学健康教育规定了 5 个学习领域：健康行为与生活方式、疾病预防、心理健康、生长发育与青春期保健、安全应急与避险。学校健康教育的方法学特征是教育和传播并重。传统教学方法主要包括课堂教学、讲座、示教等，参与式方法包括头脑风暴、小组讨论、角色扮演、案例分析、同伴教育等方法。开展健康教育的过程和效果都要进行评价，以便不断改善方法和达到更好的效果，评价方法主要包括需求评价、过程评价、效应评价和结局评价，可以采用多种指标进行全面、客观的评价，比如健康知识、健康信念、健康行为变化、生长发育、患病率等。

（四）学校卫生监督

《学校卫生工作条例》是我国学校卫生工作的第一部正式法规，也是开展学校卫生监督的基本依据。它明确规定了学校卫生的管理构架：教育部门负责行政管理，卫生部门负责监督指导，两部门协调配合，共同搞好学校卫生工作。《学校卫生工作条例》规定了学校卫生监督的工作范围，明确规定了学校卫生监督人员的行为准则。

学校卫生监督是卫生行政部门对辖区内学校、企事业单位和个人执行有关法律法规的情况进行监督管理，对违法行为追究法律责任的过程。依照《学校卫生工作条例》《中小学校建筑设计规范》《中小学校教室采光和照明卫生标准》等国家有关法律、法规、规章和卫生标准，对新建、改建、扩建校舍的选址、建筑设计等实施预防性卫生监督。对校内影响学生健康的传染病管理和常见病防治、饮用水卫生、学习与生活环境卫生、公共场所卫生、劳动卫生和安全防护、医疗机构（保健室）设置与人员配备情况、健康教育（心理卫生）等实行经常性卫生监督。根据《执业医师法》和《医疗机构管理条例》等法律法规，对学校内医疗机构的执业活动进行监督检查。在卫生行政部门的组织协调下，对学校突发公共卫生事件进行调查处理。

（马　军）

第五节　放射卫生

一、福岛核事故

（一）核事故发生

2011 年 3 月 11 日 14 时 46 分,日本发生了 9.0 级大地震,震中位于仙台以东 130km 的海域,震源深度约 25km。地震和继而引发的海啸对整个日本东北部造成了重创,约 20 000 人死亡或失踪,成千上万的人流离失所,沿海基础设施和工业受到了巨大的破坏。受地震和海啸的影响,福岛第一核电厂 4 个核反应堆中有 3 个先后发生爆炸和堆芯熔毁,造成灾难性核泄漏。2011 年 3 月 12 日 15:36,1 号机组燃料厂房发生氢气爆炸;2011 年 3 月 14 日 11:01,3 号机组燃料厂房发生氢气爆炸;2011 年 3 月 15 日 6:00,4 号机组燃料厂房发生氢气爆炸。爆炸造成大量的放射性物质泄漏,包括放射性气体向大气环境的释放,以及每天至少 300 吨遭受核污染的地下水流入海洋。2011 年 4 月 12 日,日本原子力安全保安院(Nuclear and Industrial Safety Agency,NISA)将福岛核事故(Fukushima Daiichi nuclear disaster)等级定为核事故最高等级 7 级(特大事故),与切尔诺贝利核事故同级。事故发生后,日本政府宣布进入"核能紧急事态",划定并调整紧急避难范围和疏散区域,在半径 20km 内疏散了 13.6 万人,同时严密监测现场工作人员的健康状况,将他们受照射的最高剂量限制在 250mSv 以下,并宣布向核电站周边约 15 万居民实施 30 年以上的定期健康调查。

（二）核事故灾难的影响

虽然事故发生后日本政府和东京电力公司积极展开救援,但因为应急体系反应和环境恶劣等问题,还是给日本带来了巨大的灾难。参加援助的人员中,1/3 以上受到超过正常 1 年辐照剂量的上限。大量民众撤离,造成长期的身体损伤和精神压抑。福岛核事故发生 5 周年后,仍有成千上万撤离的居民还没有回到家乡,其中污染最为严重地区的数万名居民可能永远无法返回家园。根据世界卫生组织的预测,福岛核事故可能造成周边特定人群出现较高的癌症发病率。例如,居住在核电站附近浪江町与饭馆村的婴儿在核事故发生后第 1 年,会受到 12~25mSv 有效剂量的照射,使女婴得乳腺癌和甲状腺癌、男婴得白血病的相对概率增加。另外,参与核事故救援的人员中,1/3 的人今后得癌症的概率也会增加。除了人类之外,这场灾难对许多其他生物也带来了不良影响。研究表明,在污染程度较重的地区,鸟类的数量和多样性锐减,蝴蝶发生了遗传损伤,蚜虫显现了畸形,一些植物如水稻和冷杉树也出现了生长缺陷。海洋生物方面,距日本海岸 600km 的浮游生物和小鱼体内普遍含有超量的放射性铯,而福岛附近 30km 的海岸线内已没有了岩壳海螺的踪影。此外,福岛核泄漏事故带来的食品安全问题也不容忽视。由于福岛核电站融化的核燃料依然沉在地下,事故最终对环境生态和人群健康的影响目前仍然难以估计。

为什么福岛核事故会对人类和环境造成如此大的破坏和创伤? 是什么导致了人和动植物的损伤? 我们又应当如何采取防护措施以免受放射性照射的伤害? 这些正是放射卫生要研究和解决的问题。

放射卫生(radiation hygiene)是研究电离辐射影响人体健康的规律,探索减少放射危害的防护方法与措施,从而保护人类及环境免受或少受电离辐射危害的一门学科。它是公共卫生的一个分支,也是放射医学的重要组成部分。

二、电离辐射来源

辐射是指物质以电磁波(光子)或粒子形式向外发射能量,也称为放射。辐射从物质的类型上可以分为粒子辐射和电磁辐射,前者包括 α 粒子即氦原子核、β 粒子即正负电子、质子和中子,后者也叫光子辐射,包括无线电波、微波、太赫兹辐射、红外辐射、可见光、紫外线,以及 X 射线和 γ 射线,后两个属于高能电磁辐射。从作用于物质的效应上,又可以分为电离辐射和非电离辐射。电离辐射是可以引起物质发生电离反应的辐射,包括所有的粒子辐射和高能电磁辐射。非电离辐射是不能引发电离作用的电磁辐射。

电离辐射的来源有天然辐射和人工辐射两大类。在日常生活中,公众受到的辐射绝大部分来源于天然辐射。

1. 天然辐射 人类在地球上一直受到天然存在的辐射源的照射,这种辐射称为天然辐射。它是持续的,不可避免的,是人类受到辐射照射的主要来源。天然辐射源包括宇宙射线、宇生放射性核素和原生放射性核素。

宇宙射线指来自外层空间射向地球表面的射线,由不同来源、不同能量的带电粒子组成。直接来自外层空间的带电粒子,主要为质子、α 粒子以及重原子核,称为初级宇宙射线。初级宇宙射线与大气中的氮、氧、氩等原子核发生相互作用,产生许多次级粒子,如中子、质子、μ 介子、电子、光子等,称为次级宇宙射线。绝大部分来自外层空间的初级宇宙射线在大气层被吸收,到达地球表面的宇宙射线几乎全是次级宇宙射线。

宇宙射线与大气层或地球表层的原子核,通过不同的核反应而产生的放射性核素,称为宇生放射性核素。^{3}H、^{7}Be、^{14}C、^{22}Na 是最重要的 4 种宇生放射性核素,人类主要以摄入方式受到它们的照射。原生放射性核素是指自从地球存在以来就存在的放射性核素。原生放射性核素包括地壳中存在的 3 个天然放射系:铀系、钍系和锕系及单次衰变的放射性核素如 ^{40}K、^{87}Rb、^{138}La、^{147}Sm、^{176}Lu 等。这些核素存在于土壤、建筑材料、食物等中。

氡及其短寿命子体照射是人体接受天然辐射源照射的主要来源,其中主要的是 ^{222}Rn。由于氡主要由放射性核素铀衰变而来,而人类的生产实践改变了铀在自然界的分布,因此造成了人类环境中氡来源的多样化,包括土壤释放、海洋释放、核工业释放、煤的燃烧以及建筑材料的释放等。

2. 人工辐射 人类除了受到天然本底照射外,在生活和生产活动中还受到人工辐射。人工辐射是人工辐射源或加工过的天然辐射源的照射。目前世界上主要的人工辐射源包括核武器的生产、试验和使用,核能生产,核技术应用和核事故等。人类活动可能引起天然辐射源的照射增加,如煤、石油及其他放射性伴生矿的开采和利用、煤电及其他能源生产、乘坐飞机等。医疗照射是普通公众所接触的人工辐射照射最大来源。医疗照射包括放射诊断、放射治疗、核医学检查和核医学治疗。

20 世纪 90 年代以来,X 射线诊断学、介入放射学、核医学、放射肿瘤学等电离辐射在医学中的应用蓬勃发展并广泛普及,接受各种医疗照射的受检者与患者越来越多,医疗照射及其防护已经成为涉及所有公众成员并且惠及子孙后代的重要公共卫生问题。

根据上述电离辐射的来源,职业性电离辐射的接触机会包括:①核工业系统,如放射性矿物的开采、冶炼和加工,以及核反应堆、核电站的建立和运转;②射线发生器的生产和使用,如加速器、医用和工农业生产使用的 X 射线和 γ 射线辐射源;③放射性核素的加工生产和使用,如核素化合物、放射性药物的合成及应用;④天然放射性核素伴生或共生矿生产,如磷肥、稀土矿、钨矿等的开采和加工;⑤医疗照射,即采用各种医疗照射装置诊断和治疗病人。在日常生活中,除了受到氡及其子体的天然辐射外,也有可能接触一些含有放射性材料的产品,如夜光手表、釉料陶瓷、人造义齿、烟雾探测器等。

电离辐射分类与来源见图 6-4。

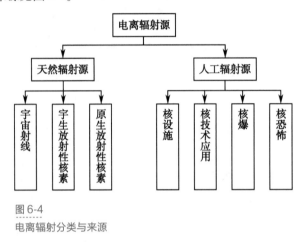

图 6-4
电离辐射分类与来源

三、电离辐射危害

1895 年伦琴发现 X 射线后,由于当时人们还不了解 X 射线的生物损伤效应,不懂得在电离辐射应用中如何进行防护,所以在发现 X 射线后短短几个月,不少操作人员受到了不同程度的放射损伤,如手的放射性皮炎、眼晶状体损伤和脱发等。1896 年,法国科学家贝克勒尔发现铀的天然放射性,1898 年居里夫妇发现了镭,由于长期接触铀、镭,而使他们受到了辐射伤害。1902 年已有关于辐射引起皮肤溃疡转变为皮肤癌以及血液和骨髓改变的报道。

电离辐射对机体的危害主要是其对生物分子的电离作用,破坏组织细胞的物质理化性质,导致组织器官的损伤和坏死。短期内受到大剂量的电离辐射照射,可引起急性放射病,造成全身各器官系统的严重损害,甚至导致死亡。长期低剂量电离辐射对机体的影响,主要是其对于一些辐射敏感的组织细胞,如骨髓造血细胞、甲状腺滤泡上皮细胞和性腺细胞等的损害作用。

1. 放射病　放射病(radiation sickness)是指一定剂量的电离辐射作用于人体所引起的全身性或局部性放射损伤。根据受到照射的方式,分为外照射和内照射放射病,根据受到照射的剂量,临床上又分为急性、亚急性和慢性放射病。国际单位制吸收剂量的单位是戈瑞,符号为 Gy。1Gy 等于 1kg 被照射物质吸收 1J 的辐射能量。

外照射急性放射病是指人体一次或短时间(数日)内受到多次全身外照射,吸收剂量达到1Gy以上所引起的全身性疾病。多见于事故性照射和核爆炸。病程具有明显的时相性,有初期、假愈期、极期和恢复期四个阶段。根据临床表现,可分为3种类型:骨髓型(1~10Gy)、胃肠型(10~50Gy)和脑型(>50Gy)。急性放射病的损伤严重,容易引起死亡。外照射亚急性放射病是指人体在较长时间(数周到数个月)内,受电离辐射连续或间断较大剂量的照射,累积剂量大于1Gy时所引起的一组全身性疾病,主要表现为造血功能障碍,包括造血组织的破坏和萎缩,再生障碍,骨髓细胞的异常增生和骨髓纤维化。外照射慢性放射病是指放射工作人员在较长时间内,连续或间断受到超当量剂量限值的照射而发生的全身性疾病,主要临床症状有头痛头晕,睡眠障碍,疲乏无力,记忆力下降等,伴有消化系统障碍和性功能减退。实验室检查可发现血细胞减少,特别是白细胞和中性粒细胞百分比减少,同时淋巴细胞染色体畸变率增加,骨髓造血细胞增生异常。

内照射放射病是指大量放射性核素进入体内,作为放射源对机体照射而引起的全身性疾病。放射性核素可随污染的饮食经口进入消化道,或以气态、气溶胶或粉尘状态经呼吸道进入体内。大部分放射性核素不易透过健康皮肤,但有一些气(汽)态的放射性核素(氚、氡、碘等)和某些可溶性的放射性核素(如磷、铝等),可透过健康皮肤进入体内。皮肤破损时,可大大增加吸收的速度和吸收率。内照射放射损伤的特点是,放射性核素在体内持续作用,新旧反应或损伤与修复同时并存,而且时间迁延,造成临床上无典型的分期表现。靶器官的损伤明显,如骨骼、单核-吞噬细胞系统、肝、肾、甲状腺等。某些放射性核素本身放射性很弱,但具有很强的化学毒性,如铀对机体的损伤即以化学毒性为主。内污染可造成远期效应。

放射性复合伤是指在战时核武器爆炸和平时核事故发生时,人体同时或相继发生以放射损伤为主的复合烧伤、冲击伤等的一类复合伤。核爆炸时可发生多类复合伤,包括放烧冲复合伤、放烧复合伤、放冲复合伤以及不复合放射损伤的烧冲复合伤。其中最常见而有代表性的是放烧冲复合伤,即放射损伤是主要损伤,烧伤是次要损伤,冲击伤更次之。由于多种损伤同时发生,因此伤者死亡率高,存活时间短,器官组织破坏严重,烧伤和创伤愈合困难。

根据电离辐射的性质、剂量和暴露时间的长短,可以发生急性或慢性放射性皮肤损伤。急性放射性皮肤损伤包括急性放射性皮炎和急性放射性皮肤/黏膜溃疡。慢性放射性皮肤损伤包括慢性放射性皮炎和慢性放射性皮肤/黏膜溃疡。

2. 电离辐射远后效应　电离辐射远后效应是指人体受到照射后几个月、几年或几十年才发生的慢性效应。这种效应可以显现在受照者本人身上,也可显现在后代身上,前者称为躯体效应,后者称为遗传效应。远后效应可发生于一次大剂量的急性照射之后,也可发生于长期小剂量的累积作用。长半衰期的放射性核素一次大量或多次小量进入机体,又不易排出体外,使机体长期受到照射,同样可引起远后效应。

电离辐射远后效应主要是诱发恶性肿瘤。早在X线被发现后不久,人们就认识到X线对生物细胞具有破坏作用,使机体发生生理、病理和生化等方面的改变。大剂量照射X线后,可导致脱发、皮肤烧伤甚至白血病。已知电离辐射可诱发的人类恶性肿瘤包括白血病、甲状腺癌、支气管肺癌、乳腺癌和皮肤癌等。其中白血病的发病率较高、潜伏期短,且诱发剂量低。除慢性淋巴细胞白血病外,其他各种类型的急、慢性白血病的发病率,都可因电离辐射照射而增加。根据日本广岛和长崎原子弹爆炸幸存者长期观察的数据,辐射诱发的白血病和甲状腺癌的发生率增加。铀矿工人中肺癌的发病率明显升高,流行病学调查证明,吸入矿井中高浓度的氡及其子体是其确定的致癌因素。氡照射与吸烟对肺癌的发病有显著的联合作用,可缩短肺癌发病的潜伏期。在辐射诱发的支气管肺癌中,未分化小细胞肺癌较多,其中主要是燕麦样细胞癌,其恶性程度高、生长快、易转移。在接触镭的作业工人中,骨肉瘤的发生增多,主要是由于进入体内的镭的内照射作用,而外照射引起骨肉瘤发病率的增高则需要相当大的剂量。乳腺对辐射致癌有很高的敏感性,特别是青年妇女。有报道 0.1Gy 剂量就可引起乳腺癌发生。在职业性慢性放射性皮炎的基础上可发生皮肤癌,发生率可达到 10%~28%。

除了恶性肿瘤之外,常见的电离辐射远后效应还有血液系统疾病(贫血、白血病)、寿命缩短、胚胎效应和遗传效应等。电离辐射对造血系统的损伤,已在日本广岛、长崎地区原子弹爆炸幸存者调查中得到证实。确诊的再生障碍性贫血患者的发病率比一般日本人高 50 倍。真性红细胞增多症的发病率也较未受照者明显增高。关于辐射尤其是小剂量辐射导致人的非特异性寿命缩短的效应,迄今为止的资料尚不足以证明可通过促进非特异性老化作用而使寿命缩短。辐射遗传效应是一种随机生物效应,没有剂量阈值,是辐射引起生殖细胞的损伤继而对胚胎或子代产生影响。其中显性突变和伴性隐性突变主要导致先天畸形,而伴性显性致死突变则表现为流产、死产和不育。

四、放射防护的原则与措施

既然电离辐射于人体可产生严重的危害,那么对于它的防护就显得非常重要。其实在我们的生活环境中,每时每刻都存在着各种电离辐射,包括宇宙辐射和天然存在的辐射源的照射,即通常所称的背景辐射。人类和各种生物在长期的进化过程中已经适应了这些背景辐射,因此不会对人体造成健康危害。对于普通民众而言,由于生活中很少会接触到放射源,所以只需要能够识别放射源,并远离和避免接触即可。电离辐射警示标志如图 6-5 所示。

1. 放射防护三原则　为了实现放射防护的目的,对于不得不接触电离辐射的人群,例如职业工作人员,需要了解并严格遵循电离辐射防护的三项基本原则。这三项基本原则相互关联,构成了放射防护体系,因此其中任何一项原则在实践中都不可偏废。

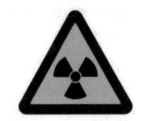

当心电离辐射

Caution, ionizing radiation

图 6-5
电离辐射警示标志

(1)实践正当性:电离辐射是一把双刃剑,在为某种目的实施辐射获取利益的同时,必然会冒一定的辐射损伤的风险。因此,进行任何一项辐射实践之前,必须进行利益与代价分析,只有利益大于代价的实践,才被认为是合理的、正当的实践。实践的正当性可以描述为由实践获得的净利益远远超过付出的代价,包括对健康损害的代价。

(2)放射防护最优化:在考虑了社会和经济因素的前提下,一切辐射照射都应当保持在可合理达到的尽可能低的水平,也称为 ALARA(As Low As Reasonably Achievable)原则。

(3)个人剂量限值:剂量限值是指在正常情况下,为了保护个人而制定的防护水平,是不允许超过的剂量范围的下限值。它包括两部分,即对职业照射人员个人规定的剂量限值和对公众个人规定的剂量限值。例如,对职业照射人员个人剂量限值规定,成年人连续 5 年间的年平均有效剂量为 20mSv,5 年中任何单一年份的年有效剂量为 50mSv。对公众个人的剂量限值规定,关键人群组中个人受到的年有效剂量为 1mSv,特殊情况下连续 5 年的平均有效剂量不超过 1mSv,等。

2. 放射防护措施　根据受到照射的方式,放射防护也分为外照射防护和内照射防护,其目的是为了减少射线的照射,把受照剂量严格控制在国家规定的限值以内,防止各种有害效应的发生。外照射的防护措施主要包括以下 3 种:

(1)时间防护:无论何种照射,人体所受照射的累积剂量与时间呈正比,接触射线时间越长,放射危害越严重。因此,在照射率不变的情况下,缩短照射时间便可减少所受的剂量。在从事放射性工作时,通过限定工作时间,可以将工作人员所受到的剂量控制在最高允许剂量以下,从而达到防护目的。

(2)距离防护:距离防护是外照射防护的一种简单、有效的方法。如果将放射源作为一个点源,则辐射场中某点的照射量、吸收剂量均与该放射源的距离的平方呈反比,称之为平方反比定律。因此,在工作中应尽量增大人体与辐射源的距离,以达到防护目的。

(3)屏蔽防护:射线在穿过原子序数大的物质时,会被吸收很多,这样穿透物质后强度就会减弱。根据这个原理,在放射源与人体之间放置一种能有效吸收射线的屏蔽材料,便可降低照射水平,达到防护目的。常用的屏蔽材料有铅、钢筋水泥、铅玻璃等。

内照射的防护措施主要是采取各种有效方法,隔断放射性物质进入人体的各种途径,在最优化原则的范围内,使放射性物质的摄入量减少到尽可能低的水平。具体的防护措施包括:

(1)操作防护:在操作非密封放射性物质时,对工作场所和环境有特殊的要求。例如只能在特定的区域进行操作,配备通风橱柜和铅防护用品等围封包容的防护设备和器材。保洁去污是指保持工作场所表面的清洁与整洁,地面、墙面、天花板以及实验桌、台等表面光滑、干净,没有拼接缝隙。定期和不定期清理、清扫工作场所,及时去除可能存在的放射性污染。出现放射性污染时要及时去污。

(2)隔离稀释:隔离就是把工作人员与放射性物质隔离开。例如为防止放射性物质进入空气而被吸入人体,在蒸发放射性液体或操作放射性粉尘时,必须在通风柜或手套箱内进行。稀释就是把空气或水中的放射性物质的浓度降低到容许水平以下。例如将放射性废水用水稀释,将放射性废气用高烟囱排到大气等。

(3)个人防护:常用防护手段主要是佩戴个人防护器具,避免吸入、食入或皮肤接触放射性物质。基本的个人防护衣具包括工作帽、防护口罩、工作服、工作鞋和防护手套等。在某些特殊情况下,需要补充采用一些防护衣具,例如,气衣、个人呼吸器、橡胶铅围裙和防护眼镜等。若皮肤已沾染放射性物质则要马上进行去污处理,若已经进入体内则要选用合适药物进行阻吸收和促排处理。

(4)妥善处理放射性废物:在收集和贮存放射性废物时,基本原则是减少产生、控制排放、净化浓缩、减容固化、严密包装、就地暂贮、集中处置。废物收集时,应将非放射性废物与放射性废物分别收集,液体废物与固体废物分别收集,可燃性废物与不可燃性废物分别收集。废物贮存时,在规定期限内不能流失,确保废物容器的完好性。贮存库应有防火、防水、通风和屏蔽防护等设施。

(童 建)

思考题

1. 简述职业卫生与职业医学在国民经济发展中的作用。

2. 举例说明三级预防在防治职业危害中的重要性。

3. 什么是生态平衡? 为什么要保持生态平衡? 它的环境卫生意义是什么?

4. 什么是雾霾? 我国有哪些雾霾高发地区? 雾霾天气的形成与哪些环境因素有关? 大气细颗粒物污染的健康效应有哪些?

5. 大气、水、土壤污染是如何综合作用于人体,影响人群健康的? 环境污染防治措施的关键是什么?

6. 营养和食品安全各自的特点是什么,有怎样的关联?

7. 营养学有哪些主要研究内容?

8. 食品安全风险评估的内容和意义是什么?

9. 什么是"生长轨迹现象"与"追赶性生长"? 对儿童少年生长发育有怎样的现实意义?

10. 我国儿童少年有哪些常见疾病? 对应的防控方法有哪些?

11. 我国学校卫生工作的基本法规和重要指导依据是什么?

12. 什么是辐射?

13. 试举例说明生活中可能接触到的辐射。

14. 放射防护的三原则是什么? 具体措施有哪些?

15. 电离辐射对机体的危害有哪些?

第七章

疾病预防与控制

WHO将威胁人类健康的疾病分为3组:第一组为传染病、营养不良性疾病和孕产期疾病,第二组为慢性非传染性疾病,第三组为伤害。当前,我国疾病预防与控制工作面临着复杂的挑战:传染病危害依然严重,人感染高致病性禽流感、中东呼吸综合征、埃博拉出血热等新发传染病不断出现,结核病、疟疾、登革热等再发传染病卷土重来;慢性非传染性疾病已成为我国居民的主要死因,所导致的死亡已经占到全部死亡的85%,所导致的疾病负担已占到疾病总负担的68.7%;以道路交通伤害、自杀、暴力、溺水等为代表的伤害已成为我国重要的公共卫生问题之一,每年至少80万人死于伤害,还有5000万非致死性伤害(包括225万伤残)。

要预防与控制疾病的发生和流行,就必须制订和实施有效、可行的预防策略与措施。只有在正确的预防控制策略指导下,采取合理措施,才能达到预期的疾病预防控制效果。三级预防是疾病预防控制策略与措施的重要内容。一级预防,又称"病因预防",是在疾病尚未发生时针对致病因素(或危险因素)采取措施,是预防疾病和消灭疾病的根本措施,包括健康促进、健康保护。二级预防,又称"三早预防",即早发现、早诊断、早治疗,是在疾病的临床期为了阻止或减缓疾病的发展而采取的措施,包括普查、筛检、定期体检等。三级预防,又称"临床预防",是在疾病的临床后期为了减少疾病的危害而采取的措施,目的是防止伤残、促进功能恢复和提高生活质量,包括对症治疗、康复治疗。

第一节　感染性疾病的预防与控制

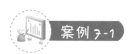　案例 7-1

2005年10月18日,湖南湘潭市妇幼保健院向岳塘区疾控中心报告,该院收治两例肺炎病人,系姐弟,1人已死亡。患者贺某10月8日开始出现发热、咽痛,16日以"重症肺炎"收住湘潭市妇幼保健院,17日因"肺炎、急性呼吸窘迫综合征"抢救无效死亡。贺某弟弟10日出现发热、咳嗽,17日入住湘潭市妇幼保健院,18日转入省儿童医院重症监护病房。19日,省儿童医院通过传染病疫情网络直报系统以"不明原因肺炎"进行了报告。

经国家和地方疾控中心联合调查,患者家10月6日开始发现鸡鸭死亡,两名患儿没有参与加工、处理病死禽,但与病死鸡鸭有近距离接触。农业部门从患者家采集的动物病料中分离出高致病性禽流感H5N1病毒。国家疾病预防控制中心采用微量中和试验对弟弟10月18日和11

月1日采集的血清进行H5抗体检测,呈4倍以上增高,确诊为人禽流感病例。疫情处置过程中,采取了救治病例、家禽捕杀及免疫接种、封锁疫区、密切接触者医学观察、发热病人应急监测、健康教育、医护人员培训等多种防控措施,疫情得到了有效控制。

这是中国大陆首次发现H5N1案例,上述疫情简介中贯穿了感染性疾病的发现、报告、监测、调查、处置和防控等预防控制的重要环节。在人类发展的历史长河中,与感染性疾病的斗争始终存在。尽管我们已积累了丰富的预防控制经验和知识、技术储备,然而不断出现的新发和再发感染性疾病依然是全球公共卫生的重要威胁。在21世纪全球化、人口老龄化和快速城市化进程等新形势下,感染性疾病的预防控制面临新的机遇和挑战。

一、感染性疾病概述

(一)定义

感染性疾病(infectious disease)是指被感染的人或动物、储存宿主或环境中的特定病原体直接或间接传播到易感宿主,而由该病原体或其毒性产物导致的疾病。传染病(communicable disease)特指感染性疾病中可以在易感个体间传播的疾病,有时也与感染性疾病同义使用。病原体(pathogen)是指能够引起疾病的各类生物、化学物、因素或过程。本节中病原体是指生物性病原体,是能引起疾病的感染性微生物(如病毒、衣原体、立克次体、细菌、真菌、螺旋体)、寄生虫(如原虫、蠕虫)和遗传变异体的总称。宿主(host)是指在自然条件下能够为感染性病原体提供生存地的人或动物。

(二)感染性疾病的分类

临床医学通常按疾病的最常见或最重要的临床表现或者主要受影响的器官系统,对感染性疾病进行分类,例如腹泻、呼吸道感染、中枢神经系统感染(如脑膜炎)、心血管系统感染(如心肌炎)、败血症等。微生物学家一般根据病原体的特征来划分感染性疾病,例如细菌、病毒、真菌、寄生虫、朊病毒感染等。流行病学家一般根据感染性疾病两个重要的流行病学特征,即传播途径和传染源来划分感染性疾病。根据传播途径分类,如接触传播、经水或食物传播、经空气传播、经媒介传播和母婴垂直传播等(表7-1);根据传染源分类,如人、动物(人畜共患病)、土壤、水等(表7-2)。

(三)感染性疾病的流行过程

感染性疾病的流行过程是由传染源、传播途径和易感人群3个基本环节构成,任何一个环节缺失,新的感染就不可能发生。

表7-1　根据传播方式对感染性疾病进行分类

传播方式	特征
接触传播	直接接触(皮肤或性接触)或间接接触(接触感染性污染物、血液或体液)
经水或食物传播	食用污染的食物或水
经空气传播	吸入污染的空气
经媒介传播	依赖于媒介(蚊子、蜱、蜗牛等)的生物学特征和病原体的感染力
垂直传播	类似于接触传播,但是接触发生在孕期子宫内或分娩时

表 7-2　根据传染源对感染性疾病进行分类

传染源	典型病原体举例
人	梅毒螺旋体、淋病奈瑟菌、人类免疫缺陷病毒、乙型肝炎病毒、丙型肝炎病毒、志贺菌、伤寒沙门菌
动物（人畜共患病）	狂犬病病毒、鼠疫耶尔森菌、钩端螺旋体、非伤寒沙门菌、布鲁菌
土壤	荚膜组织胞浆菌（和其他全身性真菌）、破伤风杆菌、肉毒杆菌
水	军团菌、铜绿假单胞菌、海分枝杆菌

1. 传染源　传染源（reservoir of infection）是指感染性病原体能在其体内正常存活或繁殖，并能将病原体排出体外，传递给易感宿主的人、动物、节肢动物、植物、土壤等。传染源的存在，使病原体能在自然界中生存和繁殖。感染来源（source of infection）是指感染传递到人的初始点。在直接传播感染中，感染来源是感染的人，而在间接传播感染中，感染来源可以是环境中的各种物质（如物体、地面和水）、受感染的食物或动物媒介等。

2. 传播途径　传播途径（route of transmission）是指病原体从传染源排出后，侵入宿主之前，在外界停留和转移的全过程。可分为直接传播和间接传播。直接传播（direct transmission）是指病原体从受感染的宿主或传染源直接转入到人体合适的侵入点，通过这个侵入点，人感染得以发生。主要包括以下几种：经接触传播，如疥疮；经咬伤传播，如狂犬病；经性行为传播，如人类免疫缺陷病毒（human immunodeficiency virus，HIV）；经母婴垂直传播，如风疹或巨细胞病毒。间接传播（indirect transmission）主要包括以下几种：经媒介传播，如登革热和疟疾；经食物传播，如霍乱；经水传播，如血吸虫病；经空气传播，包括经飞沫传播（如埃博拉出血热）、经飞沫核传播（如流感和结核）和经尘埃传播（如炭疽）；医源性传播如病毒性乙型肝炎和病毒性丙型肝炎。

3. 人群易感性　人群易感性是指人群整体对感染性疾病的易感程度，它取决于易感人口的比例和一般健康状况。人群易感性的高低与人群中每个个体的免疫力密切相关。人群免疫接种状况、特定病原体的免疫原性、变异速度、人群中新生及死亡情况、人口流动等因素，都会影响人群的易感性。人群中免疫人口增加可大大降低感染性疾病的发病率，因此通过免疫接种提高人群免疫水平是防制感染性疾病的重要措施。

（四）病原体、宿主和环境的相互作用

感染性疾病的发生和传播，是病原体、宿主和外环境三者间相互联系、相互作用和相互斗争的结果。图7-1展示了影响病原体、宿主和环境相互作用的重要因素。例如宿主行为和免疫力影响病原体的接触途径和致病概率，而病原体特性、传播途径和宿主行为等又受到外环境中自然和社会因素的影响。

二、感染性疾病的负担

感染性疾病给人类造成痛苦、死亡和残疾，是对人类危害最大的一类疾病，不仅具有深刻的公共卫生意义，同时对经济增长和发展产生巨大影响。据 WHO 报告，对人类危害最大的 48 种疾病中有 40 种（83%）属于传染病和寄生虫病。

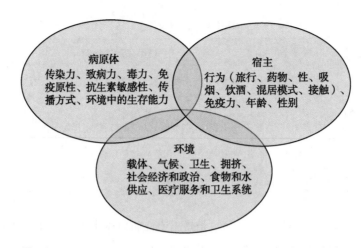

图 7-1
病原体、宿主和环境的相互作用

（一）全球

全球疾病负担研究（Global Burden of Disease Study，GBD）显示，2015 年全球感染性疾病相关死亡占总死亡数的比例超过 14.7%；5 岁以下儿童死亡中 47.1% 是由感染性疾病所致，下呼吸道感染、感染性腹泻和疟疾分别占 12.1%、8.6% 和 8.1%；因早亡所损失的寿命年数（years of life lost，YLL）排前 10 位的死因中包括 4 种感染性疾病，下呼吸道感染、感染性腹泻、艾滋病和疟疾分别列第 3、第 5、第 7 和第 9 位。病程在 3 个月以内的疾病或伤害中，感染性疾病更占绝大多数，且发病数呈上升趋势。2015 年，上呼吸道感染发病数为 172 亿、感染性腹泻人数为 23.9 亿、中耳炎发病数为 4.7 亿、下呼吸道感染人数为 2.9 亿，分别占病程在 3 个月以内的疾病或伤害的第 1、2、4、5 位，发病数较 2005 年升高了 6.8%~14.2%。2015 年与 2005 年相比，登革热发病人次数上升比例高达 143.1%，HIV/AIDS（人类免疫缺陷病毒：human immunodeficiency virus；获得性免疫缺陷综合征：acquired immune deficiency syndrome）患病人数升高 21.1%，结核病患病人数升高 9.2%。

（二）中国

1. 概述 1990 年感染性疾病相关死亡数占总死亡数的比例约为 12%，2013 年该比例降至 4% 左右。1990 年，YLL 前 15 位的死因中包括 3 种感染性疾病，下呼吸道感染、感染性腹泻和结核分别列第 1、第 10 和第 15 位。2013 年，上述 3 种感染性疾病的 YLL 顺位均下降，但下呼吸道感染仍在前 15 位中（降至第 9）。GBD 研究显示，2013 年我国下呼吸道感染死亡数为 21.1 万，年龄标化死亡率为 19.08/10 万，分别较 1990 年下降了 55.8% 和 62.6%；感染性腹泻死亡数为 6743 人，年龄标化死亡率为 0.59/10 万，分别较 1990 年下降了 95.2% 和 95.2%。然而，下呼吸道感染和感染性腹泻仍是我国 5 岁以下儿童的重要死因；其中，16.5% 的死亡由肺炎所致。

2015 年全国 39 种法定报告传染病中，报告发病数居前 5 位的依次为手足口病（1 997 371 例）、病毒性肝炎（1 218 946 例）、感染性腹泻（937 616 例）、肺结核（864 015 例）和梅毒（433 974 例），占报告发病数的 85.1%；报告死亡数居前 5 位的依次为艾滋病（12 755 例）、肺结核（2280 例）、狂犬病（744 例）、病毒性肝炎（474 例）和手足口病（129 例），占死亡数的 97.8%。

2. 艾滋病 艾滋病是指由于感染 HIV 而造成的以免疫系统损害为主要特征的一组综合征，主要传播途径为血液传播、母婴传播和性传播。目前,性传播已成为我国艾滋病的主要传播途径。2013 年报告的 HIV/AIDS 病人中,69.4% 为经异性性传播,21.4% 为经男男同性性传播,7.2% 为经注射吸毒传播,0.9% 为经母婴传播。全国法定报告传染病数据显示,2015 年艾滋病报告发病数为 50 330 例,死亡 12 755 例,死亡率为 0.94/10 万,为我国当年报告死亡率最高的传染病。

3. 结核病　结核病是由结核分枝杆菌引起的疾病,主要指肺结核,为慢性呼吸道传染病。传染源主要为排菌的肺结核患者,健康人吸入患者咳嗽、打喷嚏时喷出的飞沫而感染。据 WHO 估算,我国结核病发病率每年以 3.4% 的速度下降,是全球结核病高负担国家中下降速度最快的国家。GBD 研究显示,我国结核年龄标化死亡率由 1990 年的 18.07/10 万下降至 2013 年的 3.32/10 万(下降 81.6%)。然而,全球结核病报告(Global tuberculosis report 2016)显示,2015 年我国结核发病人数仍为全球发病数第 3 的国家,仅次于印度和印度尼西亚,占全球发病数的 8.8%。

4. 病毒性肝炎　病毒性肝炎是由多种肝炎病毒引起的常见传染病,具有传染性强、传播途径复杂等特点,分为甲、乙、丙、丁和戊型肝炎。甲肝病毒主要通过粪-口途径传播,起病急但预后良好。乙肝病毒的传播途径包括母婴传播、血液传播和性传播,主要特点是感染后容易转化为慢性感染状态,长期携带病毒,对肝脏造成持续性损伤而引发肝硬化和肝癌。丙肝的传播途径与乙肝一致,其中血液传播是最主要的传播方式。戊肝主要通过粪-口途径传播,为自限性疾病,与甲肝类似,多数情况下不发展为慢性疾病。近年来,全国甲肝报告发病数和发病率逐年降低,报告发病率从 1990 年的 52.58/10 万下降至 2015 年的 1.66/10 万。乙肝报告发病率呈上升趋势,从 1990 年的 21.93/10 万上升至 2009 年的 88.82/10 万,随后出现小幅下降,2015 年的报告发病率为 68.57/10 万。丙肝报告发病数呈逐年上升趋势,2015 年报告发病率达 15.26/10 万。

5. 手足口病　手足口病(hand-foot-mouth disease,HFMD)是由人肠道病毒感染引起的一种婴幼儿常见传染病。多数 HFMD 患者症状轻微,以发热和(或)手、足、臀或口腔等特征性部位的皮疹或疱疹为主要症状;少数患者可出现无菌性脑膜炎、脑炎和急性弛缓性麻痹、神经源性肺水肿和心肌炎等;个别重症患儿病情进展快,可出现死亡。HFMD 通过飞沫、粪-口和接触传播。HFMD 主要累及儿童,2008 年以来的 HFMD 报告病例数中,6 岁以下病例占报告病例数的 90% 以上,占死亡病例数的 99%。研究显示,6 月龄至 2 岁儿童发病率最高。2010—2015 年监测数据表明,HFMD 报告发病率为 (132~205)/10 万,在法定报告传染病发病率中位列第一。

三、感染性疾病的报告与监测

(一)感染性疾病的报告

1. 国际卫生条例　公共卫生机构在多数国家均为独立运转,但病原体的传播不会尊重国界,对于控制跨国传染病暴发乃至全球大流行,国际公共卫生应对至关重要。世界卫生大会于 1969 年通过了第 1 版国际卫生条例(International Health Regulation,IHR),要求成员国报告黄热病、鼠疫和霍乱病例。2005 年 5 月 23 日,世界卫生大会采纳了新版 IHR,并于 2007 年 6 月 15 日正式生效。《国际卫生条例(2005)》旨在及早发现具有严重的、潜在国际传播风险的公共卫生事件,从源头上(即在其越境蔓延前)进行预防、控制,事件范畴不仅仅局限于感染性疾病。新版 IHR 要求缔约国向 WHO 报告具有严重的、潜在国际风险的所有公共卫生事件(如天花、野毒株引起的脊髓灰质炎、人感染新亚型流感和 SARS 等),WHO 有义务要求相关国家对发现的事件进行核实和及时回应。

2. 法定报告传染病　　法定报告传染病(notifiable infectious diseases)是指各国法律法规要求报告的传染病。目前根据《中华人民共和国传染病防治法》规定和国务院卫生行政部门决定并予以公布列入的传染病,即我国法定报告的传染病有 39 种,分为甲、乙、丙三类。甲类传染病,即强制管理传染病,包括霍乱和鼠疫;乙类传染病是严格管理传染病,包括传染性非典型肺炎、艾滋病、病毒性肝炎、脊髓灰质炎、人感染高致病性禽流感、麻疹、流行性出血热、狂犬病、流行性乙型脑炎、登革热、炭疽、细菌性和阿米巴性痢疾、肺结核、伤寒和副伤寒、流行性脑脊髓膜炎、百日咳、白喉、新生儿破伤风、猩红热、布鲁氏菌病、淋病、梅毒、钩端螺旋体病、血吸虫病、疟疾、人感染 H7N9 禽流感共 26 种;丙类传染病,也称为监测管理传染病,包括流行性感冒、流行性腮腺炎、风疹、急性出血性结膜炎、麻风病、流行性和地方性斑疹伤寒、黑热病、包虫病、丝虫病、除霍乱、细菌性和阿米巴性痢疾、伤寒和副伤寒以外的感染性腹泻病、手足口病共 11 种疾病。

3. 我国传染病及传染病相关突发公共卫生事件的报告　　基层医疗机构责任报告人发现甲类传染病和按甲类管理的乙类传染病病人、疑似病人和病原携带者及突发原因不明的传染病,应于 2 小时内完成网络直报或以最快方式(城市 2 小时、农村 6 小时内)报出传染病报告卡。其余乙类和丙类传染病应在 24 小时内通过网络进行信息的录入报告或报出传染病报告卡。

传染病相关突发公共卫生事件是指突然发生的、造成或可能造成社会公众健康严重损害的重大传染病疫情,也包括医源性感染的传染病事件。各级各类医疗卫生机构负责将发现的突发传染病事件相关信息报告给疾控机构。疾控机构审核核实后,尽快以电话或传真等方式报告给同级卫生行政部门,并进行网络直报。卫生行政部门应组织有关专家进行现场调查,根据不同突发公共卫生事件级别及时组织、采取相应的防控措施,并在 2 小时内向本级人民政府报告,同时向上一级人民政府卫生行政部门报告。如尚未达到突发公共卫生事件标准,则由疾控机构密切跟踪事态发展,随时报告事态变化情况。

(二)感染性疾病监测

1. 感染性疾病监测的基本原则　　感染性疾病监测(infectious diseases surveillance)是指系统和持续地收集、分析和解释感染性疾病数据,及时、连贯地将结果和解释传递给需要知道的人,为采取预防控制措施提供依据。监测是制定和执行感染性疾病预防控制规划和项目的基石,其最终目的是为了促进健康、预防和控制疾病。

感染性疾病监测主要包括以下要素:

(1)综合考虑公共卫生重要性、预防控制和治疗的能力、卫生系统实施控制措施的能力,确定优先监测的感染性疾病。

(2)确定清晰、特异的监测目的,例如我国流感病原学监测的目的是"及时发现流感病毒变异,为全球及我国流感疫苗毒株的预测和推荐提供依据"。

(3)为确保报告病例的准确性、可靠性和一致性,需建立标准的监测病例定义,可不同于病例的诊断标准和暴发调查中的病例定义。

（4）明确监测范围，包括监测覆盖的地区和覆盖的目标人群。

（5）收集监测数据：在满足监测目的的条件下，收集最少量的监测数据，收集方式一般包括法定报告、登记（死因、疫苗接种登记等）、横断面调查（如定期开展的医院感染患病率调查）和环境监测（如媒介感染性疾病的病媒生物监测）。

（6）监测数据的分析、解释和利用是感染性疾病预防控制的关键环节。一旦某个特异人群在某个时间段或地区发生的病例数、发病率超出预期水平或出现异常的疾病特征，通常提示需要进一步调查或加强预防控制措施。例如，2012年通过监测数据分析发现新疆某个乡镇伤寒发病数明显高于前5年同期发病水平，经调查发现为一起水源性污染导致的伤寒暴发。

（7）及时、定期将监测结果及其解读发送给提供数据、信息、报告的人员（如医疗保健服务提供者，病原学检测人员等），同时必须发送给感染性疾病预防控制项目的制定者、管理者或相关决策者。

（8）感染性疾病监测系统必须定期进行评估，以确保监测系统能发挥公共卫生职能和满足既定的监测目的。

2. 我国主要的感染性疾病监测系统　　近年来，我国的感染性疾病监测得到了长足发展，在感染性疾病防控中起到举足轻重的作用，主要包括以下监测系统。

（1）法定传染病疫情监测系统：俗称"大疫情监测系统"，始建于20世纪50年代，这是我国最重要、最基本的感染性疾病监测系统。

（2）突发公共卫生事件监测系统：2004年我国启动了传染病相关突发公共卫生事件报告，次年原卫生部印发《国家突发公共卫生事件相关信息报告管理工作规范（试行）》，进一步加强对包含感染性疾病疫情在内的突发公共卫生事件相关信息的规范管理和分析利用。

（3）专病监测系统：自20世纪70年代起，为满足单个感染性疾病防控的需求，我国陆续建立了流感、流行性出血热、艾滋病、肺结核等专病监测系统。2003年SARS之后，国家加大了感染性疾病监测的力度，重点对27种感染性疾病开展了病原学、血清学、影响因素、行为危险因素等监测，确立了我国以法定传染病报告为主、专病监测为辅的感染性疾病监测总体格局。

（4）传染病自动预警系统：2001年美国的炭疽邮包事件，敲响了当今人类面临生物恐怖威胁的警钟。2003年迅速蔓延全球的SARS疫情再一次警示人们，感染性疾病的暴发、流行会给社会经济和生活造成巨大冲击。2008年4月，我国建立了覆盖全国范围的传染病自动预警系统，成为各地疫情监测人员早期发现疾病暴发的重要辅助工具。

四、感染性疾病暴发调查与控制

2010—2015年，我国每年报告≥1500起感染性疾病暴发疫情。如何早期发现感染性疾病暴发苗头、确认暴发、开展调查和控制疫情，是感染性疾病预防控制的重要手段之一。

（一）暴发疫情的发现

发现感染性疾病暴发通常有以下途径：①公共卫生技术人员定期浏览和分析感染性疾病的监测数据，发现病例间存在共同暴露史，或发现病例数超过预期水平，或发现病例之间存在时间或空间上的聚集性。②警觉的临床医生、感染控制医生或临床检验人员发现病例的聚集性或暴发。③病人或普通公众发现异样感染性疾病聚集事件后报告。④媒体报道等其他方式。

（二）确定是否开展暴发调查

公共卫生部门是否开展暴发调查主要取决于疫情本身的几个因素：疾病严重程度、疫情规模、传染源、感染来源、传播途径和传播速度、预防控制措施的可及性。此外，还可能取决于研究或人员培训的需要、公众恐慌、政治或法律等因素。但对于新发感染性疾病［如人禽流感 H7N9、埃博拉病毒病、中东呼吸综合征（middle east respiratory syndrome）等］、严重威胁健康或极易传播的感染性疾病（如 SARS），或原因不明的感染性疾病，尽管仅有少数病例甚至仅 1 例病例，也需要启动调查。

（三）暴发调查的基本原则和步骤

一旦确定开展暴发调查，迅速行动是核心要求。通常情况下，完整的暴发调查基本涵盖下述 13 个调查步骤：①为现场调查做准备；②核实病例诊断；③确定暴发；④构建可行的病例定义；⑤病例搜索和信息收集；⑥描述性分析；⑦提出引起本次暴发的假设；⑧验证假设；⑨重新建立和验证假设；⑩综合考虑实验室检测和环境调查；⑪实施预防控制措施；⑫开展应急监测；⑬风险评估、管理与沟通。

但需注意的是，并非每一起暴发调查均需开展所有步骤的调查工作，一般仅在分析流行病学研究结果无法解释或与假设矛盾时，提示假设不一定成立，可能需要重新建立假设，并再次进行验证。调查步骤也不一定严格按照上述顺序开展，尤其是预防控制措施虽然在第 11 个步骤，但一旦知道有效、可及的控制措施就应尽早实施，甚至可以在流行病学调查之前实施。

在暴发调查中，实验室检测和环境卫生学调查同等重要。尽管流行病学调查证据可提示传播方式、暴露危险因素和指导公共卫生行动，但实验室证据可进一步证实假设的科学性和准确性。例如，军团菌暴发通过实验室检测结果证实为空调污染所致。有些情形下环境调查有助于解释暴发为什么会发生。如一起 E. coli O157：H7 暴发中，流行病学和实验室证据强烈提示饮用某个供应商的冰水与暴发有关，最后通过环境调查找到暴发原因，发现制作冰水的水源没有进行氯化消毒。

五、感染性疾病的预防与控制

（一）个体水平的预防控制措施

个体水平的预防控制措施是指针对个体采取的降低其感染风险的预防控制措施，包括药物性措施和非药物性措施。药物性措施主要包括接种疫苗和服用（注射）药物，例如，当人被可能感染狂犬病病毒的疯狗咬伤后，需尽快清洗伤口、接种狂犬病疫苗，对于严重的咬伤还需注射狂犬病被动免疫制剂，这是从个体水平防治狂犬病的唯一有效方法。

但仅靠药物性措施往往是不够的，特别是出现新发感染性疾病时，短时间内难以获得安全有效的疫苗和药物，这时个体可以采用非药物性措施，降低自身感染的风险。对所有感染性疾病均有效的非药物性措施包括健康的生活方式和良好的卫生习惯等。此外，还有一些针对特定感染性疾病的防治措施，例如艾滋病、梅毒等通过性传播的感染性疾病，可通过减少性伴侣数目、使用安全套等降低感染的风险；登革热等蚊媒传播疾病，个体可通过穿长衣裤、涂抹驱避剂等减少蚊媒叮咬来预防感染；埃博拉出血热等通过接触传播的感染性疾病，可通过避免接触疑似病人及其污染物等方式降低感染风险,医务人员在接触病人时应穿戴特定的个人防护设备等。

（二）社区水平的预防控制措施

对传播迅速或临床表现严重的感染性疾病,往往需要机构和社区采取统一的行动和措施,才能有效延缓和控制感染性疾病的传播扩散。常见措施有隔离病例、追踪接触者、关闭相关场所、取消或推迟集会、旅行限制和边境检验、检疫等。

社区水平的防控措施若落实到位,可取得较好的防控效果。例如,2013年人感染H7N9禽流感疫情在我国暴发期间,在疫情严重的上海、杭州、湖州、南京四个城市,通过及时关闭活禽市场,使人感染H7N9病毒的风险降低了97%~99%;2013—2014年西非埃博拉暴发期间,在缺乏疫苗和特效药的情况下,依靠安全丧葬、病例管理和接触者追踪等综合防控措施,最终实现了疫情的有效控制。

但在决定启动波及面广、影响较大的措施时,要慎重,需综合考虑感染性疾病的传播扩散风险和相关防控措施带来的社会经济影响,做好与利益相关方(如机构和社区)的沟通与协调,一起提前制订防控行动计划。

（三）免疫接种

免疫接种(immunization)是预防感染性疾病最有效的方法。免疫接种指通过对易感人群接种人工制备的包含某种病原体特定抗原(如灭活病原微生物、减毒类毒素)的生物制剂(即疫苗),诱导机体产生主动免疫,以预防相应感染性疾病。

新中国成立以来,将14种疫苗先后纳入国家扩大免疫规划项目(expanded programme of immunization,EPI),可预防15种感染性疾病:1978年启动EPI,纳入麻疹、脊髓灰质炎和百白破疫苗,以及卡介苗,实现了"4苗防6病";2002年,纳入乙肝疫苗;2008年,纳入甲肝疫苗、流脑疫苗、乙脑疫苗和麻腮风疫苗,同时以无细胞百白破疫苗替代既往的百白破疫苗。此外,对重点地区的重点人群接种出血热疫苗;在炭疽、钩端螺旋体病疫情发生时或洪涝灾害可能导致钩端螺旋体病暴发流行时,对重点人群进行炭疽疫苗和钩端螺旋体疫苗应急接种。

我国现阶段实施的《疫苗流通和预防接种管理条例》将疫苗分为两类:第一类疫苗,是指政府免费向公民提供,公民依照政府规定受种的疫苗,包括国家免疫规划确定的疫苗,省、自治区、直辖市人民政府在执行国家免疫规划时增加的疫苗,以及县级以上人民政府或其卫生主管部门组织的应急接种或群体性预防接种所使用的疫苗,上述纳入EPI的疫苗都是第一类疫苗;第二类疫苗,是指由公民自费并且自愿受种的疫苗,如季节性流感疫苗、流感嗜血杆菌疫苗、肺炎链球菌疫苗、狂犬疫苗等。截至2016年,我国共有50种疫苗注册上市。

经过多年努力,我国免疫接种取得了非常显著的成绩:第一类疫苗接种率持续维持在90%以上,疫苗可预防的感染性疾病已经得到良好控制。通过成功实施EPI,我国消灭了天花,大幅度降低了白喉、百日咳、脊髓灰质炎和麻疹的发病率。2000年,随着WHO西太区成功实现脊髓灰质炎消除目标,中国进入了无脊髓灰质炎时期。2012年,WHO证实中国儿童慢性乙肝病毒感染的比例<1%,并宣布中国已消除新生儿破伤风。然而,由于受我国二类疫苗价格较高、相关疾病负担和免疫接种项目卫生经济学效果不明、公众及决策者认知有限等因素的影响,限制了二类疫苗的使用,从而导致我国二类疫苗接种率远低于一类疫苗。例如,2008—2009年流感流行季,我国季节性流感疫苗接种率

仅为 1.9%。2011 年全国抽样调查显示,水痘减毒活疫苗、b 型流感嗜血杆菌结合疫苗、口服轮状病毒减毒活疫苗和 7 价肺炎球菌结合疫苗接种率分别为 47%、45%、24% 和 10%。因此,对于促进二类疫苗的使用,降低相关感染性疾病的负担,任重而道远。

（四）病例的临床管理

感染性疾病病例的临床管理包括病情评估、相关检查、诊断、报告、治疗、与病例的沟通,以及心理关怀等。一方面,对病例开展临床管理有助于控制和稳定其病情,即使对现阶段尚无特效药的感染性疾病,恰当的临床管理本身亦可降低其临床严重性、改善其预后。例如,1998 年我国台湾省发生肠道病毒 71 型(enterovirus 71,EV71)暴发疫情后,采用分阶段管理(stage-based management)的方法,有效地降低了感染病例的病死率;另一方面,对病例实施临床管理可以起到控制传染源的作用,降低其在人群中传播疾病的风险,从而降低全人群的发病水平。例如,我国对艾滋病病人实施"四免一关怀"政策,为其提供免费的抗病毒治疗,可以降低病人体内的病毒载量,这样即使艾滋病病人发生了危险性行为,其性伴侣的感染风险也会大大降低,有助于遏制艾滋病疫情在人群中的播散。

在早期识别和诊断感染性疾病的基础上,根据疾病本身的特点和现有的技术措施,启动相应的临床管理方案,对于不同疾病明确不同的侧重点。对于一些烈性感染性疾病,例如埃博拉病毒病,强调的是做好病例隔离和支持治疗;对于以轻症病例为主、但重症病例预后差的感染性疾病,例如手足口病和登革热,临床管理的重点是识别可能出现重症的高危病例;对于蚊媒传播为主的感染性疾病,如寨卡病毒病和基孔肯雅热,应该在病毒血症期落实防蚊隔离的感染控制措施。

六、新发感染性疾病的威胁及应对

（一）新发感染性疾病的定义与分类

广义上,新发感染性疾病(emerging infectious diseases,EIDs)是指人群中新出现的感染性疾病,或发病水平迅速上升或流行区域迅速扩大的已知感染性疾病。新发感染性疾病分类和主要病种见表 7-3。

表 7-3　新发感染性疾病分类和主要病种

类别	主要疾病
新病原体所致的疾病	HIV/AIDS、变异型克-雅病(variant Creutzfeldt-Jakob disease,vCJD)、诺如病毒(Norovirus)感染、SARS、甲型 H1N1 流感、人感染高致病性禽流感 H5N1 和 H7N9、中东呼吸综合征(Middle East respiratory syndrome,MERS)、寨卡病毒病(Zika virus disease)、西尼罗热(West Nile fever)、拉萨热(Lassa fever)、埃博拉病毒病(Ebola virus disease)、马尔堡出血热(Marburg hemorrhagic fever)、非 O1 群非 O139 群霍乱(non-O1,non-O139 cholerae)、人埃立克体病(human ehrlichiosis)、猴痘(monkeypox)、尼帕病毒脑炎(Nipah virus encephalitis)
新近发现与病原体感染有关的疾病	幽门螺杆菌感染相关疾病(Helicobacter pylori-associated diseases)、莱姆病(Lyme borreliosis)、丙型肝炎和戊型肝炎(hepatitis C and E)、宫颈癌(cervical carcinoma)
再发感染性疾病	登革热、基孔肯雅热(Chikungunya fever)、霍乱、结核病、疟疾、梅毒、麻疹、布鲁氏菌病等
新出现的耐药病原体所致疾病	多重耐药结核病(multiresistant tuberculosis,MDR-TB)、多重耐药疟疾(multiresistant malaria)、耐甲氧西林金黄色葡萄球菌(methicillin-resistant Staphylococcus aureus,MRSA)等

EIDs 的出现是环境、遗传、生物、社会、政治和经济等多种因素相互作用的结果,尤其是人类活动所致微生物的生态环境变化(如植被破坏、空气污染和气候变化)、人类对病原体的易感性改变、贫穷、社会不平等、战争、饥荒和公共卫生体系薄弱等因素所致。

(二)全球 EIDs

EIDs 是当前全球重要的公共卫生威胁之一。既往数十年,全球 EIDs 总体呈上升趋势,其中60% 为人畜共患病,而野生动物是人畜共患 EIDs 的主要来源(72%)。2014—2016 年,发生在西非的埃博拉病毒病疫情共报告病例 28 600 多例,死亡 11 300 多例,疫情扩散到尼日利亚、马里、美国等多个国家。此外,过去 20 年,EIDs 造成的经济损失达数千亿美元。2012 年,世界银行一项关于 EIDs所致经济损失的研究估计,1997—2009 年,尼帕病毒、西尼罗热、SARS、人感染高致病性禽流感H5N1、BSE 和裂谷热等 6 种 EIDs 暴发所致的损失,至少为 800 亿美元。

(三)我国的 EIDs

近 20 年来,我国也出现了多种 EIDs。1997 年,我国香港特别行政区发现了全球首例人感染高致病性禽流感 H5N1 病例,随后人禽流感 H5N1 疫情在东亚、东南亚和北非多个国家出现,具有较高的病死率。2003 年,我国出现了 SARS 冠状病毒引起的感染性疾病,该病在全球范围内迅速蔓延,共30 多个国家报告了超过 8000 例病例,其中死亡超 800 例,造成了重大的经济影响。2009—2010 年,河南、湖北、山东、安徽等地出现了发热伴血小板减少综合征的病例,俗称"蜱咬病",经中国疾病预防控制中心研究证实,这是一种由新型布尼亚病毒感染所致的疾病。2013 年 3 月,我国上海首次发现了由新型 H7N9 禽流感病毒引起的急性呼吸道感染性疾病。2013—2016 年,人感染 H7N9 禽流感疫情已导致数百人发病并具有较高的病死率。

(四)EIDs 的应对策略

EIDs 的应对策略因病而异,需综合考虑易感人群、病原体、媒介和疫源地的特点,但一些基本策略可适用于所有情形,包括加强疾病监测、做好信息分享和风险沟通、制订预案、开展应对准备和应急演练、及时提供并落实适宜的治疗和防控措施、加强国际合作等。由于多数 EIDs 为人畜共患病,采用"同一健康"(one health)的理念,建立紧密的涉及动物、人和环境多部门的合作非常重要,有助于早期发现潜在的感染性疾病流行,及时启动预防和控制措施。

七、全球感染性疾病面临的挑战

目前,感染性疾病仍然是全球发病和死亡的主要原因之一,尤其对发展中国家而言,给这些国家造成了较重的疾病负担。在当前全球化加速的背景下,除了各种 EIDs 的威胁外,全世界在多方面因素的影响下仍面临着感染性疾病流行的挑战(表 7-4)。

(一)人口结构转型和老龄化

人口结构转型是指死亡率和生育率从高到低的转变。欧洲、北美在 19 世纪至 20 世纪初率先出现了人口结构转型,20 世纪中叶以来,许多发展中国家也出现了人口老龄化,人均期望寿命显著延长。由于机体免疫功能下降等因素,老年人是病原体感染所致并发症和死亡的高风险人群。

表 7-4　全球感染性疾病流行的主要影响因素

主要方面	影响感染性疾病流行的主要因素
人口与行为	人口结构转型、老龄化与机体免疫功能失调、行为改变、静脉毒品注射
人口流动、迁移与全球化	人口快速流动与城乡人口迁移、现代交通体系、人口国际迁移和难民潮、国际旅行和观光、旅行卫生
现代医学技术与实践	器官或组织移植、化学药物治疗、药物所致的免疫抑制、抗生素滥用和抗生素耐药性、微生物的适应和变化、医源性感染、重症监护医学的发展与运用
现代食品技术	工业化的食品生产、食品加工和食品保鲜技术、抗生素和化学物质在食品生产中使用、贸易、商业和食物配送的全球化、不断变化的需求、消费、行为模式
政治、生态与环境变化	战争与内乱、政治压力(少数民族)、社会不平等(弱势群体)、全球变暖和气候变化、环境与自然灾害(如洪水、地震、飓风)
城市化	城市化加速和特大城市的增加、环境污染(如水、空气)、人口密集、贫穷和缺乏资源、基础设施不足和管理不善、性行为改变(如卖淫)、城市扩张所致的生态环境变化(如砍伐森林)

（二）人口流动

半个多世纪以来,随着汽车、高速铁路、飞机等现代交通运输工具的发展,全球人口快速流动,跨国出行人数已从 1950 年的 2500 万人次增长到 2010 年的 10 亿人次。随着人口的快速流动,感染性疾病的传播速度也在加速。2003 年 SARS 疫情和 2009 年甲型 H1N1 流感大流行均与人口快速流动紧密相关,而传播路径与国际航线紧密相关。

（三）现代医疗技术与实践

尽管现代医疗技术的发展挽救了众多生命,然而侵入性治疗和干预手段导致了患者出现医疗相关感染的风险较高。器官移植后免疫抑制剂的使用和肿瘤的化疗均有可能增加患者感染病原体的风险。此外,抗生素滥用和耐药是全球面临的日益增长的公共卫生威胁。超级多耐药结核病和"超级耐药细菌"的出现也引起国内外广泛关注,尤其是近 10 年来,全球许多国家报道了耐碳青霉烯类抗菌药物的肠杆菌科细菌感染(carbapenem-resistant enterobacteriaceae,CRE)病例,且呈快速增长趋势。2012 年,美国 4.6% 的治疗性医院有 CRE 报告,其中小医院 3.9%,大医院 17.8%。

（四）现代食品技术

食品的全球化加速了食源性感染性疾病在发达国家和发展中国家的传播。国际食品供应和贸易模式的变化,畜牧业生产模式的变化,食品技术、生产、加工和配送的改进,生活方式的改变,消费需求和易感人群的变化,以及人口流动等因素的影响,导致受病原体污染的食品通过长距离的运输,从一个国家传播到另一个国家。

（五）政治与环境

政治、社会经济因素与生态环境因素共同影响着感染性疾病的传播。政治压力可促使人口迁移,而较低的社会经济阶层人群具有更高的感染性疾病的负担。由于文化和语言的障碍,流动人口或移民可能更难享受到高质量的医疗服务。气候变化也影响生态系统,进而对感染性疾病的传播流行有重要影响,尤其是与环境密切相关的媒介感染性疾病和自然疫源性疾病,如疟疾、登革热、黄热病和寨卡病毒病等。全球变暖使媒介生物的滋生地扩大,媒介体内感染的病原体复制和成熟周期变短,加快了病原体的传播速度。研究估计,如果全球气温上升 2~3℃,可能感染疟疾的危险人口将增加 3%~5%。此外,地震、洪水和飓风等自然灾害的频发,也增加了感染性疾病的传播风险,尤其是在灾区,如 2010 年海地发生大地震后,出现了霍乱等肠道感染性疾病的大范围流行。

(六)城市化

200 多年来,全球人口快速城市化,1800 年全球约 3% 人口居住在城市,1900 年约 13%,1950 年为 29%,2000 年为 47%,预计 2030 年将达到 60%(约 49 亿人)。全世界出现了多个人口超过 1000 万的特大城市,给市政管理、医疗卫生服务等基础设施带来巨大压力,而城乡结合部、棚户区、贫民窟等区域是感染性疾病流行的高风险地带,尤其是热带、亚热带的城市,面临登革热、寨卡等蚊媒感染性疾病日益增长的传播风险。

认识和解决全球面临的感染性疾病的问题与挑战,可从以下两方面着手:一是利用感染性疾病流行病学开展监测,阐明疾病发病率、患病率、季节性和趋势,评估病原体的传播和扩散方式,识别危险因素和高危人群,开展暴发调查,采取预防控制措等;二是采用多学科的技术和手段来研究、解决感染性疾病相关学科问题,提出解决方案。除了流行病学,涉及的学科或领域还包括公共卫生、人口学、社会学、经济学、管理学、食品科学、临床医学、环境科学、生态学、地理学、城市和区域规划、微生物学、气象学、统计学、计算机技术和数学等。总之,通过加强跨学科、跨部门的科研合作、知识转化和防控,人们希望最终能够控制感染性疾病,减少疾病带来的发病和死亡负担,改善生活质量。

(余宏杰)

第二节　慢性非传染性疾病预防与控制

以心脑血管疾病、癌症、糖尿病和慢性呼吸系统疾病等为代表的慢性非传染性疾病(non-communicable diseases,NCDs)是当前全球最主要的公共卫生问题,其发生和流行与经济社会、生态环境、文化习俗和生活方式等因素密切相关。伴随工业化、城镇化、老龄化进程加快,我国慢性非传染性疾病发病人数呈快速上升趋势。国际经验表明,慢性非传染性疾病最主要的危险因素是吸烟、缺乏身体活动和不健康的饮食。通过干预这 3 种危险因素,可以预防 80% 的心血管疾病、2 型糖尿病和 40% 的恶性肿瘤。

一、慢性非传染性疾病概述

NCDs 是一组发病隐匿、潜伏期长、一旦发病不能自愈或很难治愈的非传染性疾病,具有以下特点:①无传染性,不具有对整个人群的传染危害,不会引起人们急切恐慌和社会动荡。但随着幽门螺杆菌与胃癌关系的确立,这一观念正在发生变化。②致病因素多,发病机制复杂;流行面广,受累人数多。③起病相当缓慢,很多人在危险因素中暴露相当长时间后才会发生慢病。④发病日期不确切,病程长,需要长期系统的治疗;预后差,致死、致残率高。⑤卫生消费需求高,造成沉重的社会和经济负担。

NCDs可分为6类。①心脑血管疾病:高血压、心脏病和脑卒中等。②恶性肿瘤:肺癌、肝癌、胃癌、结肠癌等。③代谢性疾病:糖尿病、肥胖等。④慢性呼吸性疾病:慢性阻塞性肺疾病等。⑤精神疾病:精神分裂症、阿尔茨海默病等。⑥慢性口腔疾病:龋齿、牙周炎等。

(一)NCDs是重大的公共卫生问题

NCDs导致的死亡占全球总死亡中的绝大部分,已成为人类健康的头号杀手。2008年,全球3600万人死于NCDs,占总死亡人数(5600万)的68%,主要包括心血管病(占48%)、癌症(占21%)、慢性呼吸系统疾病(占12%)和糖尿病(占3.5%)。预计从2010年到2020年,全球NCDs死亡增幅将达15%,其中非洲、东南亚、地中海东部等地区达20%以上。

目前,我国由NCDs导致的死亡人数已经占到全部死亡人数的85%。NCDs的发病和死亡逐年增加,给我国带来了沉重的疾病负担,NCDs造成的疾病负担已占到我国疾病总负担的68.7%。如不采取强有力的措施,未来20年中国40岁以上人群中主要慢性病患者人数将增长1~2倍,NCDs导致的负担将增长80%以上。同时,NCDs还造成了重大的社会经济负担,具有病程长、流行广、费用高、致残致死率高的特点。预计2005—2015年,我国由心脏病、脑卒中和糖尿病过早死亡而将损失的国民收入约为5580亿美元。

(二)NCDs威胁劳动力人口健康

NCDs对劳动力人口健康的威胁体现在:①发病人口年轻化,死亡率随着年龄增长而增加,但约有42%的NCDs患者过早死亡(<70岁)。②使劳动能力降低、甚至丧失。③多器官受累,病情迁延,影响生活质量、造成残疾和过早死亡。④对家庭、社区和整个社会产生巨大的负面、并且被低估的经济影响。全球约1/4的NCDs相关死亡发生在60岁以下的劳动力人群。我国现有超过2亿高血压患者、1.2亿肥胖患者、9700万糖尿病患者、3300万高胆固醇血症患者,其中65%以上为18~59岁的劳动力人口。

(三)NCDs破坏了千年发展目标的实现

2012年慢病死亡中的3/4(2800万)以及大部分过早死亡(82%)发生在中等收入和低收入国家。中等收入和低收入国家男、女性NCDs死亡率均远远高于高收入国家。慢性病可以造成严重的社会经济负担,因病致贫、因病返贫现象严重。以心血管疾病、糖尿病、癌症和慢性阻塞性肺疾病为代表的NCDs已经成为人类健康的头号杀手,阻碍了社会发展,破坏了千年发展目标的实现,增加了社会不公平。正因为如此,"2030年可持续发展议程"将"NCDs早死率降低1/3"列为健康相关的子目标之一。

二、慢性非传染性疾病病因与危险因素

多数NCDs的病因十分复杂,病因多,范围广,暴露途径多样,并可能存在交互作用。一般认为,

NCDs 不是由单个因素引起,而是多种危险因素共同作用的结果,具有病因复杂、多基因致病、多阶段、长期性等特点。慢性病的发生与流行往往是多种危险因素综合作用的结果,而且多种因素相互之间的作用模式比较复杂,在不同疾病、不同群体中会有所差异。

图 7-2 展示了主要 NCDs 的病因链和危险因素。在个体层面上,年龄、性别和遗传是不可改变的影响因素,而不健康的饮食、缺乏体力活动、吸烟则是主要 NCDs 共有的、最重要的、可改变的危险因素。研究表明,吸烟、不合理膳食、缺乏体力活动这 3 种危险因素能够导致 4 种主要 NCDs(冠心病、恶性肿瘤、2 型糖尿病、肺部疾患)的发生,从而引起 50% 的全球死亡;有效干预这 3 种危险因素可以预防 80% 的心血管疾病、2 型糖尿病和 40% 的肿瘤。上述危险因素作用于个体,进一步发展为高血压、高血糖、血脂异常和超重肥胖等,这些是个体向慢性病发展的中间危险因素,通常被称为直接病因或"近端病因",是临床医学更关注的主题,在病因链上距离疾病结局近,病因学意义相对明确,但由于涉及的人群面窄,因而 NCDs 预防的机会较少。病因链的更远端是"病因的原因",被称为健康的社会决定因素(social determinants of health),即由人们居住和工作环境中社会分层的基本结构和社会条件不同所产生的影响健康的因素。NCDs 的社会决定因素包括社会因素、经济因素、文化因素、政治因素和环境因素等多方面,可体现为农业生产、食品营养标识、交通运输系统、公园绿地、运动娱乐设施、商业广告等。针对这类远端影响因素的干预行动涉及的人群面广,预防的机会大,通过改善这类因素降低总疾病负担的预防效率高。

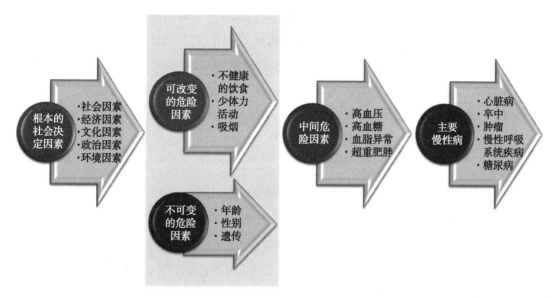

图 7-2
主要 NCDs 的病因链

三、慢性非传染性疾病及其危险因素流行特征

当前的 NCDs 疾病负担反映了既往的 NCDs 危险因素暴露水平,而未来的 NCDs 疾病负担则取决于当前的 NCDs 危险因素暴露水平。若不采取措施,随着 NCDs 危险因素持续上升,NCDs 对人群健康的危害将会越来越严重。

（一）NCDs 的危险因素持续上升

世界卫生组织 2011 年慢病报告数据显示，高血压、吸烟、高血糖、缺乏锻炼、超重和肥胖所导致的死亡人数分别占全世界总死亡人数的 13%、9%、6%、6% 和 5%。发展中国家导致死亡的十大危险因素分别为：高血压、吸烟、高血糖、缺乏锻炼、不安全性行为、低体重、高胆固醇、超重和肥胖、饮酒、室内燃煤污染，其中多数为 NCDs 的危险因素。2010 年，我国 40 岁以上成年人中至少具有一种NCDs 危险因素的人数将近 6 亿。

1. 吸烟　2012 年全球成年人现在吸烟率约 22%。我国是全球烟草消费最多的国家，烟草消费量约占全球的 30%。2010 年，我国 15 岁及以上男性吸烟率为 52.9%；在 20~34 岁的每日吸烟者中，52.7% 在 20 岁以前就成为每日吸烟者。我国有 7.4 亿非吸烟者遭受二手烟暴露。3/4 以上的中国人未能全面了解吸烟对健康的危害，2/3 以上的中国人不了解二手烟的危害。烟草使用给我国带来了沉重的疾病负担和社会经济负担。2005 年，我国吸烟导致的死亡人数已达 120 万人，预计到 2030年将超过 300 万人。

2. 缺乏体力活动　2010 年全球成年人体力活动不足 23%。2007 年我国 16~19 岁、20~29 岁、30~39 岁、40~49 岁、50~59 岁、60~69 岁和 70 岁以上人群经常锻炼（定义为中等强度以上的身体活动，每次至少 30 分钟，每周至少 3 次）的比例分别仅为 8.8%、6.2%、6.1%、8.0%、10.8%、11.7% 和8.5%。2013 年我国 20~69 岁成年人经常锻炼率为 18.7%。

3. 不健康的饮食　1992—2002 年，我国城市居民蛋白质食物来源中动物性食物的比重由31.5% 上升到 38.9%，谷类的比重则由 48.4% 降低到 38.4%；农村地区也出现了类似的改变，蛋白质食物来源构成中，动物性食物比重由 12.4% 上升到 23.6%，谷类由 68.3% 降低到 54.4%。1982—2002 年，我国城市居民脂肪摄入量增加了 25.3%，农村居民脂肪摄入量增加了 83.3%。2002 年，我国城市和农村居民食盐摄入量分别为 10.9 克/标准人日和 12.4 克/标准人日，远远超过了中国居民膳食指南的推荐量（6 克/标准人日）。目前，我国 80% 的家庭人均食盐和食用油摄入量均超标。

4. 超重与肥胖　2014 年，全球成年男女肥胖率分别为 11% 和 15%。1992—2007 年，我国成年人超重率由 16.4% 上升到 27.3%，肥胖率由 3.6% 上升到 8.0%。2012 年我国 18 岁及以上成年人超重率为 30.1%，肥胖率为 11.9%；6~17 岁青少年超重率为 9.6%，肥胖率为 6.4%。

5. 高血压　2014 年全球成年人高血压患病率 22%。我国已分别于 1959 年、1979 年、1991 年和2002 年在 15 岁以上人群中进行了 4 次大规模的高血压患病率调查。4 次调查获得的高血压患病率分别为 5.1%、7.7%、13.6% 和 17.7%。可见，我国 15 岁以上人群高血压患病率不断上升。2012 年我国 18 岁及以上居民高血压患病率为 25.2%，成年人的高血压知晓率、治疗率和控制率分别为46.5%、41.4% 和 13.8%。

（二）主要 NCDs 流行概述

1. 心血管疾病　心血管疾病是一组以心脏和血管异常为主的循环系统疾病，包括心脏和血管疾病、肺循环疾病和脑血管疾病。其中以高血压、脑卒中和冠心病危害最为严重。目前全国有心血管病患者约 2.9 亿（其中高血压患者 2.7 亿，脑卒中患者至少 700 万，心肌梗死患者 250 万）；2013

年,城市和农村的心血管病死亡率分别为 259.40/10 万和 293.69/10 万,心血管病死亡占居民总死亡构成在农村为 44.8%,在城市为 41.9%,居各种疾病之首。

2. 恶性肿瘤 目前全球约有 2000 万人患有癌症,每年有 710 万人死于癌症,占全球总死亡的 12.5%。预计到 2020 年,全球癌症患者将增至 3000 万,每年癌症新发病例数将从 1000 万升至 1500 万,这些病例中的 60% 将发生在世界较不发达地区。2012 年我国居民癌症发病率为 235/10 万,肺癌和乳腺癌分别位居男、女性发病首位;癌症死亡率为 144/10 万,前 5 位分别为肺癌、肝癌、胃癌、食管癌和结直肠癌。

3. 糖尿病 2014 年全球糖尿病患病率约 9%。我国是全球糖尿病患者最多的国家之一,2012 年我国 18 岁及以上居民的糖尿病患病率为 9.7%,随着年龄增长而升高;糖尿病知晓率、治疗率和控制率分别为 36.1%、33.4% 和 13.3%。

4. 慢性阻塞性肺疾病 慢性阻塞性肺疾病(chronic obstructive pulmonary disease,COPD)危险因素包括个体易感因素和环境因素,其中环境因素包括吸烟、职业性粉尘和化学物质、空气污染、感染、社会经济地位等。

四、慢性非传染性疾病防治策略与措施

预防和控制慢性病已成为全球战略行动,表 7-5 列出了近年来全球 NCDs 防控的里程碑事件。

表 7-5 近年来全球 NCDs 防控的里程碑事件

时间	事件
2000 年	第 53 届世界卫生大会通过了《非传染性疾病预防控制全球策略》
2003 年	第 56 届世界卫生大会通过了《WHO 烟草控制框架公约》
2004 年	第 57 届世界卫生大会通过了《饮食、体力活动与健康的全球策略》
2005 年	WHO 发布全球报告《预防慢性病:一项至关重要的投资》
2008 年	第 61 届世界卫生大会通过了《非传染性疾病预防控制全球策略 2008—2013 年行动计划》
2010 年	第 63 届世界卫生大会通过了《减少有害饮酒的全球策略》;WHO 发布了《关于身体活动有益健康的全球建议》
2011 年	联合国召开非传染性疾病高级别会议,以应对世界范围内非传染性疾病的预防和控制问题;WHO 发布《2010 年全球非传染性疾病现状报告》,阐述了为抵御非传染性疾病不断增长的威胁所需的统计资料、证据和经验
2013 年	第 66 届世界卫生大会通过了《非传染性疾病预防控制全球策略 2013—2020 年行动计划》
2014 年	WHO 发布了《2014 年全球非传染性疾病现状报告》,指出全球 NCDs 防控面临的机遇和瓶颈以及实现目标所需采取的重点行动
2015 年	联合国大会通过"2030 年可持续发展议程","NCDs 早死率降低 1/3"被列为健康相关的子目标之一

(一)NCDs 防治策略

NCDs 防治策略包括高危人群策略(high-risk prevention strategy)、全人群策略(population-based prevention strategy)和健康促进策略(health promotion strategy),其中健康促进策略已成为全世界疾病防治的共同策略。①高危人群策略:即针对高危人群实施 NCDs 主要危险因素的监测和干预,进行人群筛检,早期发现病人;对患者实行规范化治疗和康复指导,提高痊愈率,减少并发症和伤残。这种策略具有针对性强、健康收益明显、易被理解和接受等优点,但其关注的仍然是已经发生中间疾病的个体,并未针对病因链上更远端的、可改变的危险因素(如吸烟、不合理膳食和少体力活动),并非真正意义上的预防。②全人群策略:即通过健康政策、健康促进、健康教育和社区干预等方法,在全人群中预防和控制主要的 NCDs 危险因素,预防和减少 NCDs 的发生与流行。其目标是通过改变人群广泛的暴露状况,实现整个人群暴露(如血压)分布向着疾病低风险的方向平移,从而使大多数人受益。这种策略具有覆盖面广、干预措施针对可改变的危险因素、成本低廉等优点,但多数个体因预防而获得的收益很小。③健康促进策略:即综合高危人群策略与全人群策略,整合 NCDs 共同危险因素的管理,创建支持健康的环境,培养个体的健康生活方式,坚持生命全程的 NCDs 预防与控制。

(二)NCDs 防治措施

包括公共卫生措施和临床措施。其中公共卫生措施是实现健康促进策略的关键措施,具有以下特点:面向社区和全人群;旨在为人群提供最基本的医疗、预防保健服务,符合公平性原则;经济、可负担,因而具有可持续性。常见公共卫生措施包括卫生立法、税收与价格干预、倡导、社区为基础的干预、学校为基础的干预、工作场所干预、改善建成环境等。临床措施是实现健康促进策略的保障措施:临床治疗与医疗服务是 NCDs 防治的重要组成部分;诊疗处方和健康教育处方同等重要;临床是 NCDs 监测和死亡登记的第一线。NCDs 防治中常见临床措施包括筛检、临床预防、疾病管理、康复等。

(三)国际 NCDs 防治经验的启示

WHO《非传染性疾病预防控制全球策略 2013—2020 年行动计划》在总结既往全球及各国 NCDs 防治经验的基础上,提出了 NCDs 防治的六大关键内容:①通过加强国际合作与宣传,在全球、区域和国家议程以及国际商定的发展目标中提高对非传染性疾病预防控制工作的重视;②加强国家能力、领导力、治理、多部门行动和合作伙伴关系,以加快国家对非传染性疾病预防控制的响应;③通过创建健康促进环境,减少非传染性疾病可改变的危险因素和潜在的社会决定因素;④通过以人为本的初级卫生保健服务和全民健康覆盖,加强和重新调整卫生系统,开展非传染性疾病预防和控制并处理潜在的社会决定因素;⑤推动和支持国家能力建设,以在非传染性疾病预防和控制领域开展高质量的研究与开发工作;⑥监测非传染性疾病趋势和决定因素,评估预防和控制进展情况。这些为我国 NCDs 防治工作提供了重要的启示与借鉴。

(四)我国 NCDs 预防与控制的展望

今后我国 NCDs 防治工作应坚持以下原则和方向:①健康促进策略为依据:从高危人群策略到全人群策略,再到健康促进策略,疾病防治策略已发生了质的飞跃,健康促进策略已成为全世界疾病防治的共同策略。②公共卫生措施为主导:公共卫生措施是实现健康促进策略的关键措施,我国有近五十年开展群众卫生运动、发展公共卫生的历史经验与教训,有一支培养锻炼多年的公共卫生人力资源队伍,这是公共卫生措施实现的重要保证。③社区卫生服务为平台:社区为基础的慢病防治是卫生工作发展的方向,这是因为:社区卫生保健服务符合人口动力学原则,是对全人群、全生命过程的服务;社区为基础的疾病防治能最有效地动员社会资源;社区综合防治最符合卫生经济学原则;社区综合防治可以最大限度地实现预防医学、临床医学、基础医学和康复医学、自我保健医学的综合,一级预防、二级预防与三级预防的综合,医疗卫生部门与其他职能部门的综合,社区居民中患者、高危个体、健康群体的综合,不同疾病相同危险因素或不同危险因素相同疾病防治的综合。④循证卫生决策为指导:循证卫生决策是卫生政策发展和卫生实践的决策理念,即基于现有最好的证据,可用的资源、相关人群的卫生需求和价值取向进行公共卫生决策,指导 NCDs 防治实践。⑤坚持生命全程 NCDs 预防与控制:大量研究表明,早期发育过程中的营养状况和危险因素的长期累积与成年期 NCDs 的发生密切相关。儿童青少年中的吸烟、超重、肥胖等 NCDs 危险因素乃至 2 型糖尿病等慢性病的流行也日益显著。因而慢性病的防治必须从生命早期开始进行,历经孕期、婴幼儿、儿童青少年、成年、老年,贯穿整个生命进程。

(王　波　李立明)

第三节　伤害预防与控制

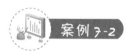
案例 7-2

蒂娜是我的女儿,她年轻的生命在 17 岁时就夭折了。 蒂娜正准备与四个朋友一起去参加生日聚会,他们刚下出租车,准备穿过 Maadi 的尼罗河滨江公路。 当时交通非常拥挤混乱,没有交通灯,没有人行横道,只有一如既往的超速,迂回穿梭的轿车、卡车和公交车。人们为了到达马路对面,不得不横穿若干条交通线。 蒂娜正是在穿越马路时被一辆超速行驶的公交车撞死的。 公交车司机甚至没有减速。 我当时因公在大马士革出差,我表哥打电话告知了我这一噩耗。 你可以想象我是多么的懊悔,我本应该在开罗,我本应该开车送她去参加聚会的。

蒂娜有许多爱好,她热爱生活,拥有迷人的微笑。 她拿别人的事情比自己的事情看得还重。她梦想成为一名儿科牙医——因为她爱孩子。 她对天使情有独钟,在她的房间里总是有天使的照片或者雕像。 在我们眼里,她已经成为了"尼罗河的天使"。 家庭、朋友、整个社区,每个人都被蒂娜的死深深触动了。 丈夫、儿子和我不得不在蒂娜死后离开开罗。 太痛苦,有太多回忆,几个月后我们才回到开罗。 当初,我真想使自己像胎儿一样蜷缩起来,永远别再醒来。 一个人作出一个决定并放弃并不是很难。 但是我感觉到我已经试图从麻木和逃离现实的状态中走出来。我决定做些有用的事情来拯救其他人的生命。

正是因为我失去了女儿,我成立了一个非政府组织——安全道路协会。 这个协会致力于为埃及市民创造更安全的道路。 我们的第一个项目是在尼罗河 Maadi 滨江大路下修建人行隧道。 已经获得政府批准，并且要求进行建筑招标。 我们下一步打算通过捐赠确保资金充足。 我们希望通过修建人行隧道拯救生命。 在梦里，我见到了蒂娜，我的尼罗河天使，她正俯视着我们并且露出赞许的微笑。

（真实案例引自《世界预防儿童伤害报告》）

世界卫生组织将疾病分为传染性疾病、慢性非传染性疾病和伤害，上述案例描述的就是一种重要的伤害类型——道路交通伤害。过去几十年间，伤害问题一直被忽略，人们习惯地认为伤害是随机的、意料之外的突发事件导致的结果，是不可预防的。而如今，大量的科学研究和实践经验已证实，伤害在正确的措施和方法下是可以预防的。

一、伤害的基本概念

（一）伤害预防的历史由来

最初的伤害预防可以追溯到公元前，战争中人们使用头盔、盾牌和盔甲抵御刀、枪、矛、箭等利器伤害。伤害预防控制的科学研究则可以追溯到 19 世纪后期，在 20 世纪中期更加广泛。采用科学方法研究伤害的先驱之一是 Ladislau von Bortkewitsch，他在普鲁士的士兵中研究从马上跌落所致死亡的预防方法。20 世纪中叶，许多伤害预防研究主要关注改变或消除可以导致伤害的某些因素。例如，1938 年 Holcomb 的酒精摄入量与道路交通伤害风险的研究，Gordon 的使用流行病学对家庭内伤害研究，Gibson 的关于能量转移变化描述研究和 Héctor Abad 的关于使用流行病学方法进行暴力研究的提议。20 世纪 60 年代，在美国交通安全部门工作的工程师 William Haddon 提出了一个更加具有建设性和科学性的研究方法——哈顿矩阵（Haddon matrix），被誉为伤害研究的里程碑。William Haddon 以及前人的想法，推动了公共卫生方法和流行病学方法在伤害预防与控制研究领域中的应用和实践。

我国的伤害研究工作始于 20 世纪 80 年代，安徽医科大学吴系科教授率先开展道路交通事故流行病学研究；1987 年，暨南大学启动了交通事故和摩托车车祸流行病学系列研究；1989 年中国学者出席了在瑞典斯德哥尔摩召开的第一届事故与伤害预防国际会议；1992 年在四川成都举办了首届全国交通事故伤害学术会议；1999 年在广东省汕头召开了第一届全国伤害预防与控制学术会议；2002 年，中国疾病预防控制中心慢性非传染性疾病预防控制中心成立，国家级疾病预防控制机构的伤害预防工作全面展开；2005 年，中国预防医学会通过成立"伤害预防与控制专业委员会"；2010 年以全国疾控伤害防控队伍为核心力量，组建了中华预防医学会伤害预防与控制分会伤害监测专科委员会。

（二）伤害的定义

过去，伤害（injury）通常被认为是不可避免的随机性"事故"。然而，通过近几十年来对伤害性质和特征更加全面和深入的认识，这一观点已被改变。国际上已经认识到伤害是可以预防的。

世界卫生组织（WHO）关于伤害的标准定义为：伤害是由于机械能、热能、电能、化学能，以及电离辐射等物质以超过机体耐受总程度的量或速率急性作用于机体所导致的。在某些情况下（例如溺水和冻伤），伤害是由于氧气或热能等生命基本物质的急性缺乏所导致的。在实际的伤害研究过程中，往往需要根据伤害的定义和研究实践来制定可操作性强的伤害诊断标准（或称为操作性定义）。2010年，中华预防医学会伤害预防与控制分会一届五次常委会通过了关于伤害诊断标准的决议，根据这一决议，国内学者建议我国伤害的操作性定义为："经医疗单位诊断为某一类损伤或因损伤请假（休工、休学、休息）一日以上"。

（三）伤害的分类

伤害的分类对于伤害的流行病学研究和防制措施的制定都是不可或缺的。但由于伤害的种类复杂，目前国内外尚无统一的伤害分类标准，不同分类方法各有优缺点，实际研究中可以按照研究的目的结合起来使用。国际上通用的伤害分类标准有：①《国际疾病分类标准》第十次修订本（International Classification of Diseases 10th Revision，ICD-10），其中S00-T97编码根据伤害发生部位分类，V01-Y98编码根据伤害发生的外部原因或性质分类；②国际伤害外部原因分类标准（International Classification of External Causes of Injury，ICECI），全面记录和描述了伤害发生原因的分类体系，分为核心、暴力、交通、地点、运动和职业等6个模块。其他常见的分类方法还有：①按造成伤害的意图分类，包括非故意伤害、故意伤害和意图不明的伤害；②按伤害发生的地点分类：包括道路伤害、劳动场所伤害、家庭伤害和公共场所伤害等。

（四）伤害金字塔

伤害的流行状况通常被形象地描绘成金字塔（图7-3），金字塔每层的宽度代表了伤害的发生数量，每层的排列位置代表了伤害的相对严重程度。通常情况下，塔尖表示数量相对较少的致死性伤害，金字塔越宽、越靠底部的部分代表了数量越多、严重程度越低的伤害。对于某些伤害类型，金字塔的外形可能不是典型的正三角形，而是倒三角形或者梯形。

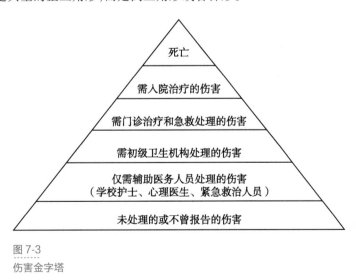

图7-3
伤害金字塔

通过伤害金字塔（pyramid of injury）了解伤害流行状况时有两点需要重视。第一，伤害资料的获取与病例的严重程度呈正比，和病例发生频率呈反比。在人口统计系统发达的国家，知道较多的是相对少的伤害死亡的有关情况，住院病人的情况知道得较少，对较少需要医疗处理病例的情况知道得更少。尽管获取信息的等级表明的优先问题可能是正确的,但是从人类和经济角度来看,不应该低估严重程度较轻的伤害的重要性。第二,金字塔可以反映不同严重程度伤害的比例,但由于没有直接统一的测量标准,在实际研究时应考虑严重程度可能受到以下因素的影响:不同医疗机构的临床标准可能不同、经济和其他因素决定何种病例接受何种服务以及这些因素随时间和地点的改变而改变、所获得医疗服务通常取决于医学处理水平。

二、伤害的流行状况

(一)全球伤害的流行状况

据世界卫生组织统计,每年全球有超过 500 万人因伤害死亡,占全球总死亡人数的 9%。据全球疾病负担 2013 研究(GBD 2013)估计,2013 年全球需要住院治疗的伤害超过 5000 万人次,需要其他非住院治疗的伤害超过 9 亿人次。伤害影响所有年龄段的人群,尤其是年轻人群。2012 年全球 5~44 岁人群中,前 5 位死因中均有伤害。男性伤害的死亡率几乎是女性的 2 倍。男性前 3 位伤害死亡原因分别为道路交通伤害、自杀和他杀;而女性前 3 位的伤害死亡原因分别是道路交通伤害、跌倒和自杀。

2012 年全球 90% 以上的伤害死亡发生在中、低收入国家,其中东南亚及西太平洋地区位居全球伤害死亡总数的首位,主要原因是道路交通伤害、自杀和跌倒,而发达国家伤害死亡的主要原因则是自杀,其次为道路交通伤害和跌倒。根据世界卫生组织关于 2012—2030 年死亡原因顺位变化的预测,道路交通伤害的全死因顺位预计将从第 9 位上升至第 7 位,跌倒从第 21 位上升至第 17 位,自杀从第 15 位下降至第 16 位。

(二)我国伤害的流行状况

2004—2014 年全国死因监测数据显示,我国伤害死亡率总体呈下降趋势,农村高于城市,男性高于女性。2014 年我国伤害总死亡率为 49.70/10 万,即全国约有 65 万人死于伤害,居全死因顺位的第 5 位,占全死因构成的 7.67%,是 1~44 岁人群的第一位死亡原因。男性伤害的死亡率是女性的 2.14 倍,且男性各年龄组的伤害死亡率均高于女性。

在城乡分布上,2014 年城市与农村的伤害死亡均排在死因顺位的第 5 位。城市人口的伤害死亡率为 37.77/10 万,农村人口的伤害死亡率为 55.29/10 万。城乡人群伤害死亡的前 5 位原因一致,依次为:道路交通事故、跌倒、自杀、溺水和中毒。东、中、西部地区伤害死亡率依次递增(分别为 45.69/10 万、48.14/10 万、58.08/10 万)。

三、伤害预防与控制的基本原理和策略

(一)伤害预防的类型

按照公共卫生干预传统的划分标准,伤害预防也可以分为 3 级:①一级预防包括防止伤害发生的策略(伤害发生前阶段);②二级预防是使发生的伤害最小化的策略(伤害发生中阶段);③三级预防旨在对受到伤害的病人或某些情况下暴力实施者进行治疗和康复过程中所做的努力(伤害发生后阶段)。伤害预防另一个分类角度是从目标人群出发,通常分为 3 个类型:①针对普通人群的一般

干预,例如:一个学校所有学生或某特定年龄段儿童的暴力预防课程,社区范围内的媒体活动;②针对高危人群的选择性干预,例如:对年轻或年老司机的驾驶培训;③针对已有危险行为人群的特殊干预,例如:对家庭暴力实施者的处罚。伤害预防还可以分为被动干预和主动干预。被动干预旨在预防伤害而不要求个体采取任何行动,例如:在碰撞时自动展开的安全气囊,是与人的行为无关的干预措施。主动干预是那些包括个体行为在内的措施,例如:安全带要求每个人都要系上,这样的干预需要人们的参与才能成功。在伤害预防领域,很多学者认为创造安全环境的被动预防比主动干预更易成功。

(二)伤害预防的公共卫生方法

伤害预防的公共卫生方法基于对科学方法的严格要求。从问题出现到解决,遵循 4 个关键步骤。第一,尽可能多地揭示伤害各方面的基本情况。在国家和国际层面上系统地收集伤害的严重程度、范围、特征和后果的资料,这包括通过使用监测、调查和其他手段收集资料或信息。第二,调查伤害发生的原因。通过信息收集过程和流行病学调查,可以确定众多的危险和保护因素,并且将它们和具体的伤害结果联系起来。第三,探索预防伤害的方法,利用来自设计、实施、监测和评价干预措施的调查过程中得到的信息,改变危险因素是确定减少伤害干预措施设计的关键要素。第四,一旦确定了有效的干预措施,这些措施应该通过政策措施来实现。应该始终评价这些干预措施。在一定的范围内实施有发展前景的干预措施,广泛地传播信息和确定项目的成本效益关系。措施的实施应该改变问题的性质,再次评价时应该对情况进行重新评估。

(三)哈顿矩阵与哈顿十项基本策略

20 世纪 60 年代,美国的工程师 William Haddon 提出了一个分析伤害事件的模型——哈顿矩阵(Haddon matrix)。这个模型由伤害发生前、中、后三阶段和流行病学模型中宿主、致病因素及环境(物质环境/社会经济环境)三因素(或四因素)构成,以矩阵的形式呈现与伤害发生、发展密切相关的影响因素(表 7-6)。根据哈顿矩阵可以衍生出伤害预防与控制的哈顿十项基本策略(Haddon's ten strategies)(表 7-7)。哈顿矩阵和哈顿十项基本策略的重要意义在于不仅强调了伤害是可以预防的,而且还提出了不同阶段实施不同干预措施的途径和线索。

表 7-6　William Haddon 设计的用于解决道路交通安全问题的矩阵

伤害发生阶段	宿主(人)	致伤因子(车辆)	物质环境	社会经济环境
发生前	是否有危险行为/特征?	施加者是否有危害?	环境是否危险?危险是否可以降低?	环境是否支持为危险行为?
发生中	是否能承受这种能量或力的传递?	施加者是否提供了保护措施?	环境是否在本次伤害事件中起作用?	环境是否在本次伤害事件中起作用?
发生后	发生伤害后如何处理?	施加者是否与伤害有关?	在伤害事件后,环境是否加剧伤害?	环境是否有助于康复?

表 7-7　哈顿十项基本策略及示例

序号	策略	示例
1	防止危险的产生	禁止制造和销售不安全产品
2	减少危险发生时所蕴藏的能量	降低车速
3	预防危险的产生	儿童安全药瓶
4	从源头降低危险的发生率并改善其空间分布	使用安全带和儿童约束系统
5	从时间和空间上将危险因素与人分开	设置专门的自行车道、人行道
6	通过放置障碍物将人与危险分开	窗户护栏、水池栅栏
7	改变危险的基本性质	软质地的运动场地
8	增强人对伤害的抵抗能力	良好的儿童营养
9	降低已出现危险带来的伤害	对烫伤创面紧急处理
10	对伤者进行安抚、救治和康复治疗	烧伤移植

（四）伤害预防的生态学模型

哈顿矩阵涉及能量转移与伤害发生的时间和地点，而生态学模型则阐述个体和相关因素之间的关系，非常适合理解伤害，尤其是暴力产生的原因。生态模型在 20 世纪 70 年代首次提出，这个模型探究了个体和相关因素之间的关系，并且认为伤害和暴力是受到个体、相互关系、社会、文化和环境等复杂因素多重影响的行为产物（图 7-4）。生态学模型指出，预防伤害和暴力需要从调整个体行为、建立健康的家庭环境、提供安全的公共场所、消除性别歧视，以及争取更大的社会、文化和经济因素几方面进行综合考虑。

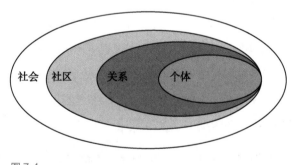

图 7-4
生态学模型

（五）伤害预防"5E"策略

由于伤害成因的多元性，单一的伤害策略往往收效不大，需要结合教育（education）、环境（environmental）、工程（engineering）、强化执法（enforcement）和评估（evaluation）的综合干预形式，这就是伤害预防"5E"策略（"5E" injury prevention strategies）。

1. 教育策略　在人群（包括一般人群和高危个体）中开展健康教育，形成健康、正确的态度、信念和行为。

2. 环境策略　通过减少环境危险因素降低个体受伤害的可能性。

3. 工程策略　指制造更安全的产品。

4. 强化执法策略　通过立法和执法部门的措施确保在人群中维持某些行为和规范的实施,也包括通过执法创造安全环境和确保安全产品的生产和销售。

5. 评估策略　判断哪些干预措施、项目和政策对预防伤害最有效,为研究者和政策制定者提供方法建议。

(六)伤害预防的主要方法

不同伤害有不同的预防方法,对于同一种伤害,不同目标人群的伤害预防方法也不尽相同。以儿童伤害预防为例,儿童的身材、发育水平以及兴趣和需求均与成年人不同,简单地照搬成年人的伤害预防方法不足以保护儿童。世界卫生组织 2008 年出版的《世界预防儿童伤害报告》根据已有文献对不同类型的儿童伤害预防方法进行了梳理和总结,提供了许多已证明行之有效的干预措施(表 7-8),例如:儿童汽车安全座椅、自行车头盔、儿童无法打开的药品包装、泳池围栏、热水龙头温度调节器以及窗栅栏等。如果世界各国采取这些有效的干预措施,每天可以挽救1000 多名儿童的生命。

表 7-8　不同证据强度的儿童道路交通伤害预防方法

类型	方法	有效	有希望	证据不足	无效	有害
道路交通伤害	实施(强制实施)最低饮酒年龄法律	√				
	针对新手驾驶员实施最低血液酒精含量限制和对违规者零容忍政策	√				
	使用适当的儿童约束装置和安全带	√				
	佩戴摩托车和自行车头盔	√				
	强制在学校周围、居民区和活动场所减速	√				
	将不同道路使用者分离	√				
	使用(强制使用)摩托车日间探照灯	√				
	采用分级驾照制度	√				
	实施指定的驾驶员项目			√		
	增加步行者的可视性			√		
	在学校开展酒后驾驶危险的教育			√		
	开展以学校为基础的驾驶员教育				√	
	让婴儿或儿童坐在有安全气囊的座位上					√
	向未成年驾驶员发驾照					√

四、伤害预防与控制的全球应对

近年来,伤害预防领域受到全世界广泛关注,一些国家和地区已制订了自己的伤害预防计划,将伤害预防列入疾病预防与控制的重点优先领域。联合国儿童基金会、世界银行等国际组织也从不同的角度对伤害预防给予了很多关注。联合国和世界卫生组织都通过了相关决议,制订了切实可行的目标和行动计划,号召各国政府加强努力,采取持久有效的应对策略预防伤害。以下介绍与伤害预防控制相关的全球行动、联合国大会与世界卫生大会通过的相关重要决议以及我国伤害预防控制相关政策。

（一）伤害预防控制全球行动

1. 联合国道路安全10年行动计划（Decade of Action for Road Safety 2011—2020）　2010年2月24日,联合国宣布2011—2020年为道路安全行动10年,其目标是通过在国家、区域和全球各级开展更多活动,稳定并随后降低预计的全球道路死亡率。联合国大会于2010年3月2日通过了有关改善全球道路交通安全状况的决议,委托世界卫生组织、联合国各区域委员会会同联合国道路安全协作机制,合作拟定《道路安全10年行动计划》,作为支持实施10年目标的指导文件,呼吁会员国以该《行动计划》为基础,制订本国在10年结束时实现的减少道路交通伤亡的目标;并邀请所有会员国根据行动计划制订本国10年行动结束时,在减少道路交通伤亡方面拟达到的目标。

决议要求采取多部门联合行动,提醒更多的国家注意"不使用安全带和儿童座椅、酒后驾驶、不戴头盔、超速和道路基础设施不完善"等威胁道路交通安全的"关键风险因素",通过加强立法、执法来降低这些风险。决议还将每年11月的第三个星期日定为"世界道路交通事故受害者纪念日"。

2. 联合国可持续发展目标（Sustainable Development Goals，SDGs）　2015年9月,联合国峰会通过了2030年可持续发展议程,该议程涵盖17个可持续发展目标,于2016年1月1日正式生效。可持续发展目标建立在千年发展目标所取得的成就之上,在致力于消除贫穷的同时,实施促进经济增长,满足教育、卫生、社会保护和就业机会等社会需求并应对气候变化和环境保护的战略措施。所有可持续发展目标几乎全部直接或间接地与卫生领域相关,其中可持续发展目标3确定为"让不同年龄段的所有的人过上健康的生活,促进他们的安康"。

可持续发展目标3中3.1"到2030年时,全球孕产妇每10万例活产的死亡率减至低于70人"、3.2"到2030年时,新生儿和5岁以下儿童不发生可以预防的死亡,所有国家都争取至少将新生儿每1000例活产的死亡率降至12例,5岁以下每1000例活产儿童的死亡率至少降至25例"、3.4"到2030年时,通过预防与治疗,促进精神健康与躯体健康,将非传染性疾病导致的过早死亡减少三分之一"和3.6"到2020年时,全球公路交通事故造成的死伤人数减半"的实现均与伤害预防控制密切相关。

3. 西太平洋地区暴力和伤害预防区域行动计划（2016—2020）　西太平洋地区暴力和伤害预防区域行动计划(2016—2020)(以下简称"行动计划")以可持续发展目标为指导方向,由西太平洋地区各国及国际相关领域专家共同协商制定而成。"行动计划"以减少因暴力和伤害导致的死亡和残疾为最终目的,重点关注一系列可协调发展、以证据为基础、由数据驱动的政策和行动措施,包括医疗、交通、法治和教育等领域,可以作为一个有效的工具支持各国开展本地区的暴力与伤害预防行动,引导政府通过加强管理、协调、计划、监测和城市卫生系统等方面建立相应的基础设施和弹性制度,并提高国家层面的实施能力。

"行动计划"概述了暴力和伤害预防的战略行动计划,建立了预计可在2020年实现的区域目标,建议采取立即和可持续的措施减少暴力和伤害,并着重强调跨部门合作的重要性。"行动计划"有四个目标分别为:①暴力和伤害预防与国家发展战略保持一致;②暴力和伤害预防纳入国家行动计划;③加强暴力和伤害预防的领导与协作;④建立并完善暴力和伤害预防的信息系统。

(二)联合国和世界卫生大会重要决议

联合国大会依照《联合国宪章》于1945年设立,作为联合国具有代表性的主要议事和决策机构,由联合国全部193个会员国组成,是一个讨论《联合国宪章》涵盖的各种国际问题的独特多边论坛。联合国大会每年9月至12月集中举行常会,就其职权范围内的国际问题向各国提出不具约束力的建议,近5年来通过的与伤害预防控制相关的决议对全球政治、经济、人道主义、社会和法律等领域产生了深远的影响(表7-9)。

世界卫生大会是世界卫生组织的最高决策机构,主要职能是决定世界卫生组织的政策,任命总干事,监督财政政策,以及审查和批准规划预算方案等。世界卫生大会每年召开一次,一般于5月在日内瓦举行。近10年来通过的与伤害预防控制相关的决议已得到了全球很多国家和地区的积极响应与参与(表7-10)。

表7-9　近5年来联合国大会通过的与伤害预防控制相关的重要决议

年份	决议名称	主要内容
2015	A/RES/70/176 采取行动打击与性别相关杀害妇女和女童行为	强调必须在2015年后发展议程背景下消除公共和私人领域侵害所有妇女和女童的一切形式的暴力行为,并在世界各地大幅减少一切形式的暴力行为,降低与此有关的死亡率
2014	A/RES/69/158 保护儿童免遭欺凌	强调《儿童权利公约》构成促进和保护儿童权利的标准,《公约》缔约国应采取一切适当的立法、行政和其他措施,落实其中确认的权利
2013	A/RES/68/147 儿童权利	强调《儿童权利公约》构成促进和保护儿童权利的标准,重申《公约》缔约国应采取一切适当的立法、行政和其他措施以实现其中确认的权利
2012	A/RES/67/144 加紧努力消除一切形式的暴力侵害妇女行为	强调各国应当根据其国际人权义务和承诺,继续通过全面解决暴力侵害妇女问题的立法,不仅把暴力侵害妇女行为定为刑事犯罪,惩处犯罪人,而且还列入保护和预防措施,并为执行这些法律划拨足够的经费
2011	A/RES/66/128 暴力侵害迁徙女工行为	强调指出所有利益攸关方,尤其是原籍国、过境国和目的地国、相关区域组织和国际组织、私营部门和民间社会,都应共同承担责任,通过有目标的措施,促进创造一种防止和对付包括在歧视情形下发生的暴力侵害移徙女工行为的环境

表 7-10　近 10 年来世界卫生大会通过的与伤害预防控制相关的重要决议

年份	决议名称	主要内容
2014	WHA67.22 迎接全球暴力挑战,特别是妇女和女童暴力挑战	指出由卫生部门主导,提供暴力应对指导,尤其是针对妇女和女童的暴力
2013	WHA66.10 精神卫生行动计划 2013—2020	强调精神健康在实现人群健康中的重要作用,旨在实现全民健康公平并强调预防的重要性
2011	WHA64.27 预防儿童伤害	强调预防儿童伤害的重要性和急迫性,尤其对于儿童伤害负担较高的低收入和中等收入发展中国家
2007	WHA60.22 卫生系统:急救系统	强调创伤医疗和急救组织是综合卫生保健的重要组成部分,在应对大规模人员伤亡事故方面可以发挥重要作用
2004	WHA57.10 道路安全与健康	认识到道路交通伤害是一个重大且被忽视的公共卫生问题。建议多部门协作,采取以证据为基础的措施进行应对
2003	WHA56.24 实施《世界暴力与卫生报告》的建议	认识到预防暴力是人类安全和尊严的先决条件,政府必须立即采取行动预防一切形式的暴力并减少对健康和社会经济发展方面的影响

（三）我国伤害预防控制相关政策

20 世纪 50 年代以来,我国在职业伤害、溺水、产品伤害、道路交通伤害、故意伤害和儿童伤害预防等方面陆续出台了一系列与伤害预防控制相关的法律、法规和政策,例如:《中华人民共和国劳动保险条例》对职工伤害的救治、补偿做了明确规定,《中华人民共和国精神卫生法》明确提出对学生进行心理健康教育和心理援助。《质量发展纲要(2011—2020 年)》明确提出由质检、卫生等部门共同建立中国产品伤害监测系统,《中华人民共和国道路交通安全法》将醉驾等危险驾驶行为正式入罪,《中国儿童发展纲要(2012—2020 年)》将降低儿童伤害死亡率作为重要目标,《"健康中国"2030 规划纲要》明确提出了道路交通万车死亡率下降目标和伤害预防优先领域与实施预防措施的要求。这些法律、法规和政策的制定和实施对于我国伤害预防控制的科学研究和工作落实提供了强有力的保障和支撑作用。

五、结语

伤害不仅严重威胁健康和生命,同时也会给家庭和社会带来沉重的经济和心理负担。国内外多年的科学研究和实践工作已证明,预防伤害是一项低成本、高效益的工作,不断强化公众的安全意识,鼓励公众采取正确的措施方法,伤害是完全可以预防的。伤害预防是一个年轻的学科,其产生和发展的历史并不长,特别是在我国起步较晚,但近年来的发展迅速,受到了国内外越来越多的关注,期待更多的年轻学者可以参与并投入到伤害预防领域中来,开创伤害预防领域更美好的未来。

（段蕾蕾　叶鹏鹏　杨　柳）

思考题

1. 感染性疾病流行过程的基本环节是什么?

2. 2015 年 12 月,湖南省益阳市××县通过法定传染病疫情监测系统报告了 12 例新发结核病病例,你能否确定该县出现结核病暴发? 你还需要哪些信息帮助你判断?

3. 以我国近年的感染性疾病暴发事件为例,探讨影响该事件发生的自然和社会因素。

4. 作为一组疾病,NCDs 具有哪些特点?

5. NCDs 的病因链中包括哪些类别的危险因素?

6. 目前全球公认的 NCDs 防治策略是什么? 具有哪些优点?

7. 世界卫生组织对伤害的定义以及伤害的操作性定义分别是什么?

8. 哈顿矩阵和哈顿十项基本策略的意义是什么?

9. 请简述伤害预防的"5E"策略。

第八章

公共卫生应急管理

2005 年 7 月 11 日，这一天异常闷热。正在基层检查工作的资阳市雁江区疾病预防控制中心（疾控中心）主任收到单位值班电话紧急报告，"资阳市第三人民医院报告，医院收治 1 例急性起病、高热、头痛、出血的病人，临床表现疑似流行性出血热，但流行病学不支持。请疾控中心给予指导和核实"。区疾控中心立即组织流行病学调查。调查发现，该医院半个月来已收治 5 例类似病例，其中 4 例死亡。正是这个异常情况引起了该院警觉，及时报告了区疾控中心。雁江区疾控中心随即将患者血清送四川省疾控中心检测，初步否定了流行性出血热的诊断。

短短半个月，就诊的 5 个类似患者就死亡 4 例。什么疾病这么凶险？一些不良媒体为吸引眼球，大事渲染有意夸大，"不明原因怪病夺命多条""火葬场应接不暇靠挖坑埋死人"等骇人听闻的消息出现在很多地方小报。原卫生部在得到报告后立即派出专家组赴资阳，与当地专家成立联合专家组，进行调查处置。很快，国家疾病预防控制中心实验室检测患者标本病原为猪链球菌 2 型，动物防疫监督监测部门检测显示动物疫情为猪链球菌病；一周后，原卫生部、农业部联合发布公告，认定疫情系由猪链球菌感染引起，导致发病的直接因素是在没有安全防护的条件下宰杀、加工、处理病死猪。从 6 月 24 日到 8 月 22 日，累计报告发病 204 例，其中实验室确诊 68 例、临床诊断 136 例。204 例中，死亡 38 例。

疫情发生后，市井坊间谈猪色变，不敢吃猪肉，不敢看见猪。四川的生猪出不了川，四川的猪肉没人吃。很多人甚至害怕，不敢去四川。时任国务院总理温家宝作出"启动应急预案，组织力量尽快查清疫情范围，落实防控措施，公布有关情况，正确引导舆论"的重要批示。四川省确定此次疫情为重大突发公共卫生事件，按照预案立刻启动省级突发公共卫生事件应急响应。在国家卫生、农业专家的指导下，根据疫情发展不同阶段适时提出应对措施，科学、规范、稳步推进防控工作。组建了医疗救治、动物疫病防治、新闻宣传、市场监管、维护社会稳定、流通协调六个组和前线应急指挥部，明确部门职责，加强配合协作。四川省省委办公厅、省政府办公厅陆续下发了《关于加强人感染猪链球菌病防治工作的紧急通知》《关于进一步加强人感染猪链球菌病防治工作的紧急通知》，加强防控工作。卫生部门认真履行职责，加强了人感染猪链球菌病医疗救治、流行病学调查和疫情处理工作，认真做好生猪屠宰场所及肉制品加工单位卫生许可工作，从控制传染源、阻断传播途径、保护易感人群等方面强化防控措施的落实。畜牧食品部门集中组织开展消毒、堵源和监测工作，严格病死畜的无害化处理。工商行政管理部门严格市场监管，采取驻场制、巡查制、登记备案制、值班制和承诺制 5 大应急措施，严把流通环节猪肉安全准入关。商务部门全面开展对生猪定点屠宰检查，决不让病死猪肉及产品流入市场；落实各级商务流通主管部门行政"一把手"问责制；保证定点屠宰厂（场）检疫合格的猪肉正常流通和上市销售；鼓励农民到定点屠宰厂（场）代宰等四方面，进一步加强对生猪屠宰的管理。宣传部门每日在省内主要媒体公布疫情，积极宣传已采取的处置措施，广泛进行疫病防治科普知识宣传,向群众讲明此病可防、可治、可控、不可怕,及时消除社会恐慌心理,引导群众正确对待疫病。公安、政法部门密切关注社会治安稳定情况,及时查处违法案件,确保了疫病发生地区和全省的社会稳定。食品药品监督管理部门做好了救治药品生产储备工作。出入境检验检疫部门积极配合卫生、畜牧等部门开展检疫工作。到 8 月下旬,彻底扑灭了疫情,有力、有序,成功处置了这起重大突发公共卫生事件。

人类发展的历史是一部人类与疾病、灾难以及各种突发事件斗争的历史。当前,各种新发突发传染病和其他各种突发公共卫生事件呈现出一种多发、频发的态势,尤其是一些突发事件的高度不确定性、影响的广泛性、危害的严重性及其对处置的严格要求,使各国政府都面临着严峻挑战。因此,对卫生应急的管理越来越受到各国政府的重视和社会的关注。

第一节　公共卫生应急管理的重要性

一、突发公共卫生事件的特点

突发公共卫生事件主要包括重大传染病暴发、群体性预防接种反应和群体性药物反应、群体性不明原因疾病、食物中毒、急性职业中毒、生物恐怖事件,以及自然灾害、事故灾难、社会安全事件引发的严重影响公众健康的事件。尽管突发公共卫生事件种类繁多、特点各异,但仍有一些共同的特点。

1. 突发公共卫生事件发生的不确定性　从宏观上讲,突发公共卫生事件的发生有其内在的规律,但是,就目前人类的认识水平来看,还很难把握其内在的规律。近年来发生的突发公共卫生事件,发生非常突然,无论是专业技术机构,还是相关的专业技术人员,都无法预测其发生的具体地点和时间。2003 年初,中国遭遇了突如其来的 SARS 暴发。在遭遇战之初,除了恐慌,还有措手不及。无论是人员队伍及其防控救治技术还是防护、救治设备,都出现不同程度的准备不足。SARS 之后,不少专家预言,SARS 还会呈周期性的出现,成为常见传染病。可时至今日,SARS 疫情已经结束 12 年了,仍然是无影无踪。SARS 之后,人们普遍担忧,未来的传染病主要威胁将是经呼吸道传播的病毒性疾病。时隔不到 2 年,就在人们天天睁大眼睛,监视着每一家医院,担心 SARS 再次出现的时候,在四川资阳地区却暴发了极为凶险的人感染猪链球菌病,在局部地区不到 35 天的时间,就发病204 例,死亡 38 例。在这个时点和这个地区,发生了由有病猪传给人的细菌性疾病,无论是相关行政管理机构,还是相关专业技术机构,都是没有预料到的。

2. 突发公共卫生事件发展的不确定性　突发公共卫生事件不仅其发生有高度的不确定性,发生后的发展也有高度的不确定性。尤其是一些新发的传染病,早期不仅确定不了疾病的病原体,也不完全了解疾病的症状和体征,即使检测到了病原体,短时间内也难以全面了解病原体的毒力、传播力和疾病的流行病学特点,所以很难预判疾病传播的速度、范围和走向。SARS 早期,疾病表现出极强的传播力和致死力。人们按以往经验研究对策,采取控制措施,以为与过去一样,疫情很快会被扑灭的。可事态发展完全出乎人们的预料,在短短的几个月内,SARS 就蔓延至亚洲、大洋洲、欧洲和美洲的 30 个国家和地区。

突发公共卫生事件的不确定性主要由以下几方面因素造成的:首先突发公共卫生事件本身的不确定性,其产生、发展、演变轨迹受多重因素的影响和驱动。其次,由于信息本身带来的不确定性,一方面由于信息缺乏会加大决策的不确定性,另一方面,高强度的信息需求也会催生信息过量,使混乱而嘈杂的信息充斥于各种信息载体。在缺乏有效信息过滤手段的情况下,会导致决策者无所适从,加大决策难度。最后,有可能因为媒体产生的放大效应、公众迫切的诉求和压力、管理者经验和能力的限制,突发事件演变成危机。

3. 突发公共卫生事件群体性和公开性 无论是传染病疫情暴发还是食品安全事件的发生,都会给公众的生命和健康安全带来威胁。突发公共卫生事件的群体性和公共性通过其造成的群体性危害、群体行为、群体事件、群体社会压力等方式表现出来。事件所引发的媒体和公众的聚焦,又会进一步将其推向政府和公众的议事日程,使之成为整个社会关注的重大公共问题。

目前,我国最主要的突发公共卫生事件是传染病暴发和群体性的食物中毒。2014 年,中国报告突发公共卫生事件 961 起(不含动物疫情),其中传染病事件 738 起,食物中毒事件 160 起。发生甲类或按甲类管理的传染病,即使只有一个患者,也是突发公共卫生事件,也需要立即处置。大多数突发公共卫生事件涉及相当数量的人群,甚至是大量人群。发生甲类传染病,即使只有一个人患病,患者的接触者、参与患者救治、护理、流行病学调查、现场卫生学处置的人数也是大量的。因此,无论突发公共卫生事件的患者多少,发生、处置任何一起突发公共卫生事件被卷入的人员都是很多的。

同时,无论患者、患者的接触者,还是参与处置事件的医护人员、公共卫生工作者、管理人员,他们都是事件的亲历者。这些亲历者的同事、亲朋好友以及邻居都可能成为知情者。这些事件发生的现场,患者隔离、救治的场所,接触者隔离、观察的场所,由于上述众多的亲历者和知情者,这些场所实际上也成为难以保密的公共场所,这在客观上形成了突发公共卫生事件的公开性。公开性是突发公共卫生事件的基本属性,无论是突发公共卫生事件的发生还是处置,都无法做到保密。根据我国现行的法律法规以及处置的需要,都没有必要对突发公共卫生事件保密。

4. 突发公共卫生事件的紧迫性和艰巨性 突发公共卫生事件往往不易预测,突如其来,一出现就威胁到群众的生命健康和社会的正常生活。突发公共卫生事件发生、发展变化的不确定性和瞬息万变的特点,迫切要求应对处置的及时性。此外,紧迫性还体现在应对者所面临的时间和心理的巨大压力。首先是快速决策的压力。事发突然、情况紧急、危害严重、信息有限,还要在仓促的时间内快速作出正确的决策。如果不及时作出决策,很可能错失良机,贻患无穷。另外,突发公共卫生事件处置的紧迫性还体现在,必须在极短的时间内迅速调动人、财、物、信息资源,实现对各种资源有效的协调与整合。2014 年,江苏昆山发生特大爆炸事件,当天造成 75 人死亡、185 人受伤,其中深Ⅲ度烧伤且面积超过 90% 的极危重病人有 120 人。江苏省在国家有关部门和部分省市的支持下,卫生应急措施做到了"第一时间指挥调度""第一时间转运伤员""第一时间调集专家""第一时间实施抢救""第一时间保障血液供应""第一时间调配物资""第一时间报送信息"等 7 个"第一时间",充分体现了卫生应急处置工作的紧迫性。

突发公共卫生事件往往会危及人群的健康甚至生命安全,必须立即组织实施公共卫生措施,控制疾病扩散;立即救治患者,尽量减少死亡及严重的后遗症。在处置突发公共卫生事件早期,时间是最宝贵的。

传染病暴发或发生可疑的烈性传染病,需要以最快的方式向上级报告。同时需要立即采取防止扩散的控制措施和紧急医学救援的措施。而有些措施是非常规性的,实施起来是很困难和艰巨的。传染病暴发或发生烈性传染病,须立即隔离救治患者;立即隔离观察接触者;甚至划定疫点、疫区,封闭可能造成传染病扩散的场所;封闭或者封存被传染病病原体污染的公共饮用水源、食品以及相关物品;无害化处理被传染病病原体污染的场所、物品以及医疗废物;控制或者扑杀染疫野生动物、家畜家禽,防止疫情扩散。如果发生甲类传染病,还可以根据需要,对交通工具及其乘运的人员、物资实施交通卫生检疫;限制或者停止集市、影剧院演出或者其他人群聚集的活动;甚至停工、停业、停课。倘若这些措施实施不及时,后来不仅可能增加控制措施实施的难度和范围,还可能造成疾病扩散。2013 年 7 月,甘肃省酒泉市发生一例肺鼠疫病人。市政府紧急成立了疫情防控指挥部,下设 10 个专业工作组。根据《中华人民共和国传染病防治法》和《国家鼠疫控制应急预案》,上报省政府批准,设置了约 38 万平方公里疫情隔离区,隔离人员约 3 万人,实行为期 9 天的交通管制和封锁疫区;抽调 140 名专业技术人员,对 151 名密切接触者迅速追踪和医学隔离观察;对 2.6 万平方米区域进行消毒,等。仅仅一例病人,却需要实施一系列艰巨的卫生防疫措施。

如果是食物中毒,需要按照程序以最快的方式向上级报告,同时根据需要立即采取相应的控制措施。譬如,封存造成食物中毒或者可能导致食物中毒的食品及其原料;责令食品生产经营者收回已售出的造成食物中毒的食品或者有证据证明可能导致食物中毒的食品;调查、追索污染食物或可疑食物的来源、流向、范围;对造成食物中毒或者有证据证明可能导致食物中毒的食品生产经营单位、发生食物中毒或者疑似食物中毒事故的单位应立即停止其生产经营活动,以控制食物中毒事故扩散。还需尽快查明引起中毒的毒物,指导使用特异性的解毒药物。

历史上一些群体性中毒事件的早期,不仅不知道肇事东西是食物还是水,还是什么其他东西,也不知道是什么毒物,更不知道其范围和人们食用的情况。事件情况不明,不仅预判未来中毒的人数困难,而且及时、准确作出处置决策和采取特异有效的措施会更加艰巨。2002 年,南京市江宁区汤山镇发生多人急性中毒。首例中毒者早餐后仅 15 分钟就出现头晕、抽搐、人事不省。仅仅 3 个多小时,镇上 2 所医院就诊的患者就超过 600 人,其中 16 人死亡。无论是公安部门还是医疗卫生专业机构,面临这种突如其来的、不明原因的、凶险的群体性中毒事件,都焦急不安和决策匆忙。由于早期不知道中毒是水的原因还是食物的原因,为防止事态恶化,停止了食品销售,关闭了水厂。事后查明是一起食物投毒的刑事案件。

二、卫生应急工作的重要地位和作用

1. 卫生应急工作事关群众健康和生命安全　2014 年,中国大陆地区发生地震灾害事件 10 次,造成 624 人死亡,112 人失踪,3688 人受伤;发生各类安全事故 305 677 起,死亡 68 061 人;报告突发公共卫生事件 961 起,报告病例 80 376 人,死亡 202 人,其中传染病 73 190 例,死亡 30 人,食物中毒 5657 人,死亡 110 人。无论发生自然灾害、事故灾难、社会安全事件还是恐怖事件,都可能导致人群伤病,严重的不仅带来伤残,还会出现死亡。卫生应急工作事关群众的健康和生命安全。发生损害健康和危及生命的任何突发事件,都需要及时的卫生应急处置和紧急医学救援。

2. 卫生应急工作事关社会稳定和经济发展　突发公共卫生事件成因复杂,可能由自然因素、人为因素等多种原因造成。在全球化的背景下,各种因素之间相互依赖、交织和甚至互动,有时会因为多重连带机制的作用引发多米诺骨牌效应。突发公共卫生事件不仅有事件本身的危害,如造成对公众的健康和生命危害,还可能诱发社会恐慌、生活和工作秩序混乱,严重时会影响社会稳定、破坏经济建设,如处理不当,还会诱发多重社会危害甚至危机事件。

2003 年中国 SARS 暴发,不仅造成群众健康和生命危害,还严重影响到社会的正常生活、学习、生产、外交、贸易的秩序,并迅速蔓延到中国大部分地区以及 30 个国家和地区,导致发生 SARS 8422例,死亡 916 人,部分患者还因疾病损伤和治疗的副作用而导致残疾。在 SARS 的处置过程中,正常的社会秩序也受到很大影响。SARS 流行的城市陷入一片"白色恐怖",人心惶惶,机关不能正常运转,工厂停工,学校停课,商店关门。没有发生 SARS 的地区,盲目恐慌,无序应对。出现了断路设卡,中断与外界的人员、物资交流,非法隔离人员等过度反应,严重影响了正常交通、贸易、旅游等生产生活秩序。2003 年 SARS 之后,亚洲开发银行(ADB)统计,因受 SARS 影响,全球在此期间经济总损失额达到 590 亿美元,其中中国内地经济的总损失额为 179 亿美元,占中国 GDP 的 1.3%,中国香港经济的总损失额为 120 亿美元,占香港 GDP 的 7.6%。

日益现代化的海、陆、空立体交通网络加剧了传染病在世界范围内快速传播。2009 年 3 月,起源于墨西哥的甲型 H1N1 流感疫情,在不到几个月时间内就播散到全球 200 多个国家,造成全球上万人的死亡,全球旅客量急跌 25%~30%,全球经济损失超过 2 万亿美元。

3. 卫生应急工作事关国家安全　SARS 对中国的政治、经济、贸易、旅游、社会秩序等方面都产生了重大影响。西方著名的 *The Economist* 杂志在 2003 年 4—5 月号的封面,提出了 SARS 病毒将会成为中国的"切尔诺贝利"疑问。党中央国务院采取了果断有力的措施,在不到半年的时间内彻底扑灭了那场突如其来的疫情,安定了人心,稳定大局,很快恢复了正常的秩序,恢复了国际声誉。SARS 之后,党中央国务院把健康安全提到了与国防安全、金融安全、信息安全等具有同等重要性的国家战略安全的高度加以重视和考量。SARS 之后,我国无论是应对 2008 年骤然降临的天灾——汶川特大地震,还是处置突如其来的 2009 年流感大流行,都做到了依法、科学、有力、有序,把事件的影响控制到了很小。

第二节　我国公共卫生应急管理

2003 年 SARS 疫情暴发之前,我国卫生应急管理模式是临时性的,没有常设的专门的卫生应急管理部门和技术机构,缺乏相关的法律法规及预案等制度和规范,没有形成管理体系和工作机制。出现突发事件,由临时性领导指挥小组应对指挥,处置过程难免出现不依法、不科学、不专业的问题。既往临时性的卫生应急管理体制模式除了存在前述那些问题之外,还有以下问题:①职责分工不清晰:SARS 疫情发生早期,部门间应急管理职权划分不清,职责分工不明,协调困难,配合不到位;属地化管理的责任和授权不明确,实施困难。②部门间信息沟通机制不畅:应急信息报告的标准、程序、时限和责任不明确、不规范,信息系统之间相互分割,缺乏互联互通和信息共享。③社会参与缺乏制度保障:SARS发生以前,我国几乎没有应急教育、培训、演练以及志愿者参与应急救援的法律法规。SARS之后,我国各级政府都非常重视突发事件的管理,以完善"一案三制"(突发公共卫生事件管理体制、突发公共卫生事件处置运行机制、突发公共卫生事件工作的法制建设和突发公共卫生事件处置的预案体系建设)为工作重点,全面加强我国的卫生应急工作,提升管理水平,提高综合实力,做到突发事件管理的"事前、事中、事后"都能科学、规范、有力、有序。

一、我国突发公共卫生事件管理体制

根据我国的基本国情,《中华人民共和国突发事件应对法》规定:"国家建立统一领导、综合协调、分类管理、分级负责、属地管理为主的应急管理体制"。

SARS之后,依据卫生应急管理体制构建原则,组建和明确了全国卫生应急管理组织体系。我国的卫生应急组织体系是由政府、专业机构、企业、非政府组织及社会公众等多元主体组成。2004年3月,原卫生部正式设立了卫生应急办公室(国家突发公共卫生事件应急指挥部)。全国陆续建立了省、市、县三级卫生应急日常管理机构组织体系,负责辖区范围内的突发公共卫生事件应急处理的日常管理工作。国家和省级卫生行政部门还组建了突发公共卫生事件专家咨询委员会、专家库等卫生应急的技术咨询和学术机构。突发公共卫生事件应急处理的专业技术机构主要包括疾病预防控制机构、医疗机构、卫生监督机构、出入境检验检疫机构。除了政府和卫生应急相关机构外,企业和非政府组织在应对重大、特大突发公共卫生事件中也发挥了不可替代的作用。2009年应对甲型H1N1流感中,10家疫苗企业的积极参与,使中国成为世界上最早应用甲型H1N1流感疫苗的国家之一。

随着卫生应急管理机构的逐步建立健全,各级政府和各部门的工作职责进一步明确,尤其是通过处置各种突发公共卫生事件不断的摸索与历练,卫生应急管理职能从过去分散于各部门、各机构转变为集中的体系化管理,大大提升了应急管理水平和应急处置效率,成功应对了一系列重大的新发突发传染病疫情、自然灾害、事故灾难和社会安全事件等突发公共事件,减少了突发事件带来的损失。

二、我国突发公共卫生事件处置运行机制

中国卫生应急机制的建设已深入到突发事件应对的各方面及全过程。在部门间、地区间、系统和机构间建立起了有效协调、密切配合的工作机制。主要的机制有:

1. 多部门的协调机制、联防联控机制、社会动员机制(卫生与农业建立了人畜共患病联防联控,卫生与国境检疫、交通、铁路、民航联动机制,卫生与气象部门就灾害性天气的互通信息机制)。

2. 国家卫生和计划生育委员会与港澳台卫生部门以及世界卫生组织和周边部分国家建立的信息通报和技术支援机制。

3. 卫生应急人、财、物、信息等各项重要资源有效配置、储存、调配和使用的应急资源保障机制。

4. 应急准备、监测预警、风险评估、应急响应、决策指挥以及风险沟通等机制。

一系列卫生应急工作机制的建立和完善,极大地推动了中国卫生应急管理的程序化、规范化管理,对实现我国突发公共卫生事件应对的高效、有序、科学、规范等目标提供了重要的保障。

三、我国突发公共卫生事件工作的法制建设

在应对 SARS 的实践过程中,从疾病的报告、公布、诊治,到患者的善后处理,很多关键环节都暴露出应对工作无法可依的尴尬局面。2003 年 4 月 14 日,国务院第四次常务会议决定制定《突发公共卫生事件应急条例》(以下简称《条例》)。2003 年 4 月 15 日,成立《条例》起草小组。来自国务院法制办、原卫生部的管理工作者和中国疾控中心等专业技术机构的专家学者共 15 人,开始了夜以继日的起草工作。仅仅一周的时间,形成了《条例》的征求意见稿,并发至国家发展和改革委员会、财政部、监察部、劳动和社会保障部、公安部、环保总局、质检总局等 15 个国务院有关部门和军委法制局征求意见。经过反复修改完善,《条例》于 2003 年 5 月 7 日国务院第七次常务会议审议并原则通过。2003 年 5 月 9 日,时任国务院总理温家宝签署第 376 号国务院令,公布《条例》,并宣布《条例》自公布之日起施行。

《突发公共卫生事件应急条例》是我国首部专门针对突发公共卫生事件的法规,着重解决了突发公共卫生事件应急处理工作中存在的信息渠道不畅、信息统计不准、应急反应不快、应急准备不足等问题。明确了我国应对突发公共卫生事件应当遵循的方针和原则,明确规定了各级政府、有关部门尤其是医疗卫生机构以及社会公众在应对突发公共卫生事件中的权力、责任和义务。这对于 SARS 后期的处置工作,尤其是善后工作,乃至于后来应对接踵而至的突发公共卫生事件,起到了重要的指导和规范作用。

根据在应对 SARS 疫情过程中发现的不足,我国相继对《中华人民共和国传染病防治法》《中华人民共和国国境卫生检疫法》等与突发公共卫生事件相关的法律及其实施细则或者条例进行了修订。

2007 年,我国统揽突发事件应对管理的《中华人民共和国突发事件应对法》正式实施,促进了我国应急法制体系的建设。目前,我国涉及突发事件应对的法律 35 件、行政法规 37 件、部门规章 55 件,有关文件 111 件。已经建成以《宪法》为根本大法,《中华人民共和国突发事件应对法》等法律为基石,构成了从中央到地方,从行业到部门,以法律法规、行业规章、规范标准和管理操作四个层面的,覆盖突发事件应急全过程的法律法规体系。这些法律法规为依法、科学、有力、有序实施突发事件应急管理提供了更加完备的法律依据和保障。

四、我国突发公共卫生事件处置预案体系

突发公共事件卫生应急预案体系是针对可能发生的突发公共卫生事件,为迅速、有序地开展应急处置工作而预先制订的一套行动计划或方案。在 20 世纪 90 年代,原卫生部曾制定了鼠疫、霍乱

和地震等突发事件的应急预案,但受当时实际情况的限制,这些预案内容大多属于技术层面,更像某类事件医疗卫生救援工作的技术指南,而且不同单项预案均各自独立,故有很大的局限性。2003 年颁布的《突发公共卫生事件应急条例》明确规定:"国务院卫生行政主管部门按照分类指导、快速反应的要求,制定全国突发事件应急预案,报请国务院批准。省、自治区、直辖市人民政府根据全国突发事件应急预案,结合本地实际情况,制定本行政区域的突发事件应急预案。"近年来,随着我国突发公共卫生事件处置实践增加和经验的积累,对突发公共卫生事件发生、发展内在规律认识的不断加深,卫生部门按照国务院的预案编制指南,确定了突发公共事件卫生应急预案体系框架,有计划、有步骤地开展了卫生应急预案的编制工作。形成了涵盖自然灾害、事故灾难、公共卫生事件和社会安全事件等各类突发公共事件即"横向到边",延伸到县(市、区)、乡(镇)、街道及乡村、社区以及各类企事业单位等即"纵向到底"的突发公共卫生事件应急预案体系。这个预案体系是以《国家突发公共卫生事件应急预案》和《国家突发公共事件医疗卫生救援应急预案》两个专项预案为主体,包括 22 项单项预案、7 项部门预案以及 1 项《突发公共卫生事件社区(乡镇)应急预案编制指南(试行)》构成的预案体系,是国家突发公共事件应急预案体系的重要组成部分。另外,各级人民政府也已经或正在制定本地的突发公共卫生事件应急预案和不同类型突发公共事件的单项卫生应急预案。

国家突发公共卫生事件应急预案体系主要包括:

1. 自然灾害类突发公共事件卫生部门应急预案　目前已制定的预案包括《全国自然灾害卫生应急预案(试行)》和《高温中暑事件卫生应急预案(试行)》等。对自然灾害发生前各项预防、控制措施,灾害发生后的卫生防疫和医学救援,制定了科学、合理、规范的卫生应急程序,保证医疗救护和卫生防疫防病应急工作高效、有序地进行,减少伤残和死亡,预防和控制传染病的暴发、流行,确保大灾之后无大疫。

2. 事故灾难类突发公共事件卫生部门应急预案　目前已制定的单项预案包括《卫生部核事故和辐射事故卫生应急预案》。其目的是提高对事故灾难的应急反应能力和医疗救援水平,规范管理事故灾难的医疗救援工作,最大限度地减少人员伤亡,保障人民群众的身体健康和生命安全。

3. 公共卫生类突发事件卫生部门应急预案

(1)传染病类卫生部门预案:传染病类突发公共卫生事件部门预案的制定是为了进一步做好重大传染病的预防、控制工作,早期发现疫情,及时、有序、高效地落实应急控制措施,防止疫情蔓延,最大限度地减少疫情对公众和社会造成的危害,保障人民群众的身心健康和生命安全,维护社会稳定和经济发展。目前已制定的部门预案包括《国家鼠疫控制应急预案》《卫生部应对流感大流行准备计划与应急预案》《人感染高致病性禽流感应急预案》《全国肠出血性大肠杆菌 O157:H7 感染性腹泻应急处理预案》和《青藏铁路鼠疫控制应急预案》等。

(2)中毒事件类卫生部门预案:中毒事件类突发公共卫生事件部门预案的制定是为了有效控制和减轻突发中毒事件的危害,及时、有效地开展中毒事件的监测和报告,加强中毒事件的应急准备,指导和规范中毒事件的各项医疗卫生应急处理工作,不断提高应急能力,最大限度地保障公众的身心健康和生命安全,维护社会稳定。目前已制定的预案包括《国家重大食品安全事故应急预案》《非职业性一氧化碳中毒事件应急预案》和《卫生部突发中毒事件卫生应急预案》。

(3)其他卫生部门应急预案:其他类突发公共卫生事件包括群体性不明原因疾病事件、群体性心因性反应事件、群体性预防接种不良反应事件、群体性预防服药不良反应事件等,此类事件应急预案的制定均已列入计划。另外,一些特殊的群体性事件应急预案及重大突发事件的医疗卫生保障应急预案也已制定完成或正在制定中,如《红火蚁伤人预防控制技术方案》《重大活动卫生保障应急预案》等。

4. 社会安全类突发公共事件卫生部门应急预案 恐怖事件类突发公共事件卫生部门应急预案是为了提高对恐怖事件的应急反应能力和医疗救援水平,指导和规范恐怖事件的医疗救援工作,最大限度地减少人员伤亡,保障人民群众的身体健康和生命安全,维护社会稳定。目前已制定的预案包括《卫生部核事故和辐射事故卫生应急预案》《卫生部处置生物、化学恐怖袭击事件医学应急预案》《全国炭疽生物恐怖紧急应对与控制预案》和《卫生部处置爆炸恐怖袭击事件医学应急预案》。

5. 其他部门卫生应急预案 其他部门涉及突发公共事件卫生应急的部门预案,是国务院有关部门根据《国家突发公共事件总体应急预案》以及突发公共事件的卫生应急专项预案的要求,为更加有效应对突发公共卫生事件而制定的预案,目前已有《国际医疗卫生救援应急预案》《国家医药储备应急预案》《突发公共卫生事件民用航空应急控制预案》《铁路突发公共卫生事件应急预案》《公路交通突发公共事件应急预案》《水路交通突发公共事件按应急预案》及《口岸应对突发公共卫生事件及核与辐射恐怖事件处置预案》7 项。

我国突发公共卫生事件的卫生应急预案不断丰富完善,实用性和操作性不断提高,大大促进了我国卫生应急工作的法制化和规范化。

第三节 我国卫生应急工作面临的挑战与应对

一、突发事件频发,相关危险因素依然存在

自然灾害频发,引发大量突发公共卫生事件;公共安全形势复杂,社会安全事件时有发生;安全生产工作基础薄弱,事故隐患大量存在,生产安全事故总量大、伤亡总量大;突发急性、输入性传染病等突发公共卫生事件频发。尤其在传染病防控方面,环境中多种禽流感亚型病毒共存,H7N9 污染面大,短期内难以清除,布鲁氏菌病等人畜共患病在部分地区反弹。食品安全方面,微生物污染、添加剂滥用和掺杂使假等食品风险隐患较多,限用农药滥用、病死猪和畜禽产品抗菌药物滥用及水产品中使用硝基呋喃和孔雀石绿等问题仍然存在。药品安全方面,制售假药手段呈现多样性、隐蔽性和高级性,部分企业偷工减料、低限投料、使用假劣原料等违法行为时有发生,极易引发系统性和地区性风险。

要坚持以人为本,预防为主的管理原则,预防和减少突发事件的发生,减少事件对群众健康和生

命的威胁,维护社会稳定。

二、卫生应急管理工作还存在薄弱环节

卫生应急与有效应对复杂多变的公共卫生安全形势还不适应,与科学发展、和谐发展的要求还不适应,与最大限度地保障人民群众的生命财产安全还有差距。在管理体制上还存在部门分割、信息不畅、责任不明和主体单一等问题;在运行机制上还存在综合不够、条块分治,临床与预防,农业与卫生部门之间尚有裂痕;法制建设还不够健全,在日常卫生应急工作中,卫生应急决策科学化、程序化还没有成为刚性制度,还存在以个别领导经验进行管理的情况;在综合实力上,卫生应急保障水平低的问题还很突出。

三、卫生应急亟待加强的工作

(一)大力推进管理体制创新

充分运用国务院防治重大疾病工作部际联席会议制度,加强卫生和计划生育委员会、中央宣传部、中央综治办、发展和改革委员会、教育部、科技部、工业和信息化部、公安部、民政部、司法部、财政部、人力资源和社会保障部、国土资源部、环境保护部、住房城乡建设部、水利部、农业部、质检总局、新闻出版广电总局、体育总局、安全监管总局、食品药品监督管理总局、林业局、知识产权局、中科院、铁路局、中医药管理局、扶贫办、总后勤部卫生部等部门间的合作,互通信息,密切配合,互相支持,形成合力,共同推进卫生应急管理联动机制。同时要进一步加强公安、武警、军队与地方间的应急管理联动机制,建立陆海空立体卫生应急处置网络,协同应对突发公共卫生事件、核生化事件。

(二)继续完善制度和运行机制

强化卫生应急管理社会化的法律和制度基础,从立法和预案设计中明确政府、企业和个人在突发公共卫生事件过程中的权利和义务,从体制上建立民间团体、企业、公众等合法参与卫生应急全过程的介入平台,从机制上保证这些主体的有序、有效参与,从而建立起"政府主导,全社会参与,政府公共应急,社会公益应急和市场化的企业应急相结合的应急体系和机制"。

(三)继续加强监测、风险评估和预警的研究,健全网络,提高能力

继续完善突发公共卫生事件监测、报告体系,完善食品药品安全事件信息直报网络,加强舆情监测和信息分析研判。继续强化突发公共卫生事件应急检测能力建设,完善国家级、省级突发事件公共卫生风险评估工作制度,提高风险评估能力和实效。制定预警制度和相关信息报告规范,进一步规范突发公共卫生事件预警工作,确保问题隐患早发现、早报告和早处置。

(四)着力提高卫生应急指挥协调和保障水平,全面提高卫生应急的综合实力

继续推进各级政府、卫生部门的应急指挥平台建设,促进共建共享、互联互通。继续加强能力建设,全面提高现场调查、现场采样、快速检测、交通运输和通讯设备、现场个人防护设备、个人携行装备以及动力、炊事、宿营、清洁等后勤保障设施设备的可靠性和实用性。

（杨维中）

思考题

1. 可以从哪几方面阐释突发公共卫生事件的紧迫性特点?

2. 为什么说卫生应急工作非常重要?

3. 公共卫生应急工作有哪些挑战?

第九章

卫生体系

第一节 卫生体系概述

一、什么是卫生体系

卫生体系是指所有致力于改善人民健康的组织、机构和资源的制度安排,目的是更有效地使用卫生资源,促进健康及健康公平。如第二章所述,英文"public health"的字面意思是公众健康。Public health 也可以译作"政府提供的一般人都可以享用的卫生服务"。公众健康是国家或社会为了提高公众的健康水平而采取的社会性或群体性方略和措施。Acheson 借鉴先前 Winslow 的经验,将"公共卫生"定义为"公共卫生是通过有组织的全社会共同努力以预防疾病、延长寿命和改善健康的科学与艺术"(Acheson 1988)。这个组织就是包括卫生体系在内的全社会共同的努力。准确地说,公共卫生的大多数内容都是政府的责任,卫生体系就是政府承担该公共卫生责任的组织形式。

现代医学可以分为:预防疾病的发生(预防医学)、阻止疾病的发展(临床医学)和防治残疾(康复医学)。那么,当人们需要预防保健、治疗和康复等卫生服务时,就会有一系列的问题:谁提供这样的服务? 这样的服务机构离我们有多远? 质量怎么样? 等候时间长吗? 看病贵不贵? 卫生体系就是要回答这些问题。世界卫生组织将卫生体系定义为"为促进、恢复和维持健康的所有行为"。我们常说的看病贵、看病难的问题就是卫生体系面临的挑战。卫生系统通过自身的努力,让人民群众的健康需要得到满足,这是卫生系统最基本的功能。

一般来说,一个国家的卫生体系通常包括卫生服务体系、卫生筹资体系(包括保障体系)和卫生管理体系。卫生服务体系是提供卫生服务、保障人民健康的基础,卫生筹资是保障卫生服务得以实现的经济基础,卫生管理体系是卫生服务的组织保障和制度保障。

1. 卫生服务体系 卫生服务体系是以卫生资源为基础,为居民提供预防保健服务、诊断治疗护理服务和康复服务等服务的体系。这种卫生资源包括卫生人力、卫生经费、卫生技术及其设施、卫生信息等。如医院、CDC、社区卫生服务中心等。

2. 卫生筹资体系 卫生筹资体系是为了保障居民获得卫生服务而建立的资金筹集和分配体系,国际上常见的筹资体系有以英国为代表的税收筹资体系、以德国为代表的以就业为基础的社会筹资体系和以美国为代表的商业筹资模式,中国现有的医疗保障体系包括公费医疗、城镇职工医疗保险、城镇居民医疗保险和农村合作医疗。

3. 卫生管理体系 卫生管理体系是政府为了维护和促进居民健康的组织及其制定的法律、规章、制度。卫生管理体系保障服务体系和筹资体系的正常运行,如国家卫生和计划生育委员会、省卫生和计划生育委员会、市卫生和计划生育委员会等。

二、卫生体系的发展

卫生体系的发展以及人们对于卫生体系的认识是随着社会的发展、人类与疾病的斗争而不断深入的。

(一)国际卫生体系的发展

西方有记载的医院始于公元 6 世纪,"hospital"来自拉丁文的"hospitialia",原意是指旅馆、客栈,最初收留老人、残疾人和其他被社会和家庭抛弃的患者,后来只接受生病的人。从 11 世纪开始,欧洲教会开始设立隔离院收容麻风和鼠疫患者,后来这一隔离机构发展为养老和治疗场所。到了 12—13 世纪,欧洲医院的数量越来越多,规模各异:大的医院可达到几百张床位,小的仅有几张床。

18 世纪法国大革命前,由于当时医院卫生条件恶劣以及法国大革命孕育的人权意识,人们曾要求取消医院而建立家庭护理。但是人们很快就发现这并不能改善健康状况,法国政府通过立法建立起新型的中央政府控制的服务体系。19 世纪初,法国成立了一系列国家卫生机构,1802 年在马赛省成立了欧洲第一个卫生委员会。1822 年法国成立了国家卫生委员会。几乎同时,英国在 1983 年也成立了卫生委员会,1848 年,英国国家议会通过了第一部国家卫生法——《公共卫生法》。

社会保障制度产生于实行工业化最早的英国,以 1601 年英国政府颁布《济贫法》为标志。《济贫法》制度规定了贫困人群的救济政策,其中包括对患病者和身体不健全者提供救济和医疗服务。医疗救助制度是这一时期健康保障的主要形式,但政府所起的作用还很弱。医疗保障尚未作为一个独立的制度进行安排。而且,国家承担的保障责任仅限于保障特定的贫困人群,保障水平也仅限于有限的医疗服务。但是这是现代社会保障制度和福利国家的早期尝试。

随着工业革命的兴起,资本主义为了赢取更大的利润,加重了对工人阶级的剥削,劳资矛盾日益加剧,为了缓解社会矛盾和维护社会安定,1883 年德国颁布了全世界第一个医疗保障法律《企业工人疾病保险法》,它标志着用社会保险机制实现医疗保障的一种新制度的诞生。其后,很多国家也陆续颁布法律,建立医疗保险制度。这一时期的健康保障制度的保障对象大多局限在城市的产业工人及其家属。保障内容主要涉及这些行业的特殊工种,以补偿因疾病蒙受的直接利益损失为主要目标,各项保障措施大多分散且不成体系。

到了 20 世纪五六十年代,发达国家的卫生体系逐渐趋于完善,而发展中国家的健康状况面临着很大的挑战,为此,世界卫生组织于 1977 年的第 30 届世界卫生大会上,提出了"2000 年人人享有卫生保健"的目标。为了探讨如何实现这个目标,世界卫生组织在总结发展中国家经验的基础上,于 1978 年召开的国际初级卫生保健大会上,提出初级卫生保健是实现人人享有卫生保健的关键措施和必由之路。世界卫生组织在《阿拉木图宣言》中指出:初级卫生保健是一种基本的卫生保健。它依靠切实可行,学术上可靠,又受民众欢迎的方法和技术,在经济上也是政府和民众能够担负得起的。初级卫生保健是卫生体系的重要组成部分和首要环节,是各级政府的责任。这一策略一直是指导卫生体系的基本原则。初级卫生保健包括四方面:增进健康、预防疾病、治疗伤病和康复服务。具体包括 8 方面的内容:①对当前的主要卫生问题以及预防、控制方法的健康教育;②改善食品供应及适当的营养;③安全饮用水的适量供应及基本环境卫生;④妇幼卫生保健,包括计划生育;⑤主要传染病的免疫接种;⑥当地地方病的预防与控制;⑦常见病伤的妥善处理;⑧基本药物的提供。

进入 21 世纪,随着人们对于健康及其影响因素的认识逐步深化,人们对于卫生体系的建设也越发重视。在 2015 年联合国大会通过的可持续发展目标中,把全民健康覆盖作为发展目标 3-卫生发展目标中的重要指标之一。可以预见,在未来的几十年中,卫生体系的发展将对保障人民的健康发挥更大的作用。

(二)中国卫生体系的发展

中国的行医行为具有几千年的历史,但是真正有组织地提供卫生服务,并对其进行有效地管理还是在 19 世纪。早在商周时代,中国开始出现了医药管理制度的萌芽,并在宫廷中设立了从事疾病治疗和医疗管理的医官。当时医生开始分科,在管理上定有一套考核制度。清代开始设置直属中央的医政体制;医药管理的法令也逐渐规范化,对民间医生的检定、医律等的修饰均有明文规定。1835年,耶鲁大学医学生 Peter Parker 作为第一位医学传教士来到中国,并开办了广东教会医院。1863 年成立的中国海关配置了医务官,负责海关检查(Hillier & Jewell 1983:22),1898 年外国人在上海租界设立了卫生处。1905 年清政府在巡警部内设了卫生科。清政府被推翻后,民国政府在内务部设立了卫生司,国民党政府延续民国政府的旧制,于 1927 年在内政部设卫生司,1928 年改为卫生部,国民政府卫生部成立之初设立了四个部门(包括:总务、医政、保健、防疫及统计司),主要负责医疗、药品、卫生人力、卫生事务的管理。同时卫生部公布卫生行政系统大纲,地方开始设立卫生行政机构。1931 年,卫生部撤销,改在内政部设立卫生署。1934 年各地开始县设卫生院,区设卫生所,每村设置卫生员。在这期间比较称道的是 20 世纪 30 年代在洛克菲勒基金的支持下,陈志潜等医生在河北定县建立了群众性公共卫生运动基地(卫生示范县),成为后来中国初级卫生保健的雏形。

1949 年新中国成立以后,迎来了中国卫生事业快速发展时期。由于特定的历史条件,按照前苏联的模式建立了中国卫生系统,形成了中国卫生体系的基本制度框架。这一体系包括垂直的卫生管理体系,也包括与之相对应的各级卫生服务机构。中央层级设立中华人民共和国卫生部,省(直辖市、自治区)设卫生厅(局),地(市)设卫生局,县、区(市)也设卫生局。而在农村乡(镇)政府或城市街道办事处则多为设立卫生专职干部负责所辖地区内的卫生工作。县级及以上各级都成立了包括医疗机构、疾病预防控制机构、妇幼保健机构等,分别负责提供和管理包括医疗、预防控制、妇幼保健、基本药物的提供和传统医学等各类服务。在县以下,乡卫生院和城镇社区卫生服务中心提供初级卫生保健服务,在农村以村为单位建立了农村卫生室。

在卫生筹资方面,新中国成立初期,初步形成了以城乡二元结构为基础的保障制度:在城市,国家对政府及事业单位工作人员实行公费医疗,对企业职工实行劳保医疗;在农村实行合作医疗制度。前二者是以国家筹资为基础,而在广大农村采取农民交费和生产合作社公益金补助相结合的办法。村民每人每年交几角钱,看病时只交药费不交挂号、出诊、换药费等,也有些地方只交挂号费,而免其他费用。这种筹资模式在当时很低的经济发展水平下,解决绝大多数人的基本卫生服务需求,成为发展中国家普及初级卫生保健的典范。1977 年 5 月在第 30 届世界卫生大会上,世界卫生组织提出了"2000 年人人享有卫生保健"的全球战略目标。翌年 9 月,根据中国和其他发展中国家的经验,世界卫生组织和联合国儿童基金会共同在阿拉木图召开了国际初级卫生保健大会,会议上提出,实施初级卫生保健是实现"2000 年人人享有卫生保健"的关键,所以国际上都称中国是初级卫生保健的故乡。

20 世纪 80 年代,随着改革开放的进行,中国农村实行家庭联产承包责任制,家庭成为农村的基本生产单位。由于失去了集体经济的支撑,村卫生室的运行模式发生了变化,很多村级卫生组织中集体经济退出,完全交由私人举办,改变了村卫生室的经营方式,农村合作医疗受到严重冲击。此外,由于将市场经济机制完全引入到卫生领域里来,农村卫生机构由于长期缺少投入,房屋、设备陈旧,卫生技术人员匮乏,部分地区三级预防保健网瘫痪,因此使得广大农村居民对卫生服务的利用率下降,"因病致贫、因病返贫"的现象较为严重,"看病难、看病贵"的问题也日益突出。

2003 年 SARS 的出现使人们认识到公共卫生以及卫生体系对保障人民健康的重要性。特别是 2005 年国务院发展研究中心关于卫生改革基本不成功的结论,进一步引发了关于医改的各种争论。面对越来越大的"看病贵、看病难"的压力,中共中央、国务院在反复调研、论证后,启动了新一轮的医疗卫生体制改革。

新一轮医改的目标是:到 2020 年,建立健全覆盖城乡居民的基本医疗卫生制度,为居民提供安全、有效、方便、价廉的医疗卫生服务。医改中要建立和完善的四大体系:公共卫生服务体系、医疗服务体系、医疗保障体系、药品供应保障体系。同时医改方案还提出要完善八项体制机制,以保障医药卫生体系有效规范运转,主要包括:建立协调统一的医药卫生管理体制、高效规范的医药卫生机构运行机制、政府主导的多元卫生投入机制、科学合理的医药价格形成机制、严格有效的医药卫生监管体制、可持续发展的医药卫生科技创新和人才保障机制、实用共享的医药卫生信息系统和健全的医药卫生法律制度。经过几年的卫生改革实践,进一步完善了覆盖城乡的卫生体系,居民医疗保障的覆盖率大大增加,2016 年已经达到了 98%,卫生服务能力迅速增长,国民健康水平显著提高,人均期望寿命已经达到了 76 岁。

第二节 中国卫生体系

如前所述,卫生体系包括卫生服务体系、卫生筹资体系和卫生管理体系。

一、卫生行政管理体系

根据政府组织法规定,中国卫生行政机构按行政区划设立。从中央、省(自治区、直辖市)、地(市)、县、区(市)各级人民政府均设有卫生行政机构,这种设置与国家政权机构相一致,并在各级政府领导下及上级卫生行政机构的指导下,负责辖区内的卫生行政工作。

国家卫生和计划生育委员会是国务院的一个组成部门,是主管全国卫生和计划生育工作的最高行政机构。它负责实施党和政府的卫生工作方针政策,组织卫生服务,配置卫生资源组织,保障人民身心健康,提高全民族的身体素质。新中国成立后,于 1949 年 11 月在北京成立中央人民政府卫生部。1954年11月中央人民政府卫生部改称中华人民共和国卫生部,简称卫生部,由国务院领导,负责组织、领导全国卫生工作。2013年3月,卫生部和计划生育委员会合并为卫生和计划生育委员会。

基于中国的行政体系框架,在省级、市级和县级人民政府同样设有各级的卫生和计划生育委员会,其结构与国家卫生和计划生育委员会结构相似(图9-1),只是功能由于其层级的政府职能不同而有所不同:高层级的卫生和计划生育委员会更多地关注宏观的政策,基层的功能在于根据当地的情况具体执行中央的政策和行动方案。地方各级卫生行政组织是在同级人民政府领导下进行工作,同时接受上一级卫生行政部门的工作指导或业务指导。

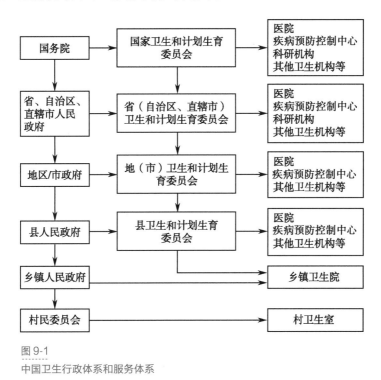

图9-1
中国卫生行政体系和服务体系

乡(镇)、街道办事处一般只设有专职或兼职人员负责卫生工作,而无单独的卫生行政组织。有些地区还将这种卫生行政管理工作交给乡(镇)卫生院或社区卫生服务中心来承担。每个村都设有村卫生室,负责健康教育、计划免疫、妇幼保健和常见病的诊治。

二、卫生服务体系

卫生服务体系按照服务的性质分可分为:医疗服务机构、疾病预防控制机构、卫生监督机构、妇幼卫生机构、血液及血液制品生产机构以及基层卫生组织。

1. 医疗机构 指经卫生行政部批准,并取得《医疗机构执业许可证》,从事疾病诊断、治疗的卫生专业组织,包括医院。乡、镇街道卫生院,诊所等列在基层卫生组织部分。

县及县以上医院中,又可分为综合医院、中医医院、医学院校附属医院及各种专科医院,如传染病医院、精神病医院、结核病医院、妇幼保健院、妇产医院、儿童医院、麻风病医院、职业病医院、肿瘤医院、康复医院、口腔医院、眼科医院、耳鼻喉医院、骨科医院、整形医院、中西医结合医院等。

2. 疾病预防控制机构　新中国成立之初,我国就仿照前苏联的模式、按照行政区域设置成立了各级防疫站。随着社会经济的发展和人们对健康需求的提高及对公共卫生认识的不断深化,国家于2001年1月23日成立了"中国疾病预防控制中心",原有省级卫生防疫站和部分地(市)、县(区)卫生防疫站也陆续更名为"疾病预防控制中心"。该中心围绕国家疾病预防控制重点任务,加强对疾病预防控制策略与措施的研究,做好各类疾病预防控制工作规划的组织实施;开展食品安全、职业安全、健康相关产品安全、放射卫生、环境卫生,加强对全国疾病预防控制和公共卫生服务的技术指导、培训和质量控制,在防病、应急、公共卫生信息能力的建设等方面发挥国家级的指导作用。

3. 妇幼卫生机构　妇幼卫生机构是指专门提供妇幼健康服务的妇幼保健院、儿童医院及妇幼保健站(所),及计划生育指导站(所、中心)、妇产医院以及儿童医院等机构。这些机构受同级卫生行政部门领导和上一级妇幼保健业务机构的业务领导。在省、市、自治区、县都设有妇幼保健机构,一般妇幼保健院为既有临床部又有保健部。街道、区或乡卫生院设妇幼保健组或防保组,妇幼保健组在业务上受县(区)妇幼保健院(所、站)的领导以及县(区)医院妇产科、儿科的指导。每村至少有一名医生或接生员负责妇幼保健工作。

4. 基层卫生组织　基层卫生组织是指农村的乡(镇)卫生院和城市的社区卫生服务中心与社区卫生服务站,以及各种形式开办的诊所、卫生保健所、医务室或私人诊所。基层卫生组织的作用在于融医疗、预防、保健、康复和健康教育为一体,在提供初级卫生保健服务方面发挥了重大作用。

三、卫生筹资

中国目前实施国家卫生保障制度(公费医疗)、社会保险制度、市场保险制度(商业医疗保险制度)、农村新型合作医疗制度和社会医疗救助制度等5种制度模式,其目的是保障城乡居民在经济上有病可医。

(一)城镇职工医疗保险制度

城镇职工医疗保险制度建立于1998年,规定国有、集体、中外合资、股份制、私营、有雇工的个体工商户等各类城镇职工都要参加基本医疗保险。城镇职工基本医疗保险制度主要学习德国模式,以城镇就业为基础,由雇主和雇员按比例共同筹资的补充医疗保险。2011年7月开始实施的社会保险法又将"城镇"两字去掉,成为职工基本医疗保险制度。

(二)城镇居民医疗保险制度

城镇居民医疗保险制度建立于2007年,保险覆盖城镇居民没有工作的居民。城镇居民基本医疗保险以家庭缴费为主,政府给予适当补助。参保居民按规定缴纳基本医疗保险费,享受相应的医疗保险待遇,有条件的用人单位可以对职工家属参保缴费给予补助。

(三)农村新型合作医疗制度

中国农村合作医疗从20世纪50年代开始,至70年代末,全国90%的行政村(生产大队)实行了合作医疗。进入80年代以后,由于农村经济体制改革,集体经济解体,原有的合作医疗筹资机制所依赖的经济基础不复存在,合作医疗开始出现大面积滑坡。2003年1月,国家下发《关于建立新型农村合作医疗制度的意见》,标志着国家对农民的医疗保障有了制度安排,结束了数亿农民没有医疗保险的历史。新型农村合作医疗采用政府补贴与家庭缴费相结合的筹资方式。保费按照当地农村家庭可负担的水平确定,县级、市级、省级政府分别提供配套资金。新型农村合作医疗制度在减轻农民医疗负担、缓解因病致贫和返贫状况、保障农民健康方面发挥了重要作用。

（四）社会医疗救助制度

农村的医疗救助制度始于 2003 年,其性质是通过政府拨款和社会各界自愿捐助等多渠道筹资,对患大病农村五保户和贫困农民实行医疗救助的制度。农村医疗救助制度和新型农村合作医疗制度是相互配套的制度框架,救助对象主要是农村五保户、农村贫困户家庭成员。

城市医疗救助制度实行得相对晚一些,2005 年国家出台《关于建立城市医疗救助制度试点工作的意见》,开始试点工作,其受助对象为城镇低保户、特困户和重点优抚对象等。

第三节　国际上不同类型国家的卫生体系

（一）英国

英国（大不列颠及北爱尔兰联合王国）是位于欧洲西部的岛国,由大不列颠岛、爱尔兰岛东北部和一些小岛组成。英国国土面积 24.41 万平方公里（包括内陆水域）,人口大约有 6240 万（其中,65岁以上人口所占比例超过 16%）,人均国内生产总值超过 35 000 美元,是全球最富裕、经济最发达和生活水平最高的国家之一。英国的男性期望寿命为 78 岁,女性 82 岁。

英国的卫生总费用占英国 GDP 的比例为 8%~9%。政府的直接投入一直是英国卫生费用的主要筹资渠道。政府在卫生领域的投入占英国政府总支出的 15% 左右。整个卫生花费中,来自政府的投入自 2002 年以来一直保持在 80% 左右的比重,私人花费所占的比例一直控制在 20% 以下（图 9-2）。

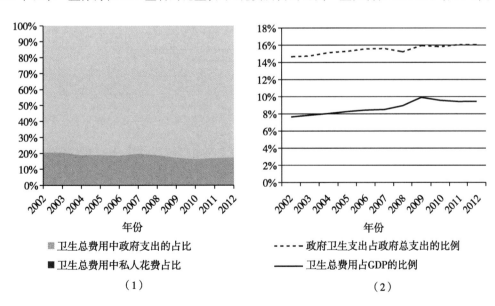

图 9-2

英国的卫生筹资概况（2002—2012 年）

（资料来源：世界卫生组织网站 http://apps. who. int/gho/data/node. country. country-GBR）

慢性非传染病是对英国公民威胁最大的疾病。从 2008 年英国的死因统计上看,造成英国公民死亡的原因,83%是由于慢性非传染病,高于欧洲地区平均水平(72%);8%是因为传染病,低于欧洲地区的平均水平(11%);9%是因为意外伤害,也低于欧洲地区的平均水平(16%)。

如前所述,英国在 19 世纪就建立了"国家卫生服务体系(NHS)"。这个系统覆盖了所有的英国公民,原则上在这个系统内,所有英国公民如果有需要,都可以获得基本的医疗保健服务,而且费用低廉。支持这个系统运作的费用占英国卫生总费用的 85%左右。对于那些 NHS 不能满足的医疗服务需求,英国公民可以选择购买私人医疗保险来解决。通过私人医疗保险支付的医疗花费约占英国总体医疗费用的 10%。另外,老年人长期护理、精神卫生服务等针对"弱势人群"的服务纳入了相应"医疗救助"计划。这部分花费占英国卫生总费用的比例约 5%。

英国的 NHS 系统主要通过税收(超过 3/4 的筹资比例)筹集资金。卫生部确定本年度的医院诊疗总预算和初级卫生保健总预算,并根据由资源分配工作组依据其需求(考虑人口数量、年龄、死亡率等各种指标),将总预算划拨到各"初级保健信托基金(PCT)"。PCTs 雇佣家庭医生(GP)为当地居民提供初级卫生保健服务,并购买医院诊疗服务(图 9-3)。

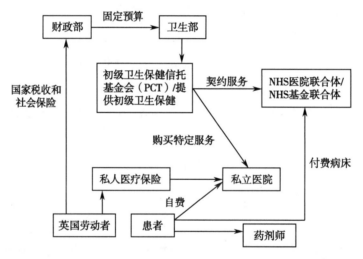

图 9-3

英国 NHS 的基本框架

英国的医生大致可以分为家庭医生(全科)和医院医生(专科)两类。在 NHS 系统中,执行严格的"守门人"制度,每个 NHS 受益人都有约定的家庭医生,患病时首诊必须到家庭医生那里,只有经过家庭医生的转诊,患者才能获得医院的专科服务。

英国的家庭医师均受雇于某个 PCT,具体形式是家庭医师独立地与该 PCT 签订劳动合同。家庭医师可以独立开业,也可以几个家庭医师组成全科医师组联合办公。每名全科医师负责为 1800 名左右的居民提供初级卫生保健服务。

NHS 系统内的医院基本都是公立机构。当 PCT 向医院购买服务时,医院组成 NHS 医院联合体,NHS 医院联合体以独立法人的身份与 PCT 进行谈判,以合同的形式确定医疗服务的数量、种类和报酬。

PCT 对医院的支付费用之中涵盖了对病人在医院所付药费的补偿。由全科医师开的处方,每张处方病人需要支付少量的定额处方费给药店的药剂师;其余的费用由NHS下的"处方药定价局(Prescription Pricing Authority)"支付给药店。

（二）美国

美国(美利坚合众国),位于北美洲中部,领土还包括北美洲西北部的阿拉斯加和太平洋中部的夏威夷群岛。美国国土面积为962.9万平方公里,人口大约有3亿1038万。美国人均国内生产总值超过44 000美元,是全球最富裕、经济最发达和生活水平最高的国家之一。美国是联邦制的国家,各州拥有较大的自主权,包括立法权;美国实行三权分立的政治体制,立法、行政、司法三部门鼎立,并相互制约。美国男性期望寿命76岁,女性81岁。

与许多发达国家一样,慢性非传染病是对美国公民威胁最大的疾病类型。从2008年统计数据上看,造成美国公民早死导致的寿命年损失的原因,72%是由于慢性非传染病,高于欧洲地区平均水平(59%);9%是因为传染病,低于欧洲地区平均水平(20%);19%是因为意外伤害,也低于欧洲地区的平均水平(21%)。

美国的卫生投入主要采用商业筹资模式。2012年美国人均卫生支出达到8895美元,是英国的2.5倍。卫生总费用占GDP的比例达到17.9%。私人花费占比高一直是美国卫生系统的特点。2002年以来,私人花费占卫生总费用的比例始终大于50%。这些私人花费的65%左右是用于购买私人医疗保险(图9-4)。

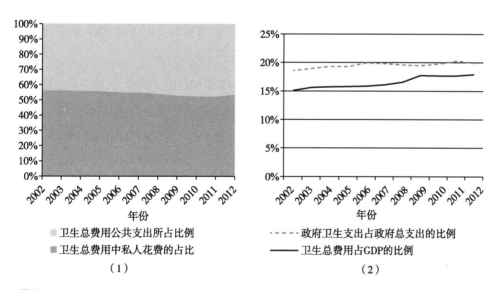

图9-4

美国的卫生筹资概况（2002—2012年）

（数据来源:世界卫生组织网站 http://apps.who.int/gho/data/node.country.country-USA）

与英国自上而下由政府统一管理的NHS相比,美国现行卫生系统则显得相当松散。提供医疗服务的多数是私立机构,提供医疗保险的也主要是私人保险公司。公共医疗保险只覆盖联邦雇员、军警和土著人等特殊群体以及老年人、残疾人、失业者等弱势群体。正因为美国目前没有全国统一的医疗保险,私人保险和公共保险各司其职,因而有学者称美国的医疗保险制度为"混合型"。这些保险组织分别为各自的受益人向医疗服务提供者购买医疗保健服务。在诸多的医疗保险中,

Medicare 是公共医疗保险的代表,而"管理保健组织"则是私人医疗保险的代表(图 9-5)。

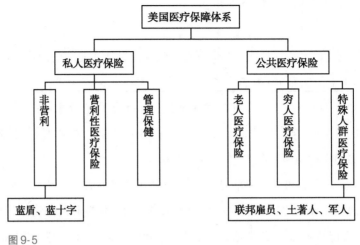

图 9-5
美国医疗保障体系概貌

Medicare 保障的对象是老年人和残疾人,受益人群约占美国人口的 17%。Medicare 主要由"卫生与人类服务部"下属的"医疗照顾和医疗救助服务中心(CMS)"和"社会保障署(SSA)"两部门管理。Medicare 的筹资来源于社会保障税、受益人的保险费以及美国国库收入。卫生与人类服务部与蓝十字保险组织及其他商业医疗保险公司达成协议,各州代理机构充当住院医疗保险管理的财务中介人。财务中介人从医院、护理机构或家庭健康部门接收单据和决定支付金额,从联邦政府获得基金和负责对医疗服务提供者的记录进行审计。

近 60% 的美国人通过雇主向私人医疗保险公司购买医疗保险。其中,大部分雇主提供的医疗保险属于"管理保健组织"。管理保健与传统保险组织的主要差别在于,这些组织选择一些医疗服务提供者建立长期的合约关系,形成"服务网络",利用市场力量以较低价格"批量"购买服务。

(三)德国

德国(德意志联邦共和国)位于欧洲中部,国土面积为 35.7 万平方公里,人口约为 8216 万,是欧盟人口最多的国家,也是欧盟最大的经济体。德国人均国内生产总值超过 40 000 美元,是全球最富裕、经济最发达和生活水平最高的国家之一。德国国家政体为议会共和制,联邦总统为国家元首,议会由联邦议院和联邦参议院组成。

德国被公认为是第一个引入国家社会保障制度的国家,其卫生保健系统绩效同样得到公认。据世界卫生组织(WHO)公布的资料,目前德国超过 8200 万人口(其中,65 岁以上人口所占比例超过20.5%)的卫生花费占 GDP 的比例为 11.3%,人均健康花费 4100 美元左右。这个健康花费水平在经济合作与发展组织(OECD)国家中排在较前位置。德国健康指标一直有着较好的表现。目前,男性期望寿命 78 岁,女性 83 岁。

慢性非传染病是对德国公民威胁最大的疾病类型。从 2008 年统计数据上看,造成德国公民早死导致的寿命年损失的原因,87% 是由于慢性非传染病,高于欧洲地区平均水平(72%);5% 是因为传染病,低于欧洲地区的平均水平(11%);8% 是因为意外伤害,也低于欧洲地区的平均水平(16%)。

德国具有强制性的法定健康保险,年收入高于规定水平的居民可以选择不参加法定健康保险而选择加入其他保险。法定保险约覆盖了85%的人群,另外10%的人群加入了私人医疗保险。另外一些特殊人群如士兵、警察等被特殊的计划所覆盖。法定医疗保险覆盖了预防服务、住院和门诊服务,涵盖了医师服务、精神卫生、口腔保健、处方药、康复、疾病误工补助等一系列服务。自1995年开始,长期护理服务由一项独立的保险计划覆盖。

2006年以来,德国政府对卫生的直接投入占整个卫生花费的9%左右。社会保障基金支出所占比重则一直维持在65%~70%。私人花费所占的比例在25%~30%;这当中的55%以上是个人负担的医疗花费(out-of-pocket),用于购买保险的花费所占比例为40%左右(图9-6)。

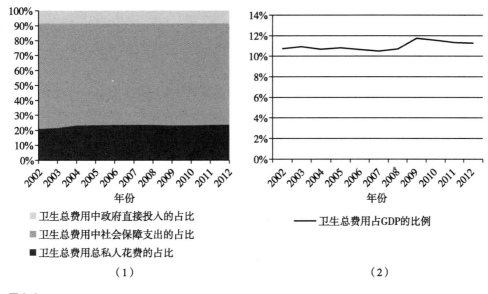

图9-6
德国的卫生筹资概况(2002—2012年)
(数据来源:世界卫生组织网站 http://apps. who. int/gho/data/node. country. country-Germany)

德国通过强制性健康保险费收集资金。筹资及基金管理工作基本上是由政府批准的疾病基金会(类似于非营利的保险公司)负责的。德国各个州都有多个疾病基金会,每个疾病基金会覆盖一部分人群。2006年德国共有疾病基金会253家,不同保险机构的保费稍有差异,所提供的保障水平基本没有差异。保险费由雇员和雇主缴纳给所在的基金会,基金会负责为被保险者购买门诊及住院服务(图9-7)。

在德国,门诊服务和住院服务有着严格的区分,一般来讲,开业医师只提供门诊诊疗服务,不在医院提供住院诊疗服务;住院医师只提供住院诊疗服务,不在医院以外提供门诊诊疗服务。住院服务需要经过开业医生的转诊。只有极少数(约5%)开业医师在医院提供住院诊疗服务,这主要是因为在某些医院中手术较少,允许少量外科开业医生利用医院手术室做手术。德国医院在1993年《卫生保健组织法》出台后,允许为门诊病人提供日间手术服务。一般开业医师将病人转往医院进行住院服务并进行手术,在病人出院时接病人出院并完成术后的门诊服务。另外,只有极个别大学医院以研究和教学为目的设有门诊服务,但他们的服务主要集中在门诊的特殊服务上,如化疗等。

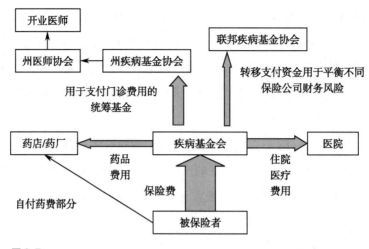

图 9-7
德国社会健康保险系统的基本框架

"州"是德国基本的行政区域单位。在州层面,开业医师和疾病基金会都有自己的"协会"。州开业医师协会与州疾病基金协会协商本州内开业医师的服务补偿细节。德国的医院,无论是公立和私立,都可以作为独立法人与疾病基金会协商住院服务补偿的细节问题。

住院服务需要经过开业医生的转诊。无论是开业医师还是医院及康复、护理机构,收入只来自诊疗服务收入,与药品无关。所有药品费用,除了患者自费部分,都是由保险机构与药店直接结算。

第四节　当代国际社会对卫生体系的认识

一、卫生体系构成要素

目前国际上比较公认的卫生体系的组成是世界卫生组织(WHO)于 2010 年提出的"卫生系统六个组成部分(six building blocks)"。这六个组成部分包括:卫生服务提供、卫生人力资源、卫生筹资、卫生信息系统、基本药物的可及性和卫生治理(图 9-8)。

● 卫生服务提供:卫生系统的基本功能是提供卫生服务,从服务类型看,卫生系统提供的服务包括预防保健服务、治疗服务和康复服务,同时也要关注各类服务数量和质量如何,以及服务效率是否有享受到服务的保障。

● 卫生人力资源:所有参与增强健康活动的人员都可称作卫生工作者。无论是在公立还是私立卫生机构,无论全职还是兼职,所有这些接受专业知识技能培训的人员都是卫生系统必不可少的一员。一个地区全体卫生工作者可以看作当地的"卫生人力资源"。

● 卫生筹资:倘若没有卫生资金,将难以调集卫生服务提供方,无法周转医药物资,无力开展健康促进或预防活动,整个卫生系统将陷入瘫痪。国家税收、保险、使用者付费、捐赠等,都可以成为卫生筹资渠道。值得注意的是,"卫生筹资"不是单纯的资金筹集,而是包括资金筹集、周转和分配来覆盖人群的健康需要;设立有效的激励机制,避免浪费;维护资金稳定,应对财务风险。

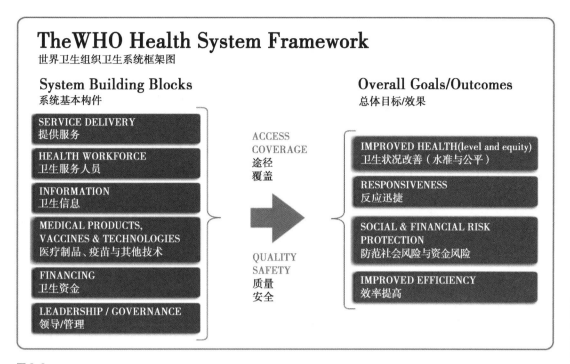

图 9-8

世界卫生组织提出的卫生体系的框架图

● 卫生信息系统：卫生信息系统具有数据生成、数据编辑、数据分析与整合，以及数据交流和利用四大功能。完整和可靠的信息是卫生系统决策制定的基础，是政策规划和实施、卫生管理、卫生研究、人力资源发展、卫生教育和培训、卫生服务提供和筹资的关键。

● 基本药物的可及性：在 WHO 概念框架下，"基本药物可及性"是保障个人在 1 小时路程内能到达公共或私立卫生机构，获得安全、有效、性价比高、支付得起的基础药物和疫苗。为实现这一目标，需要药品相关政策支持，保障国内药物生产质量，药物采购、提供、储存和配送过程减少浪费，并合理使用药物。

● 卫生治理：卫生治理涉及卫生的愿景和定位、卫生相关领域的问责机制、智力动员、规制手段以及部门合作模式。"治理"为卫生系统营造了外在的政策环境，卫生政策制定、执行、评估的全过程都受到当地卫生治理模式的影响。

二、卫生体系的功能及其目的

事实上，图 9-8 不仅概括了卫生体系的组成，而且概括了卫生体系的功能及其目的。

从图的右侧可以看出，建立一个好的卫生体系为了实现 4 个目标：①通过有组织的社会努力，为全体居民提供基本卫生服务，改善国民的健康水平，提高国民健康素质。②卫生服务机构能够对人民的医疗卫生服务需求作出及时、有效的反应。反应性一般用等候时间来表示，包括门诊等候时间和住院等候时间。如果患者等候时间过长，就要调整卫生资源，以便及时满足居民的卫生服务需求。③为居民提供社会保障，尤其是医疗保障，建立抵御疾病经济风险的分担机制，防止居民因没钱看病或因病致贫。④提高卫生服务效率：卫生服务效率是卫生服务利用量与卫生服务资源量的比值。卫生服务利用量可以理解为卫生机构利用卫生资源的产出,卫生服务资源量是投入,故卫生服务效率反映一个地区卫生资源投入的利用效率。提高卫生服务效率是卫生服务追求的目标之一

同时我们也注意到,在六个要素到最终目标之间,还要依靠完善中间的功能,即提高卫生服务的可及性、覆盖率、质量和安全,其中可及性是指克服了经济、文化、地理等因素之外,真正能够享受到的卫生服务。

在 WHO 提出的框架下,卫生系统的六个要素相互相成,共同影响卫生系统的功能完善和绩效提升。比如卫生管理和信息系统为其他模块提供政策和规章基础;卫生系统投入离不开卫生筹资和人力资源;医药产品和技术等卫生服务提供反映了卫生系统的产出,评估医疗保健的供给和分配。六个要素影响了卫生系统中服务可及性、覆盖率、质量和安全,进而又影响到卫生系统的总体目标和产出,即健康改善、反应性、财务风险保护和效率提升。

(郭 岩 简伟研)

思考题

1. 什么是卫生体系? 世界卫生组织提出的卫生体系的 6 大基石都是什么?

2. 什么是初级卫生保健? 包括哪些具体内容?

3. 为什么要进行医疗卫生体制改革? 医改的目标和策略是什么?

第十章

卫生立法与监督

现实社会生活中一刻也离不开规则，正如孟子所说"不以规矩，不能成方圆"。例如，想成为一名临床或公共卫生医师，必须参加国家执业医师资格考试并依法注册；临床医疗施行手术、特殊检查或者特殊治疗时，必须征得患者同意，并取得其家属或者关系人同意签字；发现法定传染病应及时向所在地疾病预防控制机构报告；对不幸患上甲类传染病的病人则要予以隔离治疗等。这些直观的具体现象背后，是什么在构建和维护着涉及人体生命健康活动的社会秩序？国家意志在保护人体健康的具体措施上有何体现？它是如何保障医疗卫生实践中人们的各种权利义务和利益的？我们应该如何约束自己的行为才符合医疗卫生社会规范？我们不仅需要从医学角度，而且更要从法学的角度判断分析，才能理解这些问题答案的共同指向，即国家医药卫生管理的重要工具——卫生法。

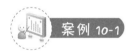

传染病的依法管理

2002 年 11 月 16 日，南方某市发现第一例后来被称为传染性非典型肺炎（SARS）的病例。2003 年 3 月 1 日，北方某市报告了第一例输入型 SARS 病例。随后我国内地 24 个省、区、市先后发生 SARS 疫情，共波及 266 个县和市（区），截至 2003 年 8 月 16 日，内地累计报告 SARS 临床诊断病例 5327 例，死亡 349 例。2003 年 4 月 8 日，卫生部将"传染性非典型肺炎"列入法定传染病管理。5 月 9 日，《突发公共卫生事件应急条例》施行，SARS 防控工作纳入法制化轨道，使疫情得到了有效控制。

讨论：

1. 从本案针对传染病的防控策略出发，你可以得出什么结论？

2. 结合实际，谈谈如何认识卫生法的作用？

第一节　卫生立法

一、卫生立法概念与原则

（一）卫生立法的概念

卫生立法（health legislation）是指有权国家机关依照法定职权和法定程序制定、修改、补充或废止卫生法律和其他规范性卫生法律文件的一种专门性活动。卫生立法在法理学上有广义和狭义两种理解。广义的卫生立法是指有权国家机关依法创制卫生法律规范的活动,既包括国家权力机关制定卫生法律,也包括国家行政机关、地方有权机关等制定卫生法规、规章和其他规范性文件的活动。狭义的卫生立法仅指最高国家权力机关,即全国人民代表大会及其常务委员会,制定、修改或废止卫生法律的专门活动。

（二）卫生立法的原则

卫生立法的原则是指卫生法制定中必须遵循的指导思想和准则。卫生立法除遵循宪法的基本原则、维护国家法制统一、从实际和国情出发、发扬民主、严格依照法定权限和程序、稳定性和连续性相结合、原则性与灵活性相结合等我国社会主义立法基本原则外,其特有原则主要有以下几方面:

1. 以保障公民健康权益为宗旨　保障和促进公民健康权益的实现是卫生工作的基本目标,既是卫生法制定的出发点和落脚点,也是落实《宪法》保护人民健康基本要求的具体体现。因此,紧紧抓住保障和维护健康这一原则不仅是建立和完善卫生法律制度的关键所在,也是将党和国家卫生工作方针具体化、规范化的直接反映。

2. 遵循医学科学发展客观规律　卫生工作具有社会科学和自然科学双重属性,法律是一门社会科学,因此将医学和法学相结合的卫生立法中应当遵循和适应医学科学发展的客观规律,借鉴医学科学的最新成果,符合医学科学的技术要求,遵循人与自然环境、社会环境、生理心理环境的协调一致,以达到医学自然属性和法学社会属性的紧密联系、完美结合,使制定的卫生法律、法规更具有科学性,从而促进医学发展和维护生命健康。

3. 多种利益关系相互协调　我国幅员辽阔,人口众多,地区经济和社会发展极不平衡。同时,医疗卫生保健涉及多个政府部门,涉及社会方方面面,涉及每一个公民的生命和健康,加上我国仍存在着社会卫生资源不足和人们不断增长的医疗卫生需求之间的矛盾,仍存在着优质卫生资源缺乏与分布不均和地区卫生发展不平衡的矛盾。因此,卫生立法必须着眼于科学合理地规范国家机关、公民、法人和其他组织的卫生权利与义务,协调多种利益关系,才能确保卫生法律、法规具有较好的执行力。

4. 遵循我国国情与借鉴国外先进经验相结合　无论是卫生立法理论研究还是立法实践,都需要借鉴国外先进成熟的卫生立法经验。20世纪90年代以来,在全球化的时代背景下,我国迎来了法律移植的新阶段,出现了借鉴国外立法和参照国际标准的新模式,既节约了立法成本,又能较好地实现立法与国际接轨。但是,在借鉴国外经验实现我国卫生立法与国际接轨的同时,必须注意国外法(供体)与本国法(受体)之间的同构性和兼容性,进行必要的调适。必须建立在尊重国情的基础上,认真对国外卫生法律加以优选、鉴别和评价,以实现外来卫生法律本土化,防止脱离实际、生搬硬套。只有将国外的先进经验和我国卫生事业发展的实际相结合,卫生立法才能体现中国特色,具有更强的生命力。

二、卫生立法体制

立法体制,是指关于立法权限的划分、立法机关的设置和立法权的行使等方面的体系和制度所构成的有机整体,其核心是立法权限的划分。立法权是一定的国家机关依法享有的制定、修改或废止法律等规范性文件的权力。

（一）国家立法

国家立法是由最高国家立法机关以国家名义行使立法权,主要用来制定调整最基本的、带有全局性的社会关系的法律规范。

1. 卫生法律及其制定机关　全国人民代表大会及其常务委员会行使国家立法权,制定和修改卫生法律,在立法权体系中居于最高地位。目前现行的卫生单行法全部由全国人大常委会制定,其效力仅次于宪法和基本法律,在卫生法律体系中占有非常重要的位置。

2. 卫生行政法规及其制定机关　全国人大及其常委会有权作出决定,授权国务院可以根据实际需要,制定卫生行政法规。授权制定卫生行政法规的立法事项,经过实践检验,国务院还应及时提请全国人大及其常委会制定卫生法律。此外,国务院有权向全国人大常委会提出医疗卫生立法议案;依法制定卫生法律实施细则等执行性卫生行政法规。

3. 卫生规章及其制定机关　卫生规章即部门卫生规章,国务院各部、委员会及具有行政管理职能的直属机构,可以根据卫生法律和国务院的卫生行政法规、决定、命令,在本部门权限范围内制定部门卫生规章。部门卫生规章规定的应当属于执行卫生法律或国务院卫生行政法规、决定、命令的事项。涉及两个以上国务院部门职权范围的事项,应当提请国务院制定卫生行政法规或者由国务院有关部门联合制定卫生规章。目前发布的部门卫生规章主要由国家卫生和计划生育委员会、国家中医药管理局等制定。

（二）地方立法

地方立法是省、自治区、直辖市人民代表大会及其常务委员会根据本行政区域的具体情况和实际需要,在不与宪法、卫生法律、卫生行政法规相抵触的前提下,可以制定卫生法律文件。

1. 地方性卫生法规及其制定机关　省、自治区、直辖市人民代表大会及其常务委员会,较大的市人民代表大会及其常务委员会,根据具体情况和实际需要,在不与宪法、卫生法律、卫生行政法规相抵触的前提下,制定地方性卫生法规。民族自治地方人民代表大会有权在其职权范围内制定有关卫生方面的自治条例和单行条例。

2. 地方性卫生规章及其制定机关　省、自治区、直辖市和较大的市人民政府,可以根据卫生法律、卫生行政法规和省、自治区、直辖市的地方性卫生法规,制定地方卫生规章,其规定的主要是执行法律、卫生行政法规、地方性卫生法规和属于本行政区域具体卫生行政管理的事项。

三、卫生法体系

卫生法体系(system of health law)是指由国家现行保护人体生命健康权益的法律规范按照其自身的性质、调整的社会关系和调整方式,分类组合而形成的一个体系化、有机联系的统一整体。卫生法涉及医疗卫生、预防保健工作的各方面。随着医学科学技术的飞速发展,卫生法的外延也在不断扩大。目前现行的主要卫生法律、法规见表 10-1。

表 10-1　卫生法律法规一览表

类别	法律法规名称	发布机构	施行时间
医疗卫生机构及组织管理方面	中华人民共和国红十字会法	全国人民代表大会常务委员会	1993 年 10 月 31 日起施行
	医疗机构管理条例	中华人民共和国国务院	1994 年 9 月 1 日起施行
	全国医院工作条例	原卫生部	1982 年 1 月 12 日颁布施行
医疗卫生技术人员管理方面	中华人民共和国执业医师法	全国人民代表大会常务委员会	1999 年 5 月 1 日起施行
	护士条例	中华人民共和国国务院	2008 年 5 月 12 日起施行
	乡村医生从业管理条例	中华人民共和国国务院	2004 年 1 月 1 日起施行
生命健康权益保护方面	中华人民共和国人口与计划生育法	全国人民代表大会常务委员会	2002 年 9 月 1 日起施行
	中华人民共和国献血法	全国人民代表大会常务委员会	1998 年 10 月 1 日起施行
	计划生育技术服务管理条例	中华人民共和国国务院	2001 年 10 月 1 日起施行
	流动人口计划生育工作条例	中华人民共和国国务院	2009 年 10 月 1 日起施行
	人体器官移植条例	中华人民共和国国务院	2007 年 5 月 1 日起施行
	医疗事故处理条例	中华人民共和国国务院	2002 年 9 月 1 日起施行
特殊人群健康保护方面	中华人民共和国母婴保健法	全国人民代表大会常务委员会	1995 年 6 月 1 日起施行
	中华人民共和国精神卫生法	全国人民代表大会常务委员会	2013 年 5 月 1 日起施行
健康相关产品的卫生管理监督方面	中华人民共和国药品管理法	全国人民代表大会常务委员会	2001 年 12 月 1 日起施行
	中华人民共和国食品安全法	全国人民代表大会常务委员会	2009 年 6 月 1 日起施行 2015 年 4 月 24 日修订 2015 年 10 月 1 日起施行
	中华人民共和国药品管理法实施条例	中华人民共和国国务院	2002 年 9 月 15 日起施行
	中华人民共和国食品安全法实施条例	中华人民共和国国务院	2009 年 7 月 20 日起施行
	麻醉药品和精神药品管理条例	中华人民共和国国务院	2005 年 11 月 1 日起施行
	乳品质量安全监督管理条例	中华人民共和国国务院	2008 年 10 月 9 日起施行
	化妆品卫生监督条例	中华人民共和国国务院	1990 年 1 月 1 日起施行
	血液制品管理条例	中华人民共和国国务院	1996 年 12 月 30 日起施行
	医疗器械监督管理条例	中华人民共和国国务院	2000 年 4 月 1 日起施行
疾病预防与控制方面	中华人民共和国传染病防治法	全国人民代表大会常务委员会	1989 年 2 月 21 日颁布， 2004 年 8 月 28 日修订， 2004 年 12 月 1 日起施行
	国内交通卫生检疫条例	中华人民共和国国务院	1999 年 3 月 1 日起施行
	病原微生物实验室生物安全管理条例	中华人民共和国国务院	2004 年 11 月 12 日起施行
	疫苗流通和预防接种管理条例	中华人民共和国国务院	2005 年 6 月 1 日起施行
	艾滋病防治条例	中华人民共和国国务院	2006 年 3 月 1 日起施行
	血吸虫病防治条例	中华人民共和国国务院	2006 年 5 月 1 日起施行
	医疗废物管理条例	中华人民共和国国务院	2003 年 6 月 16 日起施行
	中华人民共和国国境卫生检疫法	全国人民代表大会常务委员会	1987 年 5 月 1 日起施行 2007 年 5 月 1 日起修订施行

续表

类别	法律法规名称	发布机构	施行时间
疾病预防与控制方面	中华人民共和国职业病防治法	全国人民代表大会常务委员会	2002年5月1日起施行 2011年12月31日修订
	中华人民共和国尘肺病防治条例	中华人民共和国国务院	1987年12月3日颁布施行
	使用有毒物品作业场所劳动保护条例	中华人民共和国国务院	2002年5月12日起施行
	突发公共卫生事件应急条例	中华人民共和国国务院	2003年5月9日起施行
	放射性同位素与射线装置安全和防护条例	中华人民共和国国务院	2005年12月1日起施行
	公共场所卫生管理条例	中华人民共和国国务院	1987年4月1日颁布施行
	学校卫生工作条例	中华人民共和国国务院	1990年6月4日起颁布施行
中医药与民族医药管理方面	中华人民共和国中医药条例	中华人民共和国国务院	2003年10月1日起施行
	中药品种保护条例	中华人民共和国国务院	1993年1月1日起施行
	全国中医医院工作条例	原卫生部	1982年5月19日起施行

四、卫生法的作用

（一）维护社会卫生秩序

卫生社会关系是丰富的、复杂的，也经常是矛盾的、冲突的，所以，它需要不断被调节、整理，使之条理化、秩序化。卫生法在维护社会卫生秩序上通过两方面实现：①卫生法通过建立市场的卫生秩序，约束市场的卫生主体，规范市场的卫生行为，维护市场的卫生安全；②卫生法通过界定政府干预卫生的范围与程度，使政府对卫生既干预又不窒息市场的活力，实现国家对卫生的宏观目标。卫生法中的禁止性规范、强制性规范、授权性规范在调整卫生社会关系上的角度、力度不同，但目的是一致的，就是要把各种卫生社会关系纳入符合公平、正义要求的秩序中去。

（二）保障公共卫生利益

国家发展卫生事业的目的是为了满足社会卫生需求，实现公共卫生利益，而要实现这样的目标，需要整合社会卫生资源，组织卫生管理活动。然而，卫生法作为一种手段承担着这样的使命，通过调整卫生社会关系来保障这一目标的实现。

公共卫生利益在卫生法上表现出来的则是公共卫生权利，体现在公共卫生领域和医疗保健领域。卫生法上除了授予公民、法人和其他组织依法可以取得各种行为资格，赋予他们依法可以取得包括民事权利在内的各种权利外，还规定了他们在行使自己的权利或者履行他们的义务时，不能侵害公共卫生利益。同时，卫生法为保护公共卫生利益以及关系人的权利，还建立了完善的权利救济制度。

（三）规范人们的卫生行为

法律是社会关系的调节器，卫生法是通过禁止性规范（是指要求行为人不为一定行为或抑制一定行为)、命令性规范(是指规定人们必须作出一定的行为,承担一定义务)和授权性规范(是指法律赋予行为人可以作出某种行为或要求他人作出或不作出某种行为的权利)这三种基本的规范形式来规范人们的卫生行为。

第二节　卫生监督

一、卫生监督的概念与意义

(一)卫生监督的概念

卫生监督(health supervision)是政府有关部门或机构依据卫生法律法规的授权,对公民、法人和其他组织贯彻执行卫生法律法规的情况进行督促检查,对违反卫生法律法规、危害人体健康的行为追究法律责任的一种卫生行政执法行为。卫生监督是国家行政监督的一部分,同时也是政府卫生行政管理的重要环节。在我国,随着法制建设和社会经济的发展,卫生监督作为一种行政执法行为业已成为一种制度。

(二)卫生监督的意义

卫生监督是行使政府卫生职能,执行国家卫生法律法规,维护公共卫生秩序和医疗服务秩序,实现对社会卫生事务的行政管理,保护人民群众的健康,维护国家卫生法制的尊严,保证法律贯彻实施。我国是社会主义国家,人民是国家的主人,卫生监督既体现了党和国家对人民健康的高度重视和关怀,又保障了人民卫生安全的正当权益和要求,是促进和保障社会经济发展的重要手段。无论是现实还是将来,其意义无疑都是十分深远的。

二、卫生监督依据

(一)卫生监督法律依据

1. 概念　卫生监督的法律依据(legislative authority of health supervision)是指卫生监督主体的卫生监督行为成立的法律根据。依法行政是行政行为应遵循的基本原则,卫生监督主体在卫生监督过程中,应当遵循我国颁布的所有的法律、法规。

2. 卫生监督法律依据的表现形式

(1)宪法:宪法是我国的根本大法,它是由我国最高国家权力机关全国人民代表大会依照法定程序制定、颁布的,它规定了我国国家和社会生活中最基本、最重要的问题。在我国法律体系中,宪法具有最高的法律效力,是其他一切法律、法规制定的依据。宪法明确了公民的健康权益,为医疗卫生事业发展指明了方向,不仅是我国卫生法的立法依据,宪法中有关卫生的规定同样也是我国卫生监督的法律依据。

(2)卫生法律:卫生法律(health law)是由全国人民代表大会常务委员会制定的有关卫生方面的规范性法律文件。到目前为止,我国卫生法律已有 11 部,即《传染病防治法》《职业病防治法》《国境卫生检疫法》《食品安全法》《药品管理法》《执业医师法》《母婴保健法》《献血法》《人口与计划生育法》《红十字会法》以及《精神卫生法》。此外,我国其他法律,如《刑法》《民法通则》《侵权责任法》等中有关卫生方面的条款,都是我国卫生监督的依据。

(3)卫生行政法规:卫生行政法规(health administrative codes)是指以宪法和卫生法律为依据,由国务院制定颁布的有关卫生方面的规范性法律文件,其法律效力低于法律。至今,国务院已颁布了近40部卫生行政法规,如《医疗机构管理条例》《公共场所卫生管理条例》《突发公共卫生事件应急条例》《护士条例》《乡村医生从业管理条例》《人体器官移植条例》等。

(4)卫生行政规章:卫生行政规章(health regulation)是由国家卫生和计划生育委员会、中医药管理局、国家食品药品监督管理总局等机关在其权限内制定发布的有关卫生方面的规范性法律文件,它们是卫生法律和法规的补充。到目前为止,仅原卫生部就已发布了200多个部门规章,如《中华人民共和国药品管理法实施办法》《卫生行政执法处罚文书规范》等。

除了上述卫生法律、法规、行政规章以外,还有地方性卫生法规、规章,国际卫生条约,都是我国卫生监督的依据。

(二)卫生监督技术依据

1. 概念　卫生监督技术依据(technical authority of health supervision)是指卫生监督主体在实施卫生监督中遵照执行的技术法规。我国加入世界贸易组织以后,技术法规这个概念开始被逐渐接受。

2. 分类

(1)技术法规:依据WTO/TBT协定附件1中界定,技术法规指规定强制执行的产品特性或其相关工艺和生产方法(包括适用的管理规定)的文件,以及规定适用于产品、工艺或生产方法的专门术语、符号、包装、标志或标签要求的文件。这些文件可以是国家法律、法规、规章,也可以是其他的规范性文件,以及经政府授权由非政府组织制定的技术规范、指南、准则等。通常包括国内技术法规和国外技术法规两种类别。我国技术法规的最主要表现形式:一是法律体系中与产品有关的法律、法规和规章;二是与产品有关的强制性标准、规程和规范。

(2)卫生标准(health standard):根据《标准化基本术语》的定义,标准是指"对重复性事物和概念所做的统一规定。它以科学、技术和实践经验的综合成果为基础,经有关方面协商一致,由主管机关批准,以特定的形式发布,作为共同遵守的准则和依据"。

(三)卫生监督事实依据

卫生监督事实依据即卫生监督证据,在卫生监督中对卫生违法案件查处的目的是要查明案件事实以便正确适用法律,而查明案件事实离不开证据。证据不单纯是材料和事实,这些材料和事实是用来揭示案件事实真相的,是卫生监督的重要依据。

1. 卫生监督证据的概念　卫生监督证据(evidence of health supervision),是指用于证明卫生违法案件真实情况的一切材料和事实。

2. 证据的种类　我国《中华人民共和国行政诉讼法》(2015年)将证据分为书证、物证、视听资料、电子数据、证人证言、当事人的陈述、鉴定意见、勘验笔录及现场笔录8类。

三、卫生监督行为

（一）卫生监督行为概念与构成要件

1. 概念　是指卫生监督主体在其法定职权范围内实施卫生监督活动、管理社会卫生事务、行使卫生监督职权的过程中，作出的具有法律意义或法律效力的行为。

2. 构成要件　根据卫生监督的性质和特点，卫生监督行为实质上是一种行政行为，该行为应具备以下要件。

（1）必须是行使行政权的行为：运用行政权是以享有行政权能为前提的。因此，只有享有行政权能并实际上运用行政权所作出的行为才是行政行为；而没有运用行政权所作出的行为，即使实施者是享有行政权的组织或个人，也不是行政行为。

（2）具有法律效果的存在：行政行为是一种法律行为，必须具有法律效果或法律意义。所谓法律效果，是指行政主体通过行政管理意志所设定、变更或消灭的某种权利义务关系及所期待取得的法律保护。

（3）具有表示行为的存在：行政行为是行政主体的一种意志，是表现于外部的、客观化了的意志，即意思表示。行政主体只有将自己的意志通过语言、文字、符号或行动等行为形式表示出来，并告知行政相对人后，才能成为一个行政行为。否则，就应视为行政行为不存在或不成立。

（二）具体卫生监督行政行为

1. 卫生行政许可行为

（1）卫生行政许可概念：卫生行政许可（health administrative permit）是政府相关行政部门根据公民、法人或者其他组织的申请，按照卫生法律、法规、规章和卫生标准、规范进行审查，准予其从事与卫生管理有关的特定活动的行为。卫生行政许可作为卫生监督的重要手段，在我国已成为一项独立的法律制度，即许可制度。

（2）卫生行政许可设定：根据《中华人民共和国行政许可法》第十二条的规定，下列事项可以设定行政许可：①直接涉及国家安全、公共安全、经济宏观调控、生态环境保护以及直接关系人身健康、生命财产安全等特定活动，需要按照法定条件予以批准的事项；②有限自然资源开发利用、公共资源配置以及直接关系公共利益的特定行业的市场准入等，需要赋予特定权利的事项；③提供公众服务并且直接关系公共利益的职业、行业，需要确定具备特殊信誉、特殊条件或者特殊技能等资格、资质的事项；④直接关系公共安全、人身健康、生命财产安全的重要设备、设施、产品、物品，需要按照技术标准、技术规范，通过检验、检测、检疫等方式进行审定的事项；⑤企业或者其他组织的设立等，需要确定主体资格的事项；⑥法律、行政法规规定可以设定行政许可的其他事项。

（3）卫生行政许可的形式：根据《中华人民共和国行政许可法》的规定，行政许可证件包括以下几类：①许可证，是指有关行政许可机关根据行政相对人的申请而依法核发的批准书。我国现行的卫生许可证包括：生产或经营许可证，如药品生产许可证、药品经营许可证和制剂许可证等。②资格证、资质证或者其他合格证书，是指经过考试、考核等审核程序合格后，颁发给申请人的证明其能力、资格的许可证件。包括：执业证书，如医师执业证书、护士执业证书等。产品证书，如新药证书、保健食品证书等。健康合格证明,如食品生产经营人员健康证明、公共场所直接为顾客服务人员健康合格证等。③国家相关行政机关的批准文件或者证明文件,国家相关行政机关的批准文件是指国家相关行政机关批准有关主体从事一定活动的书面意见。④法律、法规规定的其他行政许可证件,对于国家相关行政机关实施卫生行政许可,采取对设备、设施、产品、物品进行检验、检测、检疫的,行政机关经检验、检测、检疫合格的,可以直接在设备、设施、产品、物品上加贴表示其合格的标签或者加盖印章。

2. 卫生监督检查行为

(1)卫生监督检查的概念:卫生监督检查(health supervision and inspection)是指卫生监督主体依法对管理相对人遵守卫生法律规范和具体行政决定所进行的了解和调查,并依法处理的卫生行政执法活动。卫生监督检查主要是针对两种情况的监督检查:①对相对人是否遵守卫生法律规范进行监督检查;②对相对人是否履行卫生监督主体依法作出的卫生行政决定进行监督检查。

(2)卫生监督检查的方式:卫生监督检查通常分为以下几种方式:①实地检查:是指卫生监督主体直接深入现场进行的监督检查。这是一种常用的监督检查的方式。实地检查的形式多样,包括全面检查、抽样检查、定期检查、临时检查、综合检查和专项检查。②查验:是卫生监督主体对管理相对人的某种证件或物品进行检查、核对,如卫生监督员对公共场所从业人员的健康证和卫生知识培训合格证的查验。通过查验以发现问题、消除隐患。③查阅资料:是指卫生监督主体通过查阅书面材料对管理相对人进行的一种书面监督检查的方式。通过对相对人生产经营活动中有关记录、档案及相关资料的审查检查,了解有关情况,是卫生监督检查的一种常用方式。④采样送检:是指对相对人生产的产品、提供的服务物品及其环境场所与卫生有关的条件进行科学采样并送有资质的检验机构进行检验,通过检验结果判断特定相对人是否遵守卫生法规从事相关活动的监督行为。⑤统计分析:是指卫生监督主体通过统计数据了解相对人守法情况的一种监督检查方法。凡是负有统计义务的相对人必须按期上报统计资料。

3. 卫生行政处罚行为

(1)卫生行政处罚的概念:卫生行政处罚(health administration punishment)是指卫生监督主体为维护公民健康,保护公民、法人或其他组织的合法权益,依法对相对人违反卫生行政法律规范、尚未构成犯罪的行为给予的惩戒或制裁。它是卫生监督的重要手段。

(2)卫生行政处罚原则:为了保证卫生行政处罚的正确实施,必须要遵守以下原则:①处罚法定原则,是指实施处罚必须依照卫生法律、法规、规章的明文规定。②处罚公正、公开原则,要求卫生监督主体行使卫生行政处罚的自由裁量权时做到合理、适当、公平,没有偏私。对违法行为给予卫生行政处罚的规定必须公布,未经公布的,不得作为卫生行政处罚的依据;执法人员身份公开,处罚程序公开。③处罚与教育相结合原则,是指实施卫生行政处罚必须责令当事人纠正违法行为,并教育当事人今后不再违法。同时,通过处罚纠正违法行为,进行宣传,教育其他公民、法人和其他组织自觉守法。④作出罚款决定的机构与收缴罚款的机构相分离原则,除依法当场收缴的罚款外,作出罚款决定的卫生监督主体及其执法人员不得自行收缴罚款。卫生监督主体应告知当事人到指定的银行缴纳罚款,银行应当收受罚款,并将罚款直接上缴国库。⑤一事不再罚原则,是指卫生监督主体不能对已受处罚的行为依据同一卫生法律规范再实施处罚。⑥处罚救济原则,由于卫生行政处罚是一种以制裁违法行为为目的、具有惩罚性的具体行政行为,给相对人带来的是不利的法律后果。因此,在实施卫生行政处罚时,要听取相对人意见,允许相对人申辩,作出处罚决定后,要告知相对人有寻求救济权利,并明确告知救济期限和途径,以保障相对人合法权益。

(3)卫生行政处罚的种类和方式:主要包括以下 3 种:①申诫罚:也称精神罚或声誉罚,是影响相对人声誉或名誉的卫生行政处罚,即卫生监督主体以一定的方式对违反卫生法律规范的相对人,在声誉上或名誉上惩戒,可以通过警告、通报批评的方式进行。②财产罚:是影响相对人财产权利的处罚,即强制违反卫生行政法律规范的相对人缴纳一定数额的金钱或剥夺其一定的财产权利。可以通过罚款、没收违法所得、没收非法财物的方式进行。③行为罚:也称能力罚,它是影响相对人卫生行政法上的权利能力和行为能力的处罚,即卫生监督主体限制或剥夺相对人卫生行政权力能力和行为能力的处罚。可以通过责令停产停业、暂扣许可证、吊销许可证的方式进行。

4. 行政强制行为

(1)概念:行政强制是指行政主体为实现行政目的,对相对人的财产、身体及自由等予以强制而采取的措施。

(2)特点:行政强制具有如下特点:①行政强制的主体是行政机关或法律法规授权的组织,行政机关或法律法规授权的组织在其本身没有直接采取强制措施权力的情况下,可以申请人民法院实施强制执行;②行政强制的对象是拒不履行行政法义务的行政相对人,或对社会秩序及他人人身健康和安全可能构成危害或其本身正处在或将处在某种危险状态下的相对人;③行政强制的目的是保证法定义务的彻底实现,维护正常的社会秩序,保障社会安全;④行政强制行为的法律性质是一种具有可诉性的具体行政行为,行政强制属于单方行政行为,由行政主体单方面作出,无需相对人同意,但相对人不服行政强制,可以依法向人民法院提起诉讼。

(3)类型:可分为以下两方面:①行政强制措施:是指行政机关在行政管理过程中,为制止违法行为、防止证据损毁、避免危害发生、控制危险扩大等情形,依法对公民的人身自由实施暂时性限制,或者对公民、法人或者其他组织的财物实施暂时性控制的行为。②行政强制执行:是指行政机关或者行政机关申请人民法院,对不履行行政决定的公民、法人或者其他组织,依法强制履行义务的行为。

(樊立华)

思考题	1. 简述卫生立法概念及立法需要遵循的原则。
	2. 卫生法的作用有哪些?
	3. 卫生监督有哪些具体行政行为?

第十一章

健康教育与健康促进

第一节　行为与健康

随着社会经济和医学科学技术的发展,人们对健康影响因素的认识逐步从单纯的遗传-生物因素,扩展到遗传-生物因素、环境因素、行为生活方式因素和卫生服务因素,其中,行为生活方式(behavior and lifestyle)对健康的影响越来越多地受到关注。行为生活方式因素是指由于人们自身的不良行为和生活方式给个人、群体乃至社会的健康带来直接或间接的危害,它对机体具有潜袭性、累积性和泛影响性的特点。WHO 早在 1992 年就估计全球 60% 的死亡是由于不良的生活方式和行为造成的,其中发达国家占 70%~80%,发展中国家占 40%~50%。此外,行为生活方式不仅仅作为疾病或健康问题的危险因素影响健康,同时也通过对卫生服务的利用、对环境的影响直接或间接影响健康。在工业化、城市化、全球化、信息化变革的今天,人们的行为生活方式也在发生着巨变。

一、行为危险因素

已有大量证据表明,诸多人们日常生活中的行为生活方式是健康的影响因素,即行为危险因素(behavioral risk factors),包括吸烟、饮酒、饮食、运动、性行为、疾病检查等。

1. 吸烟(smoking)　从 20 世纪 60 年代开始报道烟草危害以来,大量研究表明,吸烟会明显增加人们患心脏病的风险,是冠心病最重要的可变危险因素。吸烟还与肿瘤的发生密切相关,包括肺癌、喉癌、食管癌、鼻咽癌、口腔癌、膀胱癌等;烟草燃烧产生的约 4000 种化学物质中,有 43 种可以导致人类和动物的肿瘤;而戒烟则可以预防大部分肺癌的发生。此外,吸烟还会引发其他肺部疾患,如慢性支气管炎、慢性阻塞性肺部疾病。

吸烟也是引发不良妊娠后果的最重要的可变危险因素,孕妇吸烟可以增加胎死宫内、胎儿生长发育迟缓、婴儿出生体重不足、早产的风险。有研究表明,孕妇每天吸烟 1~6 支,她们的婴儿发生低出生体重的风险增加 2/3;而妇女在怀孕前 3~4 个月戒烟,她们的婴儿发生低出生体重的风险与不吸烟妇女的婴儿相当。

暴露于二手烟同样对健康有重要影响。不吸烟者经常生活在他人吸烟的环境中,发生与吸烟相关健康问题的机会大大增加,二手烟对儿童的危害更为严重。美国的研究显示,每年有 15 万~30 万儿童由于暴露于二手烟而导致肺炎,50 万儿童由于暴露于二手烟导致的哮喘而就诊。

2. 过量饮酒(alcohol abuse)　酒精是一种精神兴奋剂,它能引起大脑化学物质的变化,同时改变意识,过量饮酒会引发酒精中毒,不仅对人们的思维、情感和行为产生广泛的影响,而且与一系列疾病有关。

过量饮酒通常定义为调查前两周内最少有 1 次饮酒,男性在 2 小时内饮用 5 个以上的饮酒单位,女性在 2 小时内饮用 4 个以上的饮酒单位。这种情况下人体血液中酒精的含量会升至 0.08% 甚至更高。

酒精是中枢神经系统的抑制剂,当血液和大脑中的酒精水平上升时,人会感觉放松、幸福,社会抑制感降低;当血液酒精水平下降时,则会感到压抑、孤独,出现思考、平衡和运动协调方面的损伤。

短时间内过量饮酒容易发生急性酒精中毒,短期意识丧失、重要机体功能下降,甚至出现呼吸和心脏功能衰弱,导致昏迷或死亡。长期过量饮酒主要损害的器官和系统是心血管系统、肝脏、大脑、免疫系统和生殖系统;孕妇饮酒会引发一系列的胎儿出生缺陷,如胎儿酒精综合征,而生下来患有胎儿酒精综合征的儿童会有终身身心伤害。

3. 肥胖、运动与饮食(obesity,physical activity and diet)　有大量研究表明,肥胖是糖尿病的主要危险因素,且超重的成年人发生高血压、冠心病和部分肿瘤的风险增加。此外,超重肥胖还是进行性胆囊疾病、骨关节炎、睡眠呼吸暂停、呼吸系统问题等的危险因素。

运动和饮食直接影响人们的体重,进而影响健康,且运动、饮食本身也是健康的重要影响因素。已有研究表明,经常运动的男性、女性较不运动的同性别人群死亡率更低;久坐生活方式与 23% 慢性非传染性疾病导致的死亡有关,22% 的冠心病、11% 的脑卒中、14% 的糖尿病、16% 的结肠癌是由于缺乏体力活动所致。饮食因素是 4~10 种主要死因的危险因素,包括冠心病、脑卒中、部分肿瘤、2 型糖尿病。营养素摄入不足,会发生蛋白质能量营养不良、缺铁性贫血、碘缺乏病、夜盲症、维生素 C 缺乏症(坏血病)等;而营养素摄入过多,如摄入脂肪、糖类过多,更容易发生高脂血症、超重肥胖,而摄入盐过多,则是高血压的危险因素。

4. 性行为(sexual behavior)　性行为关系到人类的生殖繁衍,但是不安全性行为也是一系列健康问题的危险因素。不安全性行为也称为无保护的性行为,即发生性行为双方存在精液、阴道分泌物等体液的接触。

不安全性行为导致的健康问题首先是意外妊娠。当人们并不打算怀孕、生育的时候,在性行为中没有使用安全套等避孕措施,存在发生意外妊娠的风险,而一些女性,特别是未婚女性出现意外妊娠后,会采用人工流产终止妊娠。人工流产本身作为一种手术,存在相关的副作用,已有证据表明多次人工流产是不孕不育的危险因素。

没有保护的性行为还会增加感染性传播疾病、HIV 的风险。当不确定性伴侣是否感染性传播疾病或者是否感染 HIV 的时候,使用安全套是预防性传播疾病和 HIV 感染的重要行为。在全球的艾滋病感染者中,70% 经异性性传播感染;我国 2016 年 1~9 月新发现的 HIV 感染者中,94.2% 为经异性或同性性行为感染。

5. 疾病检查(diseases screen)　疾病检查包括常规体检和出现不适或症状后及时就诊检查,对于及时发现健康问题、早诊断、早治疗有重要意义。疾病的早期发现、早期治疗有助于疾病治愈、防范并发症,减缓病情恶化,进而降低疾病的死亡率。

一般而言,人们需要进行定期体检,而有高血压、糖尿病、肿瘤家族史,有不健康行为生活方式的人,更应该注重定期体检。已有研究表明,定期测量血压、发现高血压后及时治疗,可以明显提高 5 年存活率,减少脑卒中的发生率和死亡率;定期测量血脂、及时发现血脂异常,也有类似于及时发现高血压的益处。此外,宫颈癌、结肠癌、前列腺癌、乳腺癌等的早期发现均有较好的预后和 5 年存活率,开展上述肿瘤检查有助于早发现、早诊断、早治疗。

我国医疗卫生体制改革和基本公共卫生服务相关政策已经明确要求,各级医疗机构建立首诊测量血压制度,即全科诊室(内、外、妇科)、慢病管理科室、中医科室将测量血压作为本年度首次就诊的 35 岁及以上病人的常规检查项目,并在门诊记录和病历中记录血压值。从 2009 年开始实施的农村妇女“两癌”(宫颈癌、乳腺癌)筛查项目,利用中央财政专项补助经费,在全国范围内开展农村妇女“两癌”筛查,有效增加了农村妇女进行乳腺癌、宫颈癌检查的比例。

二、行为影响因素

要促使人们放弃已有的不利于健康的行为,如戒烟、减少食用油、盐的摄入,采纳有益于健康的行为生活方式,如运动健身、合理膳食、驾车使用安全带、工作中规范使用防护用具、遵从医嘱服药、定期体检等,需要研究人们的行为受哪些因素影响,进而进行有针对性的干预。

不同学者基于不同的研究,提出了很多关于行为影响因素的理论,并且大量运用于健康相关行为的研究与干预中。其中一些理论侧重于解释形成健康相关行为的原因,如知-信-行理论(K-A-P Model)、健康信念模式(health belief model)、计划行为理论(theory of planned behavior);而另一些理论则侧重于研究人群行为改变的规律,如何实施干预才能更有效地改变全体的行为,如行为改变阶段理论(stage theory)、创新扩散理论(innovation-diffusion)、社会营销理论(social marketing)等。上述理论各自有其独立的理论体系和强调的因素,归纳而言,影响人们行为生活方式的因素可以分为三个层面:

1. 影响行为的个人因素(individual factors)　个人因素包括个体的年龄、性别、文化程度、职业、经济收入、价值观、健康知识、健康素养、自我保健技能、个体健康状况等。世界卫生组织将“健康素养”定义为人们获取、理解、实践健康信息和服务,并利用这些信息和服务作出正确的判断与决定,促进自身健康的能力。通常而言,文化程度高的人有较高的健康素养,自身寻求健康信息的能力更强;不同性别的人在吸烟、饮食行为方面也存在差异。

已有研究发现,文化程度高的人对健康知识了解更多,也更有能力获取健康信息;经济收入相对较高的人们在就诊费用方面的障碍较小;而不具备健康素养的人不利于健康行为的发生率更高、健康状况更差。

2. 影响行为的人际因素(interpersonal factors)　人们的行为生活方式除了受到个人因素影响外,还会受到周围人的影响,如家庭成员、同伴(同学、同事、同乡等)及医生的影响。已有研究显示,家长的吸烟、饮食习惯等与青少年的上述行为直接相关;反之儿童青少年劝阻家长戒烟,也能取得较好效果。另有研究表明,家庭成员提示患者遵从医嘱服药,也是提高用药依从性的重要因素。

3. 影响行为的环境因素(environmental factors)　影响人们健康相关行为形成、发展的环境因素广泛存在,包括卫生服务可及性、是否有支持性的设施、相关政策等。例如洗手需要有流动水和肥皂,而在一些干旱缺水的地区,由于水资源匮乏,成为实现洗手行为的巨大障碍;而在偏远贫困地区由于交通不便,患者可能因为去医院不方便而延迟就医或不就医。一个工矿企业,基于安全生产的需要,往往制定在工作环境禁止吸烟的制度,而这样的制度对于减少、控制吸烟行为会产生积极的影响。

第二节　健康教育与健康促进

人们的行为生活方式既是众多慢性非传染性疾病的危险因素,也是传染性疾病的重要传播途径,同时也会通过对自然环境、社会环境的影响,以及对卫生服务利用影响健康,因此,研究人们与健康相关的行为生活方式的现状与变化规律,从而通过改变人们的行为生活方式预防疾病、增进健康,就成为公共卫生从人群和社会视角为人类健康作出贡献的重要组成部分。

一、健康教育与健康促进的概念

健康教育与健康促进是研究如何促使人们的行为向着更有利于健康的方向改变的科学,它基于公共卫生学、心理行为学、社会学、传播学、教育学、管理学、社会市场学等多学科的理论与方法,从分析个体、群体的健康相关行为入手,提出行为干预的策略与方法,并通过行之有效的干预活动,改善个体、群体的健康相关行为,进而实现增进健康、提高生活质量的最终目的。

1. 健康教育（health education）　健康教育是通过信息传播和行为干预,帮助个人和群体掌握卫生保健知识、树立健康观念、自觉采纳有利于健康行为和生活方式的教育活动与过程。其目的是消除或减轻影响健康的危险因素,预防疾病,促进健康和提高生活质量。

健康教育侧重于从个体层面探索健康相关行为形成和改变的原因,强调"教育"对于增加个人健康知识、树立健康观念、提升个体采纳健康行为的能力发挥着重要作用,并且"教育"更注重使"受教育对象"产生内化的过程。

此外,现代健康教育越来越重视科学管理思想的体现和循证决策的过程,即基于对特定个体、群体健康相关行为的分析,确定有针对性的健康教育内容与方法,并且有计划、有步骤地实施干预活动,然后评估干预活动实施的效果。因此,健康教育是有计划、有组织、有系统的教育活动过程,其干预活动大多数情况下是一个组合设计,而不是零散的活动。

2. 健康促进（health promotion）　单纯的教育手段只能作用于人们的认知、技能的提高,进而促使行为生活方式发生改变,很多时候环境条件制约、政策的缺乏可能阻碍人们采纳健康行为意愿的实现进程。例如,当人们打算做到饭前便后洗手时,水资源的缺乏可能造成无法实现洗手行为的事实;当人们希望使自己避免"二手烟"的危害时,可能由于缺乏必要的政策依据而无法保护自己……正如我们所知,内因是事物发展变化的依据,外因是事物发展变化的条件,二者缺一不可。

WHO曾经给健康促进作如下定义:"健康促进是促进人们维护和提高他们自身健康的过程,是协调人类与他们环境之间的战略,规定个人与社会对健康各自所负的责任"。美国健康教育学家劳伦斯·格林（Lawrence W. Green）指出:"健康促进是指一切能促使行为和生活条件向有益于健康改变的教育与环境支持的综合体"。其中教育指健康教育;环境包括社会的、政治的、经济的和自然的环境;而支持即指政策、立法、财政、组织、社会开发等各个系统。从狭义的角度讲,健康促进强调了在改变个人和群体行为过程中环境、政策支持的重要意义;从广义角度讲,环境、政策等对健康的贡献不仅表现为促进健康行为生活方式的形成,还会表现在环境条件改善本身对健康的贡献,政治承诺、促进健康的政策对健康的直接影响。

　　3. 健康教育与健康促进的关系

　　(1)健康教育通过教育手段,侧重于干预影响人们行为的个人因素,而健康促进不仅干预影响行为的个人因素,还干预环境因素和政策因素,因此健康教育是健康促进的组成部分。

　　(2)健康教育通过改变人们的行为生活方式预防疾病、增进健康,健康促进提供的环境、政策支持也有助于人们行为生活方式的改善,而环境、政策本身的改变也会直接增进健康。

　　(3)相较于健康教育,健康促进更加强调政府责任、社会动员和多部门合作。

二、全球健康促进进展

　　1. 《渥太华宣言》——健康促进的理论基石　　1986 年,首届全球健康促进大会通过的《渥太华宣言》(Ottawa Charter for Health Promotion)对于健康促进发展具有里程碑意义,不仅奠定了现代健康促进的概念和理论,确立了健康促进作为公共卫生核心功能的地位,也阐明了健康促进的主要活动领域和策略。

　　健康促进的五个活动领域包括:

　　(1)制定促进健康的公共政策:各部门、各级政府和组织的决策者在决策中要预先评估政策可能对健康产生的影响,进而使本部门制定的公共政策能对健康产生积极的促进作用。

　　(2)创造支持性环境:该领域的工作内容包括评估环境对健康以及健康相关行为的影响,通过政策倡导和有针对性的环境策略为行为改变提供支持性环境,合理开发利用自然资源等。

　　(3)加强社区的行动:通过赋权(empowerment),激发社区领导、居民的主人翁意识,积极有效地让社区群众参与卫生保健计划的制订和执行,实现社区健康与发展目标。

　　(4)发展个人技能:通过提供健康信息,开展教育并帮助人们提高作出健康选择的能力,如健康知识、疾病预防与自我保护技能,来支持个人和社会的发展。

　　(5)调整卫生服务方向:以全社会人群的健康需求为导向,将健康促进和预防作为提供卫生服务模式的组成部分,以适应广大群众日益增长的公共卫生服务需求,让最广大的人群公平受益。

　　健康促进三大策略:

　　(1)倡导(advocacy):主要强调的是针对政策决策者运用倡导的策略,促进有利于健康的公共政策的制定和出台。

　　(2)增能(enable):开展社区及人群的能力建设,激发社区和个人的潜能,最终使社区、每个家庭和个人具备承担起各自的健康责任的能力,并能付诸行动。

　　(3)协调(mediation):健康促进涉及政府、各部门、社会团体、非政府组织、社区、个人,需要运用协调策略,形成促进健康的强大联盟和社会支持体系,努力实现维护和增进全社会健康的共同目标。

2. 健康社会决定因素（social determinants of health）　随着社会经济与科学技术的发展，以及健康促进在全球范围的不断推进，各个国家内部以及国家之间的健康不公平持续引发关注，并且深入探讨导致健康不公平的深层次原因。2005 年，世界卫生组织成立了健康的社会决定因素委员会（CSDH），旨在对健康的社会决定因素进行全面深入的探究，进而指出，健康的社会决定因素是指在那些直接导致疾病的因素之外，由人们居住和工作环境中社会分层的基本结构和社会条件产生的影响健康的因素，它们是导致疾病的"原因的原因"（cause of cause），包括人们生活和工作的全部社会条件，例如贫穷、社会排斥、居住条件等，也被称为"人们生活的社会环境特征"。

同年在泰国曼谷召开的第六届全球健康促进大会认为，自《渥太华宣言》以来，健康促进的大环境已经发生了明显变化，如国家间和国家内部健康不公平加剧、消费与交流出现新格局、商业化、全球环境变化以及城市化等。健康促进也面临新的机遇，如对健康社会决定因素的揭示、信息与沟通技术的发展、全球化带来更多基于健康的合作，已经形成各国间分享健康促进经验的机制等。而健康社会决定因素的提出，也为健康促进理论和时间的进一步发展奠定了基础。

3. 健康融入所有政策与健康促进可持续发展　2013 年，在芬兰赫尔辛基召开的第八届全球健康促进大会在总结历届健康促进大会提出的健康促进策略和实践的基础上，明确提出"将健康融入所有政策（Health in All Policies，HiAP）"。该理论的前提是：良好的健康能够提高生命质量，增强学习能力，加强家庭和社区，改善劳动生产力。然而，许多健康问题和健康不公平存在着超出卫生部门和卫生政策直接影响以外的社会和经济根源，所有部门制定的政策都会对人群健康及健康公平产生深刻影响，"将健康融入所有政策"是应对健康社会决定因素，提高健康水平和实现健康公平的重要策略，它通过系统地考虑决策将给健康带来的后果、寻求协作及避免损害健康，达到改善人群健康及健康公平的目的。

联合国大会继 2000 年提出千年发展目标（Millennium Development Goals，MDG）之后，又于 2015 年通过了可持续发展目标（Sustainable Development Goals，SDGs），强调了在下一个 15 年中更注重可持续发展，并将"让不同年龄段的所有的人过上健康的生活，促进他们的安康"作为具体目标之一。2016 年 11 月在上海召开的第九届全球健康促进大会，即以"可持续发展中的健康促进"为主题，发布的《上海宣言》（Shanghai Declaration on Health Promotion）正式提出健康和福祉在联合国 2030 年发展议程及其可持续发展目标中的核心位置，并重申健康作为一项普遍权利，是日常生活的基本资源，是所有国家共享的社会目标和政治优先策略。《上海宣言》提出要在所有可持续发展目标中促进健康，从政府的政治承诺与责任、全社会参与健康发展的进程、对所有健康决定因素采取行动，赋予人们增强维护自身健康的能力，实现健康促进与可持续发展的相互推进。

三、健康教育与健康促进的意义

1. 健康教育与健康促进是维护和增进健康的客观需要　行为生活方式作为影响健康的重要因素日益得到重视，与行为生活方式关系密切的慢性非传染性疾病成为主要死亡原因和疾病负担，需要个体担负自身的健康责任，自觉采纳有益于健康的行为生活方式，以减少疾病、增进健康。

对健康的社会决定因素的认识和思考，也从更广泛的视角追逐问题的根源，提出了维护和增进健康对政治承诺、政策与财政支持、多部门合作等的需要,即对健康促进的需要。

2. 健康教育与健康促进是低投入、高产出的公共卫生策略　健康教育与健康促进通过教育、环境与政策支持,改变人们不良的行为生活方式,减少危险因素来增进健康,从成本效益的角度看是一项投入少、产出高、效益大的保健措施。美国疾病控制中心研究指出,如果美国男性公民不吸烟,不过量饮酒,采用合理饮食和进行经常的有规律的身体锻炼,其寿命可望延长 10 年,而每年数以百亿甚至千亿计的资金用于提高临床医疗技术的投资,却难以使全美人口平均期望寿命增加 1 年。

从三级预防的角度看,健康教育与健康促进改变人们不利于健康的行为生活方式,尽管涵盖了病因预防、早发现、早诊断、早治疗和疾病康复,但更侧重于一级预防,也是最具成本效益的策略。

3. 健康教育与健康促进是公共卫生服务的重要组成部分　健康教育与健康促进作为公共卫生策略,可以广泛运用于慢性非传染性疾病、传染病、伤害的预防控制,以及环境保护、膳食营养指导、职业安全、妇幼保健、青少年健康、老年保健等领域,是重要的公共卫生服务内容与方法。我国已经建立起国家-省-市-县(区)健康教育专业体系,作为公共卫生体系的组成部分,为基层卫生服务机构提供健康教育与健康促进技术指导,与媒体合作为大众提供健康知识与信息,为政府公共卫生决策提供依据。

我国在 2009 年启动的新一轮医改政策中,进一步明确健康教育是公共卫生的组成部分,于 2016 年 10 月发布的《"健康中国"2030 规划纲要》中,"健康融入所有政策"首次写入我国的卫生与健康工作方针,要强化个人健康责任,提高全民健康素养,引导形成自主自律、符合自身特点的健康生活方式,有效控制影响健康的生活行为因素,形成热爱健康、追求健康、促进健康的社会氛围,成为实现全民健康的路径的主要内容。

4. 健康教育与健康促进能最大限度地促进健康公平　健康教育与健康促进是以健康为中心的全民健康信息传播、政策与环境支持,涉及整个人群的健康和生活的各个层面,而非仅限于某一部分人群和针对某一疾病的危险因素。在学校、医疗卫生机构、工作场所、社区等场所开展健康教育与健康促进,最大限度地保障了健康教育与健康促进对最广泛民众的覆盖,是促进健康公平性的基础,也是健康公平性的重要组成部分。

第三节　健康教育与健康促进的组织实施

健康教育与健康促进是一个有计划、有组织、有评价的完整过程,包括需求评估,计划制订、实施以及效果评价等阶段。其中,需求评估为制订健康教育与健康促进计划提供决策依据,计划是指导健康教育与健康促进实施的蓝本;实施阶段开展干预活动,评价阶段评估活动的效果并指导计划的进一步修订。这一系统周而复始地循环运转,不断把健康教育与健康促进推向深入。

一、健康教育与健康促进基本步骤

1. 需求评估(needs assessment)

(1)运用流行病学、健康行为学理论与方法,了解目标人群的健康问题、行为问题及其影响因素,确定健康教育与健康促进需求内容。

(2)运用社会学、人类学方法,了解当地的政策、环境、资源,确定开展健康教育与健康促进的资源。

2. 制订计划(planning)

(1)制定健康教育与健康促进目标,包括健康目标、行为目标、教育目标、政策与环境目标等。

(2)基于传播学、行为学、社会营销等理论,制定干预策略和活动。

(3)根据干预活动,确定进度、预算,以及评价指标和方法。

3. 计划执行与过程评价(implementation and process evaluation)

(1)按照计划投入人力、物力、资金,并按照各项活动的时间、质量要求实施各项活动。

(2)进行过程评价,对各项活动的进度、质量、经费进行监控,确保进度、质量达到要求,经费使用与预算一致。

4. 效果评价(impact evaluation)

(1)运用流行病学、统计学方法与技术,开展健康教育与健康促进效果评价,确定干预后目标人群健康状况、健康行为、认知的变化情况以及达到目标的程度。

(2)运用社会学、管理学等原理与方法,评价社会政策与环境变化情况及其对人群健康和健康行为的影响。

二、健康教育与健康促进策略与方法

基于健康教育、健康促进的理念,健康促进策略主要包括:

1. 教育策略(educational strategies)　教育策略的主要目的是对影响人群行为的个人因素施以影响,提高个人的健康素养、自我保健意识与能力,促使人们自觉采纳有益于健康的行为生活方式。与此同时,教育也可以倡导先进的理念,促使整个人群、社会关注健康问题,支持健康行为。

常见的方法包括:

(1)通过电子媒介开展的大众传媒活动:电视节目、广播节目、公益广告、网络信息等。

(2)通过印刷媒介开展的活动:小册子、小折页、挂图、招贴画、日历、卡片、传单等。

(3)人际传播活动:讲座/讲课、小组讨论、个别咨询、示范、入户指导、观摩学习、同伴教育等。

(4)因地制宜的社区活动:墙体标语、板报、墙报、展览、义诊、评选示范户、知识竞赛、患者俱乐部等。

(5)新媒体:随着新媒体的发展,手机短信、微博/微信、APP等新媒体形式也越来越多地被运用于健康教育干预,并且有广泛的应用前景。

2. 环境策略(environmental strategies)　环境策略的作用是影响行为的物质环境、条件,从而使人们采纳健康行为的意愿得以实现。体现环境策略的活动因不同的项目而呈现出较大的差异,如在青少年控烟项目中,学校周边不设立售烟亭,学校内不设吸烟室,会议室不设烟灰缸等都属于环境策略;而在某企业职工预防心脑血管病的健康教育中,食堂提供低脂、低盐的食物,在工作场所为职工提供一些锻炼设施等也属于环境策略,上述干预活动使得目标人群能更加便捷地采纳健康行为。

3. 政策策略（policy strategies）　政策策略从两方面作用于人群的健康行为：其一，政策可以支持并促使这些行为得以实现。例如，在"降低孕产妇死亡率，消除新生儿破伤风"项目中，在贫困农村地区阻碍住院分娩行为重要的因素之一是孕产妇家庭无力承担住院分娩的费用，为此部分项目地区采纳了减免住院分娩费用的政策，直接促使孕产妇到医院分娩。此外，政策策略还可以通过影响资源配置、环境改善从而促进健康行为乃至健康。如青少年控烟项目，制定禁止商店向未成年人售烟的政策或地方法律，出台学校鼓励禁烟和惩罚吸烟的规定等，创建学校无烟环境也有助于青少年养成不吸烟的好习惯。

三、开展健康教育与健康促进的场所

健康教育与健康促进是惠及全民的公共卫生策略，从实践层面需要基于不同场所组织实施健康教育与健康促进的项目和常规工作。基于场所开展健康教育与健康促进的优势在于：①同一场所人群的特征相近、健康教育与健康促进需求基本一致；②不仅可以组织开展健康教育活动，更有可能从政策、环境方面进行干预；③有一定的组织形式，利于健康教育与健康促进项目和日常工作的组织实施。开展健康促进的基本场所包括学校、工作场所、社区、各级医疗机构，可以覆盖从儿童青少年到劳动力人口以及老年人的全人群。

1. 基于学校的健康促进（school-based health promotion）　以小学、中学、大学学生为目标人群，针对该人群的主要健康问题，如个人卫生、膳食营养、体力活动、性与生殖健康等，开展以健康教育课为主要干预策略的健康教育与健康促进活动。健康促进学校（health-promoting school）是学校健康教育与健康促进的深化，标志着学校已经将健康融入政策、环境和对学生全方位的影响中。

2. 基于工作场所的健康促进（workplace-based health promotion）　以受雇佣的职业人群为目标人群，侧重于职业安全与健康、健康行为生活方式与慢性非传染性疾病预防、妇幼健康、生殖健康等，从政策制度（如职业安全、体检、工间操）、环境改善（职业安全设施设备、工作场所食堂、医务室等）以及员工健康教育等方面，依托企事业单位对劳动力人口开展健康教育与健康促进。

3. 基于社区的健康促进（community-based health promotion）　以社区居民，特别是老年人、个体经营者等为目标人群，以慢性非传染性疾病防控与健康管理、妇幼健康、老年健康管理等为主要内容，通过社会/社区政策、社区生活与服务环境改善以及人群健康教育活动开展健康促进。

4. 基于医院的健康促进（hospital-based health promotion）　以患者和患者家属为主要目标人群，围绕疾病相关知识、诊疗知识、遵从医嘱、行为生活方式等开展健康教育、改善医院环境，具体包括候诊教育、随诊教育、病房教育等。随着社会发展和人民需求的增加，基于医院的健康促进的工作范围不断扩展，包括通过官方网站向大众普及疾病相关知识、与媒体合作开展公众健康教育、深入社区指导患者健康管理小组等；而在互联网+的时代，基于医院的健康教育与健康促进将有更广

泛的实施空间。

第四节　国际国内健康促进实践

一、芬兰北卡心血管病预防控制健康促进

北卡累利阿省位于芬兰东部,以农业为主,20世纪70年代人口约20万,是当时芬兰心血管疾病发病率最高的省份。在发现疾病的风险因素与当地人们的饮食习惯有关后,从1972年开始,芬兰政府便以社区为基础在全区实施从改变不健康生活方式入手的全方位干预计划,通过制定政策影响种植结构、补贴蔬菜水果生产销售以及市场食品供给、运动环境支持等,影响人们对生活方式的选择。经过15年努力,居民总吸烟率从52%下降到35%,吸烟量净下降28%,血清胆固醇水平下降11%,中年男性缺血性心脏病死亡率下降38%。到2006年,监测数据显示当地居民蔬菜、水果摄入、脱脂奶饮用比例持续增加,面包抹黄油的行为明显减少(图11-1),35~64岁男性全因死亡率下降了约62%,心血管病死亡率下降了约79%(表11-1)。

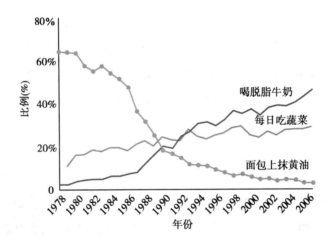

图 11-1
北卡地区居民行为改变情况

表 11-1　北卡项目实施后35~64岁男性居民死亡率变化(1/10万)

	1969—1971	2006	变化幅度
全因死亡率	1509	572	-62%
心血管疾病死亡率	855	182	-79%
冠心病死亡率	672	103	-85%
全部癌症死亡率	271	96	-65%
肺癌死亡率	147	30	-80%

二、非洲艾滋病自愿咨询检测社会营销

非洲撒哈拉沙漠以南地区是全球艾滋病感染率最高的区域,包括波斯瓦纳、津巴布韦、赞比亚、纳米比亚、南非等国家,当地 HIV 感染的主要途径是异性性传播。

艾滋病自愿咨询检测(voluntary counseling and testing,VCT)是指人们在经过咨询后能对艾滋病检测作出明智选择的过程,是自愿和保密的。自愿咨询包括检测前咨询、检测后咨询、预防性咨询、支持性咨询和特殊需求咨询等。通过自愿咨询和检测,不仅可以尽早发现、及时治疗和预防感染,为受检者特别是感染者提供心理支持,而且可以促使受检者减少危险行为,预防艾滋病病毒的传播。

但在 2000 年初期,VCT 服务在当地很少,且质量不高,因而高危人群对该服务的利用率很低。为此,当地采纳了社会营销策略,推广 VCT 服务,提高农村社区青年男女对 VCT 的利用率。

需求评估阶段分析了目标人群利用 VCT 的动机和障碍,并发现大众传媒和人际沟通是青年人获取信息的主要渠道。采取的主要活动包括以下几种。

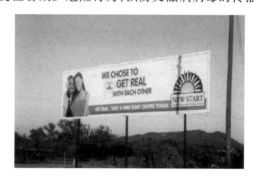

图 11-2
立于村庄中醒目的 VCT 广告牌

(1)在村庄要道、路口设立巨幅 VCT 服务宣传广告牌,倡导青年人彼此"真诚",今天就去"新起点中心",而在新起点中心的标识(logo)下,则写明"咨询与检测"(图 11-2)。而 logo 的设计则采用了太阳图形,并以"新起点"命名,寓意新生活的开始,使 VCT 具有积极、正面的意义(图 11-3)。

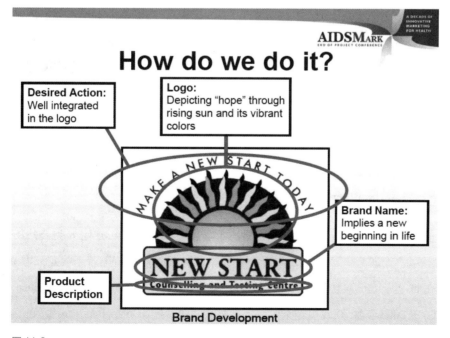

图 11-3
"新起点"标识解读

（2）采取麦当劳式特许经销理念提供 VCT 服务，卫生部门通过直接设立 VCT 服务点和间接管理加盟服务点（图11-4），辅以灵活的外展服务（outreach）和流动服务（图11-5），增加了提供服务的能力，使得服务更具可及性，同时也提高了 VCT 的服务质量。

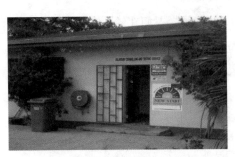

Fixed, directly managed *New Start* CT site in Namibia

图 11-4
固定、直接管理的"新起点"咨询检测中心（纳米比亚）

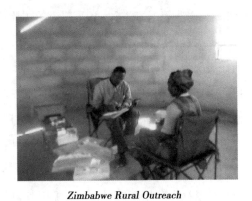

Zimbabwe Rural Outreach

图 11-5
VCT 外展服务（津巴布韦）

（3）为了让广大农村青年了解"新起点"和 VCT 服务，各国还采取了不同方法进行宣传推广，包括街头剧（图11-6）、与流动服务相伴的人际交流等（图11-7）。

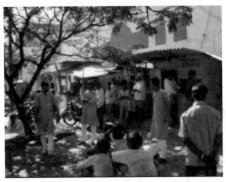

Street Theatre

图 11-6
运用街头剧进行 VCT 服务宣传

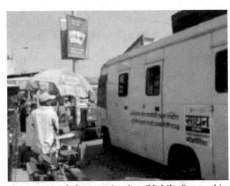

Interpersonal Communication (Mobile Outreach)

图 11-7
流动服务车提供了人际沟通场所

三、北京市控烟政策制定与执行

北京市于 1995 年率先制定了《北京市公共场所禁止吸烟的规定》，规定 8 类公共场禁止吸烟；2008 年，借助举办"无烟奥运"的契机，颁布了《北京市禁止吸烟场所范围若干规定》，禁止吸烟的公共场所扩大到 11 类。《世界卫生组织烟草控制框架公约》（WHO Framework Convention on Tobacco Control，FCTC）于 2003 年签署，我国经全国人大常委会批准，于 2006 年 1 月正式生效执行。北京市政府 2009 年制定了《健康北京人——全民健康促进十年行动规划（2009—2018 年）》，2011 年颁布了《健康北京"十二五"发展建设规划》，明确提出要履行《WHO 烟草控制框架公约》。在全国控烟履约工作不断推进的大背景下,北京市政府基于建设国际一流和谐宜居之都的发展理念及广大市民对健康迫切需求的考虑,认为制定一部与《烟草控制框架公约》相吻合的地方性法规,是推动北京市控烟工作的当务之急。

1. 制定《北京市控制吸烟条例》的准备

(1)开展调查研究。了解居民烟草使用、二手烟、烟草与健康相关认知,了解无烟医疗卫生机构创建、出租车全面无烟政策落实、餐馆对现有控烟法规的执行情况等;并于2013年对本市居民控烟立法的社会支持度和认知度进行调查,为控烟立法提供循证决策依据。

(2)开展社会动员。通过举办媒体控烟培训班,提升在京主要新闻媒体工作者的控烟意识,并与媒体合作开展控烟宣传;与中央机关、首都机场、公交系统、学校、社区合作,开展多种形式的控烟专题传播活动;通过宣传片、召开"两会"代表控烟提案座谈会等形式,动员、倡导"两会"代表及媒体关注控烟,以期直接推动无烟法规进入立法程序。

(3)创建无烟环境,为控烟立法营造环境支持及实践经验。从2005年起,先后制定政策实现医疗卫生机构、出租车、学校全面禁烟(图11-8);开展创建无烟机关及无烟单位和无烟家庭活动,推动无烟环境建设和普及。

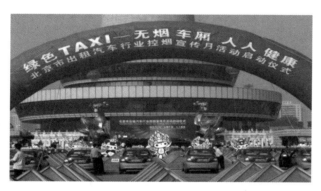

图11-8
北京市出租车行业开展的控烟活动

2. 立法过程

(1)2013年,控烟立法作为调研论证项目被分别列入了市政府立法工作总体安排和市人大常委会立法工作计划,并于2014年1月列入《北京市地方性法规五年立法规划(2013—2017年)》中任期内完成制定的法规。

(2)就禁止吸烟范围、控制吸烟日常管理等立法重要内容,听取了市人大代表和政协委员、专家学者、政府相关部门(教育、公安、旅游、工商、烟草专卖等)、控烟经营场所负责人代表等方面的意见和建议。

(3)开展了充分的调研和广泛讨论,三次社会公开征求意见,就热点问题开展网上专题讨论,网上公开直播审议过程,最终因专家坚持、群众支持以及北京城市建设发展需要而形成《北京市控制吸烟条例》的内容。

(4)2014年11月28日,北京市人民代表大会常务委员会第十五次会议审议并通过了《北京市控制吸烟条例》,并于2015年6月1日开始实施,被称为"史上最严的国内控烟法规",也是目前国内最接近世界卫生组织《烟草控制框架公约》的地方性控烟法规。

3. 《北京市控制吸烟条例》(以下简称《条例》)宣传与执法

(1)《条例》正式实施前,通过网络电视、"无烟北京"微信公众号等广泛宣传《条例》;邀请知名人士为控烟形象大使,设计系列控烟海报并广泛发放、张贴(见文末彩图11-9);开展《条例》培训,保证《条例》得到广大市民的了解、理解以及执法者的正确解读。2015年世界无烟日,在鸟巢与国家卫生和计划生育委员会联合举办"世界无烟日暨《北京市控制吸烟条例》施行启动"大型宣传活动(图11-10),使《条例》在实施前得到广泛认可和期待。

(2)按照《条例》规定的"政府与社会共同治理、管理与自律相结合"和"突出重点、循序渐进"的工作原则,以及市领导提出的"法既出,出必行,行必果"的工作要求,教育、文化、体育、旅游、交通、工商等相关行政部门按照各自职责对本行业或领域内的控制吸烟工作进行监督管理,北京市卫生监督机构会同工商、烟草、城管等部门开展了一系列控烟执法监督。

(3)继续加大控烟和《条例》的宣传力度(图11-11,图11-12),并公布市公共卫生服务热线(12320)受理控烟相关咨询与投诉;对监督执法中的典型案例通过媒体和"无烟北京"微信公众号进行公布,有力彰显了《条例》的威慑力。

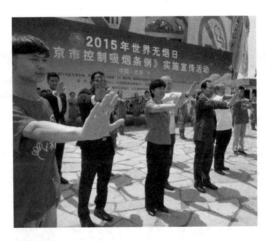

图 11-10

2015 年"世界无烟日暨《北京市控制吸烟条例》施行启动"大型宣传活动

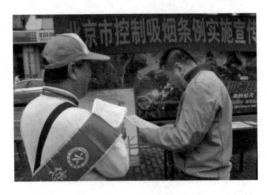

图 11-11

向公众宣传《条例》

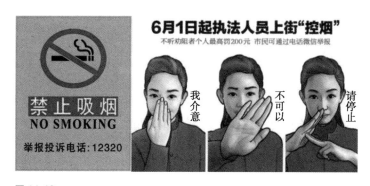

图 11-12
《条例》执法相关宣传

4.《条例》实施以来取得的成效　调查显示,公众对北京控烟工作的满意度由原来的 42.26%
提高到 81.30%;有 93% 的受访者认为本市无烟环境有了改善。世界卫生组织高度肯定了北京的控
烟工作,授予北京市政府 2015 年度"世界无烟日奖",并召开境外媒体发布会,称北京控烟取得了令
人鼓舞的成效(图 11-13)。

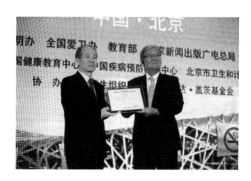

图 11-13
北京市政府获得"世界无烟日奖"

四、上海市健康城市建设

健康城市(healthy city)的概念由世界卫生组织在 20 世纪 80 年代提出,其核心思想是从城市规
划、建设、管理的各方面都以人的健康为中心,以应对城市化问题给人类健康带来的一系列挑战。
WHO 在 1994 年提出的健康城市的定义为:"健康城市应该是一个不断开发、发展自然和社会环境,
并不断扩大社会资源,使人们在享受生命和充分发挥潜能方面能够互相支持的城市"。自 20 世纪
80 年代末开始,美国、加拿大、欧洲、西太平洋区已有几百个城市开展了健康城市建设,形成区域健
康城市联盟。

21 世纪初,上海社会经济发展快速,但城乡生态环境治理任务迫切,民众健康需求与不健康的
生活方式矛盾凸显,人口老龄化和疾病谱变化对医疗保障与卫生服务能力提出挑战。通过实施全面
有效的健康促进,加快改善城市环境质量和健康支持水平,提高民众健康素养,渐成社会共识。另一
方面,随着城市管理思路的转变,上海根据国家战略提出了建成"一个龙头、四个中心"的国际化现

代化大都市的发展目标;提升城市综合竞争力,建设社会、环境、人群健康相和谐的"健康城市",已成城市发展的必由之选。2003 年起,上海市积极响应世界卫生组织的倡导,在我国特大型城市中率先启动并持续推进健康城市建设行动。

上海健康城市建设的具体做法包括:

1. 政府主导,建立多部门合作机制   建立"政府主导、部门配合、社会参与"的健康促进工作机制,在市层面建立政府领导、多部门参与的联席会议,下设由跨学科专家组成的技术指导组,通过定期例会推进行动,促使承担任务的职能部门相互合作、叠加资源优势;区县根据市分解任务、因地制宜再设个性项目。目前已经形成了覆盖上海 45 个委办局,纵深到 17 个区县、210 个街道和 5500 余居(村)委会的健康城市工作网络。

2. 依据循证原则和评估结果制订计划   上海市政府在进行需求评估的基础上,围绕解决人群健康危害因素的总目标,于 2003 年底下发了《上海市建设健康城市三年行动计划(2003—2005 年)》,确定了营造健康环境、提供健康食品、追求健康生活、倡导健康婚育、普及健康锻炼、建设健康校园、发展健康社区、创建精神文明 8 个项目,涵盖 104 项指标。2005 年评估显示在 104 项指标中,按期完成的有 98 项,完成率为 94.2%。此后,根据三年行动计划评估结果,编制新一轮的三年行动计划。目前已经完成了 2003—2005 年,2006—2008 年,2009—2011 年,2012—2014 年四个三年计划。在 2009—2011 年的行动计划中,从健康环境、健康人群、健康场所三个层面进行多部门合作,确定 41 项相关指标,进一步推进健康城市建设;由市政府于 2014 年 11 月印发的《上海市建设健康城市 2015—2017 年行动计划》,将科学健身、控制烟害、食品安全、正确就医、清洁环境作为未来三年的工作重点。

3. 全社会参与,激活社会的健康细胞   以健康社区建设试点为抓手,激励民众参与健康促进特色活动。上海借鉴"同伴健康教育"等国内外预防医学研究成果,引导实施"高血压自我管理小组"建设项目。截至 2015 年底,全市累计建立 2.6 万个健康自我管理小组,42 万人参与活动。健康场所建设帮助不同经营性质的场所从员工体检管理入手,通过做工间操、站立办公、控烟减重、灵活工作时间……越来越多的企业设法从饮食控制、体育健身、职业危害因素控制等方面施行干预,促进员工健康。

4. 坚持以人为本,注重实际成效   坚持以人为本,努力遵循社会规律,平衡经济发展与社会发展的关系,重视居民的健康需求及其在城市发展中的获得感。截至 2014 年底,上海市民食品安全知晓率逾 82%,成年人吸烟率、饮酒率均呈下降趋势,经常参加体育锻炼的人口超过 40%。到 2015 年,上海市户籍人口期望寿命 82.75 岁,全市孕产妇死亡为 6.66/10 万、婴儿死亡率为 4.58‰,三大健康指标继续保持发达国家和地区的水平。2015 年 1—9 月,空气质量优良天数达 202 天。

作为高节奏快速发展的特大型城市,上海面临着人口老龄化、人流密集、环境质量、医疗需求增长等挑战,同时也在建设社会、环境、人群相和谐的健康城市中不断努力、持续发展,也在第九届全球健康促进大会上向 WHO 及各国来宾和专家展示了其健康城市建设的成就(图 11-14)。

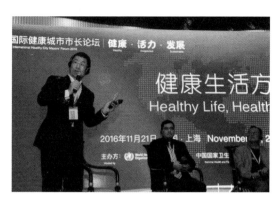

图 11-14

2016 年 11 月，在第九届全球健康促进大会的国际健康
城市市长论坛上分享经验

（常　春）

推荐阅读

［1］ Dicker R, Coronado F, Koo D, at al. Principles of Epidemiology in Public Health Practice.3rd ed.Atlanta：CDC 2006：5.2-5.10,6.2-6.58.

［2］ Doll LS, Bonzo SE, Mercy JA, et al. Handbook of Injury and Violence Prevention. Atlanta：Springer,2007.

［3］ George Rosen. A History of Public Health. Baltimore：Johns Hopkins University Press,1993.

［4］ Gielen AC, Sleet DA, DiClemente RJ. Injury and Violence Prevention：behavioral science theories,methods,and applications.San Francisco：Jossey-Bass,2006.

［5］ Holder Y,Peden M,Krug E,et al.Injury Surveillance Guidelines.Geneva：WHO,2004.

［6］ Howitt P,Darzi A,Yang GZ,et al.Technologies for global health.Lancet,2012,380 (9840):507-535.

［7］ Koplan JP,Bond TC,Merson MH,et al.Towards a common definition of global health. Lancet,2009,373(9679):1993-1995.

［8］ McClure R,Stevenson M,McEvoy S.The Scientific Basis of Injury Prevention and Control.Victoria：IP Communications,2004.

［9］ M'Ikanatha NM,Lynfield R,Beneden CAV,et al.Infectious Disease Surveillance.2nd ed. Hoboken：WILEY-BLACKWELL,2013：3-31.

［10］ Nelson KE,Williams CM.Infectious Disease Epidemiology：Theory and Practice.3rd ed.Burlington：Jones and Bartlett Publishers,2013.

［11］ Roy Porter. The Cambridge History of Medicine. Cambridge：Cambridge University Press,2006.

［12］ Wang L,Wang Y,Jin S,et al.Emergence and control of infectious diseases in China. Lancet,2008,372(9649)：1598-1605.

［13］ WHO Global Report.Preventing chronic diseases：a vital investment.http：//www.who. int/chp/chronic_disease_report/contents/en/.

［14］ WHO.Global status report on noncommunicable diseases 2014.http：//www.who.int/ nmh/publications/ncd-status-report-2014/en/.

［15］ World Health Organization.TEACH-VIP 2 user's manual.Geneva：WHO,2012.

［16］ 戴尔·哈恩,韦恩·佩恩,艾伦·卢卡斯.管理你的健康.傅华,李洋,译.8 版.上海:复旦大学出版社,2011.

［17］ 刘湘云,陈荣华,赵正言.儿童保健学.4 版.南京:江苏科学技术出版社,2011.

［18］石淑华,戴耀华.儿童保健学.3 版.北京:人民卫生出版社,2014.

［19］李立明,吕筠.中国慢性病研究及防治实践的历史与现状.中华流行病学杂志, 2011,32（8）:741-745.

［20］李立明,沈洪兵.流行病学:第三卷.3 版.北京:人民卫生出版社,2014.

［21］中华人民共和国国家卫生和计划生育委员会.中国居民营养与慢性病状况报告 （2015 年）.北京:人民卫生出版社,2015.

［22］邬堂春.职业卫生与职业医学.北京:人民卫生出版社,2017.

［23］李立明,姜庆五.中国公共卫生理论与实践.北京:人民卫生出版社,2015.

中英文名词对照索引

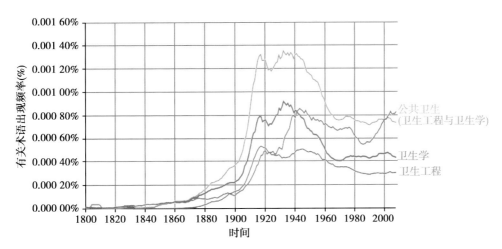

图 2-2

过去 200 年间 sanitation,hygiene 与 public health 在英文书籍中出现频率的变化趋势

（资料来源：Google Ngram Viewer）

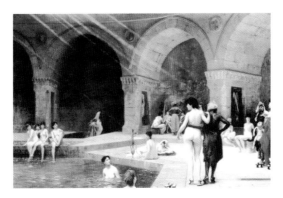

图 2-3

古罗马的公共大澡堂（油画）

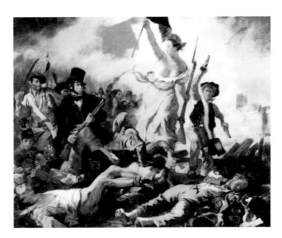

图 2-4

欧任仁·德拉克罗瓦《自由引导人民》（油画）

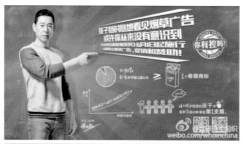

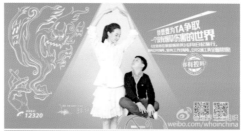

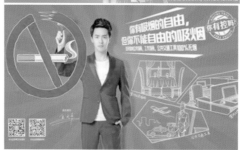

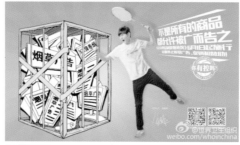

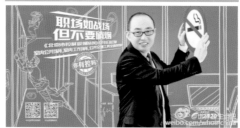

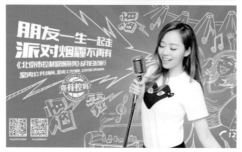

图 11-9

邀请知名人士拍摄控烟宣传海报